AF898824

CLAIRE ARMANGE & JULIE BANVILLE

STUHL-YOGA

CLAIRE ARMANGE & JULIE BANVILLE
ILLUSTRATIONEN VON LAURENT RULLIER

STUHL YOGA

DIE NEUE YOGA-METHODE FÜR WENIGER STRESS, EFFEKTIVEN GEWICHTSVERLUST UND MEHR BEWEGLICHKEIT

südwest

INHALT

EINFÜHRUNG

STRESS – DIE VOLKSKRANKHEIT UNSERER ZEIT

Wie Stress uns alle betrifft

In einer Gesellschaft, die von Zeitdruck, Performance, Leistung, Produktivität und Erfolg regiert wird, gelingt es den wenigsten Menschen, dem Stress zu entkommen. Stress belastet das öffentliche Gesundheitssystem und kostet die Gesellschaft, die Steuerzahler und ganz besonders die Unternehmen immer mehr Geld. Stress wirkt sich sowohl auf die körperliche als auch auf die psychische Gesundheit des Einzelnen aus. Laut der Weltgesundheitsorganisation (WHO) sind »psychische Erkrankungen die häufigste Ursache für Arbeitsunfähigkeit [...] Menschen mit schweren psychischen Störungen sterben zehn bis 20 Jahre früher als die allgemeine Bevölkerung.« Allein im ersten Jahr der Corona-Pandemie sind die Fälle von Depressionen und Angststörungen weltweit um 25 Prozent gestiegen.[1]

»Heute weiß man: Unsere Gesundheit wird zu 70 % von unserem Lebensstil, unserem Verhalten und unserem Umfeld bestimmt[2].« Es ist sehr wohl möglich, die eigenen Gewohnheiten sowie die Lebensqualität – und damit die Gesundheit – durch ein besseres Stressmanagement im Alltag zu verbessern. Wir selbst (die Autorinnen Claire und Julie) sind dafür der lebende Beweis! Wir wissen nur zu gut, was es heißt, stressbedingt gesundheitliche Rückschläge zu erleiden. Und genau deshalb wollen wir in diesem Buch Methoden vorstellen, die es uns erlaubt haben, wieder zu einem inneren Gleichgewicht, zu einem harmonischen und gesunden Lebensstil zurückzufinden. Uns ist durchaus bewusst, wie wenig Zeit im Alltag für so etwas bleibt. Daher wollten wir ein pragmatisches Buch gestalten, mit einfachen und effektiven Übungen ohne großartigen Zeitaufwand, die sich mühelos in jeden Terminkalender integrieren lassen.

---

1 In einer Pressemitteilung vom 17. Juni 2022 betont die WHO die Dringlichkeit, die Behandlung und Versorgung von psychischen Störungen zu reformieren (Genf)

2 Zitat von Dr. Mario Messier von der Gruppe zur Förderung von Gesundheitsprävention am Robert-Sauvé-Institut für Arbeitsgesundheit und -sicherheit (IRSST), Sommer 2010.

Bin ich gestresst?

Du möchtest wissen, ob auch du unter Stress leidest? Lies dir die folgenden Situationen aufmerksam durch. Findest du dich in einer oder mehreren davon wieder?

- Ich habe das Gefühl, der Zeit immer nur hinterherzulaufen und keinen Moment für mich zu haben. Ich muss dauerhaft Krisensituationen bewältigen. Es fühlt sich an, als wäre ich in einem unkontrollierbaren Strudel gefangen, dem ich nicht entkommen kann.

- Es fällt mir schwer, mich zu konzentrieren oder konzentriert zu bleiben. Ich mache Fehler, die mir sonst nicht passieren würden. Ich bin zunehmend vergesslich und zweifle an meinem Gedächtnis. Ich habe das Gefühl, nicht mehr richtig denken zu können, nicht mehr über Vorstellungskraft zu verfügen.

- Ich habe regelmäßig Kopf- und Gelenkschmerzen, die sich wie Muskelkater anfühlen, obwohl ich mich nicht sportlich betätigt habe. Ich leide unter Schulter- und Rückenschmerzen, meine Kiefer sind verkrampft und mein Nacken verspannt. Ich habe das Gefühl, die Welt auf den Schultern zu tragen.

- Ich schlafe schlecht, bin dauerhaft müde und kann mich nicht erholen. Mir fällt es schwer, morgens aufzustehen. Wenn ich an den bevorstehenden Tag denke, würde ich mich am liebsten in meinem Bett verkriechen und in Luft auflösen. Ich würde am liebsten zu Hause bleiben und niemanden sehen.

- Ich bin sehr schreckhaft und dauerhaft angespannt. Ich verliere schnell die Geduld, bin schnell genervt und wütend und neige zu Wutausbrüchen.

- Ich habe Verdauungsprobleme, leide regelmäßig unter Durchfall oder Verstopfung, bin oft von Bauchschmerzen geplagt und deswegen insgesamt reizbar.

- Ich bin grundsätzlich niedergeschlagen, breche schnell in Tränen aus und verliere die Nerven. Alles belastet mich. Ich kann mich nicht mehr entspannen und loslassen.

- Ich nehme eine Leere in mir wahr. Ich trinke mehr Kaffee oder andere energetisierende Getränke, um durchzuhalten. Ich habe mit dem Rauchen angefangen und mir angewöhnt, den Abend mit einem Drink ausklingen zu lassen, um zur Ruhe zu kommen. Ich kann ohne Schlaftablette nicht mehr schlafen.

Diese Symptome beschreiben die Auswirkungen von intensivem und wiederholtem Stress auf Körper, Psyche und Geist. Wenn solche Symptome ab und zu vorkommen, ist dies die normale Reaktion des Körpers auf eine schwierige Situation. Wenn sie allerdings über einen längeren Zeitraum hinweg täglich auftreten, dann ist der Stress gesundheitsschädlich und gefährlich. In so einem Fall spricht man von **chronischem Stress.**

Stress verstehen und bekämpfen

Stress ist eine natürliche Reaktion des Körpers auf körperliche, seelische oder emotionale Belastungen, die zu einem inneren Ungleichgewicht führen. Problematisch wird es erst, wenn der Stress zum Dauerzustand wird. Der Körper versucht dann ständig, das innere Gleichgewicht (Homöostase) wiederherzustellen, was Überlastung und Erschöpfung hervorrufen kann – etwa so, als würde man in einem fort das Gaspedal durchdrücken.

Statistiken

Stress kennt keine Grenzen! Herbert Benson, Medizinprofessor an der Harvard-Universität und Entwickler der *Relaxation-Response,* einer international anerkannten Entspannungstechnik, behauptete 2003, dass 80 % der Arztbesuche auf Stress zurückzuführen sind. Zwei Jahrzehnte und eine Pandemie später ist diese hohe Zahl immer noch aktuell, wenn nicht sogar noch gestiegen.

Statistik zu körperlichen und psychischen Stressbeschwerden in Frankreich

Ergebnisse eines Ipsos[3]-Berichts vom Februar 2023 zu Stress in Frankreich:

- 65 % der Befragten sind gestresst
- 43 % der Befragten geben an, dass ihr Stresslevel innerhalb von 2 Jahren angestiegen ist
- Menschen im Alter von 25 bis 34 Jahren stehen am meisten unter Stress (79 %)
- Frauen sind stärker gestresst als Männer: 71 % vs. 58 %

Statistik zu körperlichen und psychischen Stressbeschwerden in Kanada

Ergebnisse von Statistics Canada[4], zwischen 2020 und 2022:

- 22 % der Befragten geben an, dass sie ihren Alltag als ziemlich bis extrem stressig empfinden
- 25 % geben an, Symptome von Depression und Angstzuständen wahrzunehmen. Bei den Jüngeren (die Generationen im Alter von 12 bis 25 Jahren) steigt die Kennzahl auf 50 %
- 27 % der Berufstätigen erleben täglich starken bis extremen Stress, für 62 % ist die Arbeit der größte Stressfaktor
- Frauen sind stärker gestresst als Männer: 26 % vs. 18 %

---

3 Ipsos-Bericht zum Stress in Frankreich, Pressemitteilung, März 2023.
4 Website von Statistics Canada, des statistischen Bundesamts in Kanada

Die Stressmechanismen

Das Gehirn ist die Steuerzentrale des Körpers – es kontrolliert alle Funktionen des Organismus. Damit es auf Bedürfnisse reagieren kann, muss es andauernd darüber informiert werden, was im Körper abläuft. Diese Informationsweitergabe übernimmt das Nervensystem – ein weitverzweigtes Nervennetz, das den Austausch zwischen Gehirn und Körper ermöglicht. Gemeinsam mit Rückenmark und Gehirn bildet es das zentrale Nervensystem, die »Schaltzentrale«.

Das Nervensystem

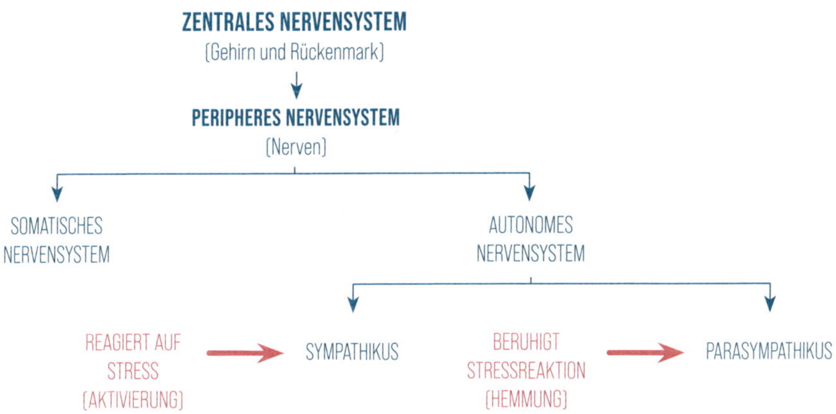

Das autonome Nervensystem, auch vegetatives oder viszerales Nervensystem genannt, stellt den automatischen, das heißt, nicht willentlich steuerbaren Ablauf der lebenswichtigen Körperfunktionen sicher, die für das innere Gleichgewicht verantwortlich sind (Homöostase): Atmung, Verdauung, Herz-Kreislauf-Funktionen, Schweißproduktion, Ausscheidung, Hormonproduktion sowie die glatte Muskulatur von Organen und Blutgefäßen. Über das zentrale Nervensystem und ein Nervennetzwerk übermittelt es Informationen zwischen Gehirn, Organen, Muskeln und Drüsen. Es reguliert unter anderem Blutdruck, Sauerstoffgehalt, Darm- und Bronchialbewegungen und die Ausschüttung von Verdauungssäften. Das autonome Nervensystem besteht aus zwei Teilen: dem Sympathikus (Aktivierung) und dem Parasympathikus (Hemmung), die sich gegenseitig ergänzen.

Das sympathische Nervensystem (Sympathikus) versetzt den Organismus bei körperlicher oder geistiger Aktivität in einen Zustand erhöhter Alarmbereitschaft. Wenn eine körperliche oder psychische Bedrohung erkannt wird, beschleunigt der Sympathikus Atmung, Herzfrequenz und Blutdruck und erweitert die Bronchien (um die Sauerstoffzufuhr zu erleichtern), während die Durchblutung der Haut zugunsten der Muskeln umgeleitet wird. Die Pupillen weiten sich, die Schweißproduktion wird angeregt, die Verdauung heruntergefahren und Stresshormone wie Adrenalin und Noradrenalin werden ausgeschüttet. All das dient dem Ziel, uns möglichst schnell handlungsfähig zu machen.

Der Körper befindet sich dann im sogenannten Kampf-oder-Flucht-Modus: Diese fürs Überleben entscheidende Reaktion stammt aus unserer evolutionären Frühzeit und wirkt wie ein innerer »Beschleuniger«, der den Menschen früher half, sich vor Raubtieren in Sicherheit zu bringen. Je nach Art und Ausmaß der Bedrohung mobilisierte das sympathische Nervensystem die passende Reaktion: Flucht oder Angriff. Diese Antwort auf akuten Stress ist als natürlicher Schutzmechanismus also grundsätzlich sinnvoll – solange sie die Ausnahme bleibt.

Das parasympathische Nervensystem (Parasympathikus) sorgt für Entspannung und Regeneration, indem es viele Körperfunktionen verlangsamt. Dadurch kann der Organismus Energie sparen und speichern. Die Verdauung wird dabei jedoch gezielt unterstützt, was zu einer besseren Nährstoffaufnahme und damit einer besseren Gesundheit beiträgt. Darüber hinaus reguliert der Parasympathikus die Funktionen des Herz-Kreislauf- und des Ausscheidungssystems, indem der Puls verlangsamt und die Sekretion angeregt wird (Verdauung, Speichelfluss ...). Er fördert außerdem die sexuelle Lust.

In seiner Rolle als Gegenspieler des sympathischen Nervensystems macht der Parasympathikus zudem stressbedingte Reaktionen rückgängig. Als Gegenmittel zur »Kampf- oder Fluchtreaktion« aktiviert er die »Entspannungsreaktion«, stellt das innere Gleichgewicht, die Homöostase, wieder her und wirkt so als Bremse auf den Organismus.

Das somatische Nervensystem ist für die Wahrnehmung äußerer Reize in unserer Umwelt über die Sinnesorgane zuständig und ermöglicht die bewusste Steuerung der Skelettmuskulatur. Wir werden hier allerdings nicht näher darauf eingehen, da es keinen Einfluss auf die Homöostase hat. Wir konzentrieren uns stattdessen auf das autonome System (Sympathikus und Parasympathikus), das als zentrales Steuerelement die negativen Auswirkungen von Stress drosselt.

Warum bin ich gestresst?

Heutzutage müssen wir uns nicht mehr vor Raubtieren schützen. Und doch wird durch den empfundenen Stress stets unser Sympathikus aktiviert, um uns bestmöglich für jede Situation zu rüsten – unabhängig davon, ob es sich um eine echte oder eine nur wahrgenommene Bedrohung handelt. Jede Person reagiert anders auf solche Situationen. Das Stressempfinden ist demnach subjektiv und variiert von Mensch zu Mensch.

Eine solche Stressreaktion wird dann zum gesundheitlichen Problem, wenn sie intensiv und langfristig auftritt. In einer Zeit, in der alles schnell gehen muss und wir dauerhaft äußeren Reizen (Bilder, Geräusche, Bewegung) ausgesetzt sind, **wird diese Stressreaktion leider viel zu häufig ausgelöst.** Auch wenn dem nicht so ist, reagiert unser Nervensystem auf die Reize wie auf eine lebensbedrohliche Situation, was auf Dauer Körper und Geist in die Erschöpfung treibt.

Mit dem zunehmenden technologischen Fortschritt entwickelt sich unsere Arbeit außerdem immer weiter weg von der körperlichen hin zur geistigen Tätigkeit. Meist wird diese tagtäglich auch noch stundenlang im Sitzen verrichtet. Die Folgen sind deutlich spürbar: Bewegungsmangel führt zu einer schlechteren Durchblutung des Körpers, also zur schlechteren Funktion seiner Systeme und damit zu Verspannungen. Gleichzeitig gerät auch der Geist an seine Belastungsgrenze.

Die Konsequenz: Entspannung, Ruhe, Freude, Entlastung und die Besinnung auf sich selbst kommen schließlich zu kurz. Dabei ist deren »Entschleunigungseffekt« zur Erhaltung der Gesundheit unverzichtbar. Das Gleichgewicht ist gestört. Die Auswirkungen von Stress setzen sich im Körper fest, was schlimme Folgen für Körper und Geist zeitigen kann.

Mal angenommen, du bist in der Arbeit und gerätst in eine stressige Situation: Der Sympathikus wird aktiviert, doch kommen Flucht oder Kampf als Reaktion nicht infrage. Dein Körper hat damit keine Möglichkeit, darauf zurückzugreifen und eine Reaktion vorzubereiten. Das Ergebnis: Du bist einer Stressreaktion ausgesetzt, ohne den Stress abbauen zu können. Du bleibst angespannt, der Parasympathikus kann nicht reagieren: Die Regulierung der Stressreaktion bleibt aus, ist gestört. Eben dieses Ungleichgewicht schadet auf Dauer Körper und Geist.

Mit Yoga zum inneren Gleichgewicht finden

Um das Gleichgewicht zwischen dem sympathischen und dem parasympathischen Nervensystem wiederherstellen zu können, muss regelmäßig eine »Entspannungsreaktion« aktiviert werden. Mit seinen Positionen (Asana) sowie Atemtechniken (Pranayama) und Meditationsübungen stimuliert Yoga den Parasympathikus und löst somit die gewünschte Reaktion aus.

Yoga bewirkt eine Entspannungsreaktion, dieses physiologische Phänomen (»zur Ruhe kommen«) benötigt der Körper, um nach einem stressigen Ereignis wieder zu seinem normalen Stoffwechsel zurückzufinden. Diese Reaktion reduziert Muskelverspannungen, verlangsamt Atem- und Herzfrequenz und regt das Immunsystem an. Durch das regelmäßige Auslösen der »Entspannungsreaktion« lässt sich der Parasympathikus wie ein Muskel »trainieren« und lernt so, Angstzustände viel besser zu bewältigen. **Je öfter das parasympathische Nervensystem durch regelmäßige Entspannungsübungen aktiviert wird (und sei es nur für ein paar Minuten), desto leichter kann es im Bedarfsfall reagieren.** So unterstützt Yoga im Alltag das innere Gleichgewicht und fördert einen besseren Umgang mit Stress und damit auch die Lebensqualität.

Die Auswirkungen von Stress

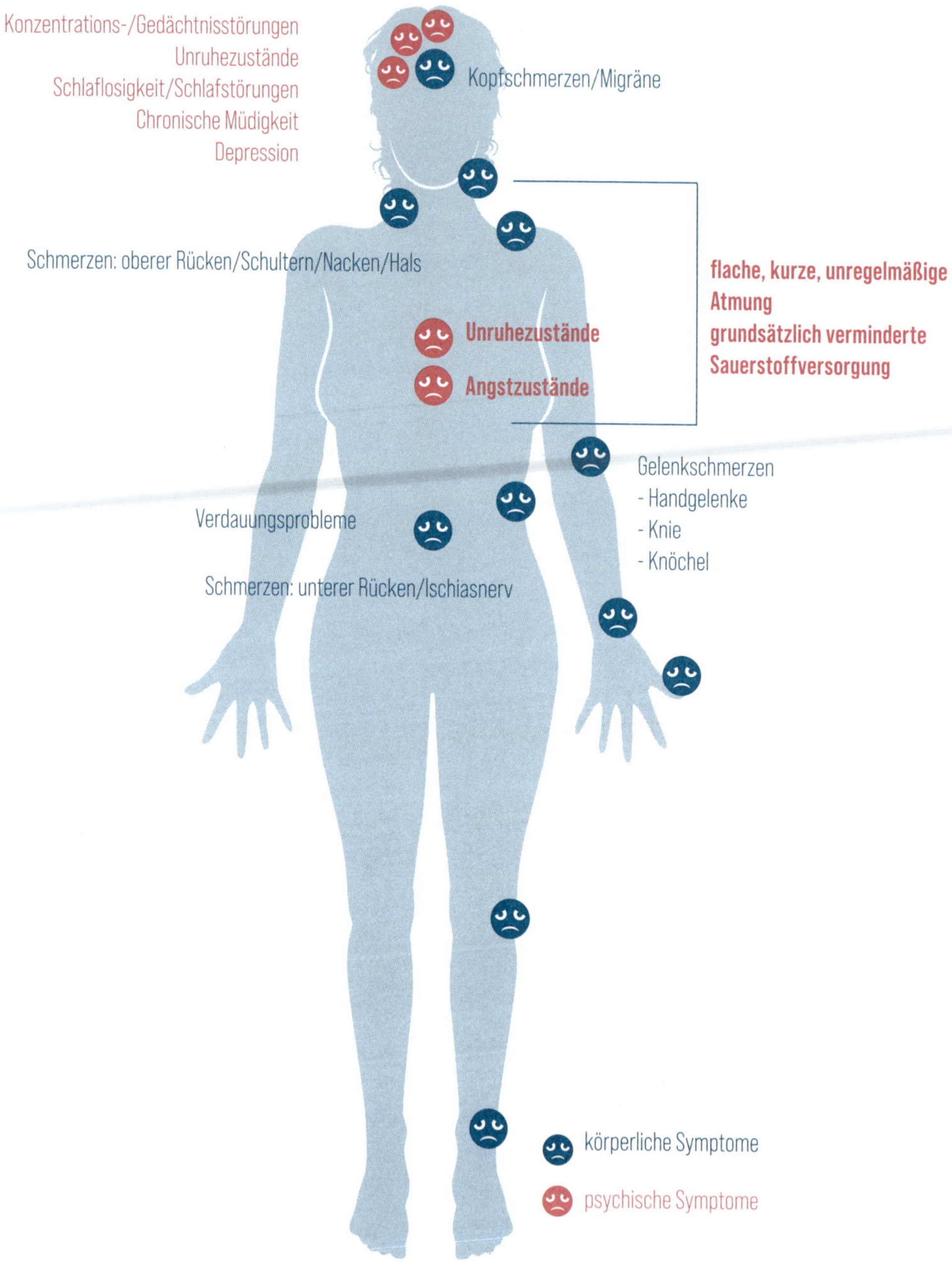

Stuhl-Yoga: Der Schlüssel zu einer besseren Stressbewältigung

Die körperliche und geistige Gesundheit eines jeden Menschen ist in erster Linie von seiner Lebensweise abhängig. Regelmäßige Pausen mit Innehalten helfen dabei, die Herausforderungen des Lebens mit Gelassenheit und Kreativität anzugehen, ohne gleich überfordert zu sein oder sich zu verzetteln. Um die Wichtigkeit solcher Ruhephasen besser zu verstehen, stellen wir uns den Körper wie ein Fahrzeug vor, das uns im Leben voranbringt. Wenn das Auto keinen Sprit mehr hat, muss es an einer Tankstelle anhalten, um Benzin aufzutanken und weiterfahren zu können. So ist es auch mit unserem Körper: Er braucht Erholungsphasen, damit wir neue Energie schöpfen, mögliche Kurskorrekturen vornehmen und unseren Lebensweg fortsetzen können.

Wie eine Erholung konkret aussieht, ist individuell unterschiedlich. Jeder Mensch muss sein ganz persönliches Rezept dafür finden – daher ist es essenziell, sich selbst und seine Grenzen zu kennen. Stuhl-Yoga hilft dir dabei, Körper, Atem, Geist, Gefühle wie auch deren Zusammenhänge und Wechselwirkungen besser zu verstehen. Neben den positiven Effekten auf Beweglichkeit, Muskelkraft und Körperstabilität entwickelst du auch ein Gespür dafür, was dir guttut und was du besser vermeiden solltest, um mit dir selbst im Einklang zu leben.

DIE VORTEILE VON STUHL-YOGA

Eine schnelle und effektive Lösung für den modernen Alltag

In einer Zeit der rasanten Beschleunigung fällt es umso schwerer, dem von der Welt auferlegten schnellen Tempo zu entrinnen – außer man führt ein Einsiedlerleben. Stuhl-Yoga hilft, mit diesem Alltag klarzukommen, ohne die eigene Gesundheit zu gefährden. Ob im Büro, zu Hause, im Auto oder in den öffentlichen Verkehrsmitteln: **ganz gleich, ob du nur drei, fünf oder zehn Minuten, eine Viertelstunde oder eine halbe Stunde Zeit hast – du kannst sofort loslegen.**

Die Anti-Stress-Techniken von Stuhl-Yoga sind für jeden geeignet, unabhängig von Alter, körperlicher Verfassung oder Beweglichkeit – man braucht auch keine Vorkenntnisse. Die Übungen sind sogar noch einfacher auszuführen als die des traditionellen Yoga. Für Stuhl-Yoga benötigst du **weder spezielle Kleidung noch irgendeine Ausrüstung** und auch **keinen freien Platz**, da es ohne Yoga-Matte ausgeführt wird. Alles, was du brauchst, ist ein ganz normaler Stuhl – dadurch kannst du es überall und zu jeder Zeit praktizieren.

Dehn-, Atem-, Entspannungs- und Meditationsübungen helfen dabei, Stress abzubauen – und ihn auch besser zu bewältigen. Mithilfe von Stuhl-Yoga findest du also zu einem **dauerhaften Gleichgewicht und einer guten körperlichen und geistigen Gesundheit.** Damit wird auch Überanstrengung, Angstzuständen, Depression und chronischen Schmerzen vorgebeugt. Stuhl-Yoga fördert die innere Ausgeglichenheit und vermittelt ein Gefühl der Gelassenheit und eine Form der Losgelöstheit, die das Loslassen fördert und uns lehrt, mit den Unwägbarkeiten des Lebens umzugehen. Es ermöglicht dir, mit dem Strom zu schwimmen, ohne dich davon überfluten zu lassen.

Viele Ärzte empfehlen Yoga inzwischen wegen der positiven Effekte, sei es zur Prävention oder als Ergänzung einer traditionellen Behandlung (Yoga-Therapie).

Die 4 Säulen des Stuhl-Yoga

Der Begriff *Yoga* kommt aus dem Sanskrit und bedeutet »Einheit«. In diesem Sinne betrachtet Yoga den Menschen als ganzheitliches Wesen, bei dem Körper, Geist und Gefühle denselben Stellenwert haben. In der Yoga-Praxis bedienen die Dehnübungen den Körper, die Entspannungsübungen Körper und Geist und die Meditationsübungen den Geist. Als Verbindung dieser drei Elemente kommt im Yoga der Atmung eine zentrale Rolle zu. Ein ruhiges und tiefes Atmen gewährleistet eine gute Sauerstoffzufuhr in Geweben und Organen, versorgt deinen Körper mit der Energie des Atems und stellt das Gleichgewicht zwischen dem sympathischen und parasympathischen Nervensystem wieder her. Durch das Senken des Stresslevels stimuliert der Körper den Parasympathikus, was wiederum den Cortisolspiegel verringert (»Stresshormon«) sowie die Spiegel von DHEA (Steroidhormon, gilt als »Verjüngungshormon«) und Serotonin (»Glückshormon«) erhöht. Mit einer ruhigen Atmung gelangst du demnach zu einem gesunden Körper und innerem Frieden – lässt dich also nicht mehr so leicht von negativen Gefühlen überwältigen. Mit der richtigen Atemtechnik kannst du quasi die Kontrolle über dein Leben zurückgewinnen.

Wenn du im Alltag mal eine Minute Zeit hast, achte ganz bewusst auf deinen Atemrhythmus: Ist deine Atmung gerade langsam und tief oder ist sie schnell und unregelmäßig? Die Atmung ist wie ein Stimmungsbarometer und lässt wichtige Schlüsse auf deine Gesundheit zu. Sie ist wie ein Indikator für dein persönliches Wohlbefinden!

KATEGORIE	WIRKUNGEN UND VORTEILE VON STUHL-YOGA
Dehnung und Positionen (Asana)	• **Verspannungen lösen** durch Dehnübungen, die die Muskelketten stärken und geschmeidig machen. So wird ein Ungleichgewicht durch eine einseitige Belastung vermieden. • **Höhere Beweglichkeit** von Gelenken und Wirbelsäule. • **Körperhaltung, Stabilität und Gleichgewicht verbessern** durch eine Erdung des Körpers. Körperflüssigkeiten, Atmung und Energie fließen freier. • **Organe revitalisieren** und ihre Funktion verbessern (z. B. beim Verdauungsprozess und bei der Entgiftung). • **Körper öffnen** durch Wohlbefinden, Raum und Vitalität. • **Immunsystem boosten.**
Entspannung	• **Zustand des Loslassens und körperlichen Wohlbefindens** sorgt für eine Entspannung der Muskeln. Das Loslassen wirkt auf mögliche Blockaden und Verspannungen, die sich im Körper festgesetzt haben, und reduziert damit Stress, Angstzustände und emotionale Störungen. Der Körper wird gleichsam »auf null gesetzt«. • **Gedankenkarussell beruhigen** und damit zu geistiger Ruhe und innerem Frieden finden. • **Körperbewusstsein schärfen** und Psychomotorik stärken (Koordination, Gleichgewicht, Körperwahrnehmung). • **Nervensystem beruhigen,** Bluthochdruck senken, Störungen des Herz-Kreislauf-Systems und des Magen-Darm-Trakts reduzieren und vorbeugen. • **Schmerzen lindern** und Selbstheilungsprozesse anregen. • **Schlafqualität, Konzentration und Erinnerungsvermögen verbessern.**
Meditation	• **Stress reduzieren** und Angst abbauen durch Entspannung. Meditation ist ein natürliches Heilmittel gegen Stress. • **Geist disziplinieren,** Konzentration schärfen. • **Erdung fördern,** Selbst- und Weltverständnis entwickeln, um besser mit dem Alltag umgehen und gleichzeitig die eigenen Grenzen respektieren zu können. • Immer öfter **»im Hier und Jetzt«** sein, sich selbst und die Umwelt intensiv wahrnehmen oder Achtsamkeit üben. Diese Rückkehr zu den Wurzeln fördert das Wohlbefinden, die Gesundheit und Offenheit gegenüber der eigenen wahren Natur. • **Bewusstseinserweiterung** erleichtert die »Ordnung« der Gedanken, indem stressige und quälende Gedanken (»interner Stress«) vertrieben werden, die körperliche und geistige Reaktionen hervorrufen. Beim Meditieren nehmen wir diese negativen Schemata wahr und können uns von ihnen lösen. Bei der Meditation werden alle Gehirnregionen aktiviert und der Stoffwechsel gedrosselt (Herz- und Atemrhythmus werden langsamer, der Körper produziert weniger Kohlenstoffdioxid, Muskelverspannungen nehmen ab, Hirnströme fließen langsamer).
Atmung	• **Einheit und Gleichgewicht wiederherstellen:** Die Atmung wirkt wie eine Verbindung aller Elemente des Körpers, die Ordnung im Chaos schafft. Sie bringt insbesondere die Nervensysteme in Einklang, die maßgeblich an der Stressregulation beteiligt sind. • **Allgemeine Gesundheit verbessern:** fördert den Fluss von Körperflüssigkeiten (Blut, Lymphe, Verdauungssäfte, Sekrete usw.) und Energie; massiert die Organe; versorgt die Zellen mit Sauerstoff; aktiviert die Entgiftung; entspannt die Atemmuskulatur. Das alles hat einen großen Einfluss auf die Bewältigung von Anspannung und Stress. • **Erdung.** • **Beruhigung.**

Die Ursprünge des Yoga

Die genauen Ursprünge des Yoga liegen im Dunkel der Geschichte, doch sie reichen vermutlich mehrere Jahrtausende zurück. Die ersten schriftlichen Aufzeichnungen zum Yoga finden sich in Indien, in den *Upanishaden* der heiligen Schriften, den sogenannten *Veden*.

Vor ungefähr zweitausend Jahren soll der indische Weise Patanjali – wobei allerdings unklar ist, ob es sich bei dieser Figur tatsächlich um eine einzige Person oder um mehrere indische Weise handelte – im Yoga-Sutra 195 Aphorismen zusammengetragen und darin die Philosophie und Praktiken des Yoga festgehalten haben. In dieser Sammlung beschreibt er, wie Körper und Geist vereint werden können, um sich vom verwirrten Geist zu lösen und zur Einheit und zum inneren Frieden zu finden.

Was ist Yoga?

Der Begriff »Yoga« leitet sich vom Sanskritwort *yuj* her, das zum einen »Joch« aber auch »verbinden, vereinen« bedeutet. Daher wird es oft als »Vereinigung« interpretiert, die alle Aspekte des Menschen umfasst, als Verschmelzung von Körper und Geist auf der Suche nach Gleichgewicht und Wohlbefinden. Ohne genau bezeichnen zu können, was sie empfinden, sagen Menschen, die Yoga praktizieren, dass sie sich »gut fühlen«, »entspannt« oder »ausgeglichen« sind. Eines ist jedoch sicher: Die Wirkung wird immer als tiefgreifender beschrieben als bei anderen körperlichen Aktivitäten. Tatsächlich wird beim Yoga, im Gegensatz zu anderen Sportarten, Energie »getankt«, sodass man sich nach einer Einheit nicht »leer«, sondern regeneriert, »aufgeladen« fühlt. Die Wirkungen von Yoga beschränken sich also nicht auf den Körper, sondern umfassen den Menschen als Ganzes.

Auch wenn Yoga nicht an ein Dogma oder religiöse Glaubenssätze gebunden ist, so ist es doch eine Philosophie, eine spirituelle Erfahrung im weitesten Sinne. Es geht um die Rückbesinnung auf sich selbst, die Selbstfindung, die Einladung zu einer Reise nach innen.

Und das Hatha-Yoga?

Es gibt mehrere Formen des Yoga, die alle auf dasselbe Ziel ausgerichtet sind: die Beendigung des Leidens. Sie unterscheiden sich lediglich in der Umsetzung. Beim Hatha-Yoga sind körperliche Übungen (sogenannte *Asanas*, Sanskrit für »stabile und bequeme Körperhaltung«) und die Atemkontrolle *(Pranayama)* von zentraler Bedeutung. Die *Hatha Yoga Pradipika* gilt als ältestes Grundlagenwerk, sie wurde im 14. Jahrhundert von Swami Swatmarama verfasst. Hatha-Yoga ist die im Westen am weitesten verbreitete Form des Yoga.

Hatha bedeutet »bewusst, kraftvoll« und dient in diesem Sinne dazu, die körperliche Gesundheit, Kraft und Beweglichkeit der Praktizierenden zu fördern. Der Körper soll über längere Zeiträume eine Position halten können – als Grundlage für Konzentration *(Dharana)*, Geisteskontrolle und schließlich Meditation *(Dhyana)*, die bis hin zur Erfahrung des absoluten Bewusstseins, der »Erleuchtung« *(Samadhi)* führt.

Ha steht außerdem für »Sonne«, *Tha* für »Mond«. Im Sinne innerer Ausgeglichenheit kann Hatha-Yoga daher auch als Vereinigung von Gegensätzen verstanden werden (weiblich/männlich, Bewegung/Reglosigkeit, einatmen/ausatmen, aktiv/passiv, Kraft/Flexibilität, Widerstand/Loslassen, positiv/negativ usw.).

Durch Atemübungen und die bewusste Atemkontrolle beruhigt Hatha-Yoga das Gedankenchaos und fördert die Präsenz im Hier und Jetzt.

Was ist das Besondere am Stuhl-Yoga?

Als Unterdisziplin des Hatha-Yoga spielt auch beim Stuhl-Yoga die Atmung eine zentrale Rolle. Die Übungen werden dabei durch die Verwendung eines Stuhls erleichtert. Diese Form des Yoga erfordert weder viel Platz noch eine spezielle Ausrüstung oder Kleidung und kann auf nahezu jedem Stuhl praktiziert werden. Sie lässt sich daher einfach in den Alltag integrieren – und verspricht dieselben positiven Effekte wie andere Yoga-Formen.

Häufige Vorurteile – wir räumen auf!

Vielleicht hast du auch schon mit dem Gedanken gespielt, Yoga auszuprobieren und wurdest dann von Reportagen über hinduistische Yogis abgeschreckt, die sich scheinbar mühelos wie Gummipuppen verbiegen.

Wie die folgende Auflistung zeigt, haben wir alle mehr oder weniger vorgefasste Meinungen bezüglich des Yoga, aber lass dich davon nicht entmutigen! Yoga ist vielseitig: Es kann ganz pragmatisch sein, wenn du eher rational veranlagt bist, oder dir eine spirituelle Erfahrung bieten, wenn du auf der Suche nach dem Sinn des Lebens bist. Wie der Philosoph und große Yogalehrer Krishnamacharya einst sagte: »Nicht der Mensch muss sich dem Yoga anpassen, sondern das Yoga muss sich dem Menschen anpassen.« *Dein* Yoga wird zu dir passen und sich an *deinen* Bedürfnissen orientieren. Probiere es einfach aus!

Ich bin der unbeweglichste Mensch überhaupt und kann daher kein Yoga praktizieren!

Genau hier setzt das Stuhl-Yoga an: Es fördert oder stellt deine Beweglichkeit wieder her. Dabei ist ganz egal, ob du 7 oder 87 Jahre alt bist – Yoga passt sich dir an und nicht umgekehrt! Du wärst überrascht, wenn du wüsstest, wie schnell du deine Beweglichkeit wiedererlangen kannst!

Yoga ist zu statisch für mich, ich muss mich bewegen!

Einer der größten Vorteile des Stuhl-Yoga: Du kannst es ganz nach deinen Bedürfnissen und Vorlieben gestalten. Du willst mehr Bewegung und Fluss? Stuhl-Yoga kann sowohl dynamisch und anstrengend als auch sanft und mild sein. Du kannst auch den Schwierigkeitsgrad ganz individuell auswählen!

Ich habe Yoga schon ausprobiert. Es hat mir nicht gefallen.

Probiere es einfach noch mal! Auch wenn deine erste Erfahrung damit nicht nach deinem Geschmack war, kann Yoga sehr wohl das Richtige für dich sein. Es gibt viele verschiedene Yoga-Stile – nun gilt es, den richtigen für dich, deine Vorlieben, deine Bedürfnisse und deinen Zeitplan zu finden. Mit diesem Buch wirst du sanft, effektiv und schnell in Yoga eingeführt. Die Übungen kannst du jederzeit und überall praktizieren. Manchmal reicht es auch schon, wenn du einfach den richtigen Moment im Alltag erwischst, um deine Einstellung zu ändern.

Ich habe eine Verletzung oder gesundheitliche Beschwerden und kann daher kein Yoga praktizieren.
Stuhl-Yoga ist sehr vielseitig und kann auch von Personen mit eingeschränkter Mobilität oder anderen Handicaps praktiziert werden (Prothesen, Blindheit, Gehörlosigkeit, psychische Störungen usw.). Ganz gleich, unter welchen Verletzungen du leidest, Yoga kommt dir immer zugute: Es passt sich immer an dich an und hilft dir dabei, deine Beweglichkeit und Flexibilität auch während der Genesung wiederzuerlangen. Du bist nicht überzeugt? Sprich mit deinem Arzt über das Buch!

Ich habe keine Zeit.
Genau aus diesem Grund ist unser Buch entstanden! Wir, Julie und Claire, sind genau wie ihr auch mit der Realität unseres Alltags konfrontiert. Wir wollten es uns nicht nehmen lassen, Yoga in den Alltagswahnsinn zwischen Arbeit, Familie, Sozialleben, Ausgehen und Urlaub einzubauen. Mit täglich nur 5, 10 oder 15 Minuten haben wir Einheiten gestaltet, die die Yoga-Praktik so einfach und natürlich machen wie das Zähneputzen am Morgen. Die Übungen sind in der Tat kurz. Dafür kannst du sie ganz einfach und zwanglos wiederholen, sobald du sie in deinen Alltag integriert hast – dadurch werden sie nur noch wirksamer!

Yoga ist doch was für Mädchen!
Ich bin mir nicht sicher, ob Yoga praktizierende Sportler, Golfer oder Hockeyspieler diese Meinung teilen! Denn sie verringern durch Yoga ihr Verletzungsrisiko, lockern ihre Muskeln und bauen die während der Anstrengung produzierte Milchsäure ab, während es ihnen gleichzeitig hilft, einen klaren Kopf zu behalten und sich auf ihre Ziele zu konzentrieren. David Beckham hat während seiner Sportlerkarriere Yoga praktiziert. Auch Sting macht kein Geheimnis aus den Vorteilen, die er aus Yoga zieht. So war es auch bei Apple-Gründer Steve Jobs und dem großen Violinvirtuosen Yehudi Menuhin. Ursprünglich wurde Yoga ausschließlich von Männern praktiziert. Auch wenn sich heutzutage viele Frauen davon angesprochen fühlen, haben Männer Yoga noch lange nicht aufgegeben – ganz im Gegenteil!

Die Haltungen sind viel zu kompliziert für mich. Das schaffe ich niemals.
Die Positionen im Stuhl-Yoga sind besonders anfängerfreundlich und für Personen geeignet, die sich das Leben nicht unnötig kompliziert machen wollen. Passend zu deinen Fortschritten wird es neue Positionen geben. Du kannst dann selbst entscheiden, ob du es weiterhin einfach halten oder den Schwierigkeitsgrad mit komplexeren Varianten für Fortgeschrittene erhöhen möchtest.

Ich komme nie zur Ruhe. Ich kann mich gar nicht auf Yoga fokussieren!
Yoga wirkt gleichermaßen auf Körper und Geist. Wenn du von wiederkehrenden Gedanken gequält wirst, könnte Yoga eine passende Lösung für dich sein. Die Dehnübungen, die im Einklang mit der Atmung ausgeführt werden, beruhigen das Nervensystem, verlangsamen den Herzrhythmus und sorgen damit für innere Ruhe. Anfangs kann es durchaus sein, dass der Geist sich von solchen Übungen nicht gleich beeinflussen lässt und Widerstand leistet. Doch wenn du dranbleibst, wirst du dem recht schnell entgegenwirken können und so die Kontrolle über deinen Geist zurückerhalten.

Suche dir nicht erst Hilfe, wenn es schon zu spät ist! Es gibt für alles eine Lösung. Stuhl-Yoga ist ganz einfach, effektiv und sofort umsetzbar.

VON DER THEORIE ZUR PRAXIS

Der richtige Stuhl

Es kommt so ziemlich jeder Stuhl dafür infrage (sogar einer mit Rollen), solange er stabil und sicher ist. Ob mit oder ohne Armlehne spielt auch keine Rolle. Klappbare Stühle können unter Umständen zu leicht und zerbrechlich sein. Achte vor dem Praktizieren daher immer auf eine ausreichende Stabilität!

Bevor du loslegst: wichtige Grundlagen

Damit du Yoga unter den bestmöglichen Bedingungen ausüben kannst, gilt es, ein paar Grundprinzipien zu beachten. Du solltest dich ganz grundsätzlich wohlfühlen und dich frei bewegen können – und das war's auch schon! Beherzige die folgenden Tipps, um das Optimum aus deinen Einheiten rauszuholen. Dabei ist ganz egal, ob du dich zu Hause, im Büro oder draußen aufhältst.

- Idealerweise praktizierst du die Übungen **auf nüchternen Magen,** um deine Verdauung nicht zu stören oder während der Entspannung einzuschlafen! Wenn das für dich nicht realistisch ist, kannst du eine halbe Stunde vorher eine leichte Mahlzeit zu dir nehmen (Apfel, Müsliriegel). Wenn du schon gegessen hast, solltest du länger warten, bevor du mit den Übungen beginnst (1 Stunde nach dem Frühstück, 2 Stunden nach dem Mittag- oder Abendessen).

- Suche dir einen **Ort, der ruhig ist** und dessen Atmosphäre dich anspricht. Solltest du dich in einer lärmigen Umgebung befinden, wo du dich nicht abschotten kannst (z. B. im Büro), setz dir Kopfhörer auf, über die du deine Lieblingsmusik hören kannst.

- Für eine bessere Durchblutung und Bewegungsfreiheit solltest du vorher deine **Armbanduhr** und schweren bzw. störenden **Schmuck ablegen.** Zudem kannst du den Gürtel etwas lockern und unbequeme Kleidung etwas öffnen, aufknöpfen oder zurechtzupfen, damit du dich frei bewegen kannst. Idealerweise trägst du **flexible Kleidung.**

- **Respektiere deine eigenen Grenzen!** Yoga soll dein Wohlbefinden erhöhen, indem du in dich selbst reinhorchst und dir keinen Leistungsdruck machst. Eine Yoga-Haltung sollte daher nie Schmerzen auslösen!

- **Das Atmen ist stets das Herz der Einheit:** Du solltest durchgehend fließend und tief atmen und niemals unnatürlich, abgehackt und stoßweise oder gar den Atem anhalten.

- **Lass dich** von deinem Körper **leiten.**

SO NUTZT DU DIESES BUCH OPTIMAL

Wie schon der große Yogameister Pattabhi Jois sagte: »Yoga ist 99 % Praxis und 1 % Theorie«. Jetzt, wo du weißt, dass Stuhl-Yoga dir bei der Stressbewältigung hilft, kannst du **direkt loslegen!**

1. Thematische Übungseinheiten

In diesem Buch ist für jede thematische Einheit eine Doppelseite vorgesehen. Damit hast du die entsprechenden Positionen alle auf einmal im Blick und ersparst dir ein Herumblättern. Weitere Informationen zu einer bestimmten Übung (Position, Entspannung, Meditation, Atmung), findest du im Glossar ab S. 141.

Die thematischen Einheiten (S. 29) zielen auf folgende stressbedingte körperliche und psychische Störungen ab: Unruhezustände, Angstzustände, Konzentrations- und Gedächtnisstörungen, geistige Hyperaktivität, Schlafstörungen, Schlaflosigkeit, Depression, Schmerzen im oberen und unteren Rücken sowie im Schultergelenk und der Nackenwirbelsäule, dazu vom Ischiasnerv ausgehende Schmerzen, Verdauungsprobleme, Kopfschmerzen und Migräne.

Wenn du nicht unter spezifischen Verspannungen oder Schmerzen leidest, sondern deinen Körper ganz allgemein stärken und mögliche Verspannungen lösen willst, orientierst du dich am besten an der ganzheitlichen Übungseinheit (S. 73).

Einfach, effektiv und **schnell:** Jede Einheit hast du in nur **5 Minuten** geschafft!

2. Dein 21-Tage-Trainingsplan

Manche Gewohnheiten haben wir schon so lange, dass sie – obwohl eigentlich gesundheitsschädlich – mittlerweile zu Säulen unserer »Komfortzone« geworden sind. Dies gilt auch für Stress: Mit der Zeit haben wir uns bestimmte Reaktionsweisen angeeignet, und es haben sich mehr oder weniger starke körperliche Verspannungen angesammelt, die wir zum Teil schon gar nicht mehr bewusst wahrnehmen. Und Gewohnheiten lassen sich bekanntlich nicht von heute auf morgen ändern. Wir wollen dich auf deinem Weg zu größerem Wohlbefinden begleiten und haben dafür Trainingsprogramme (S. 95) entwickelt, mit denen du das Ruder herumreißen kannst. Die Programme helfen dir dabei, innerhalb von 21 Tagen verschiedene Techniken zu verinnerlichen und dadurch schlechte Gewohnheiten abzulegen, zugunsten neuer, gesünderer und effektiverer Verhaltensweisen, die dir den Stressabbau erleichtern.

Auf lange Sicht wird es deiner Gesundheit umfassend zugutekommen, wenn du dir täglich ein bisschen Zeit für dich nimmst, und sei es auch nur, um den Tag Revue passieren zu lassen, in dich hineinzuhorchen, dich auf dich selbst zu besinnen, dich zu zentrieren, zur Ruhe zu kommen und tief durchzuatmen.

Es gibt kein Wundermittel: Du musst dir die Zeit nehmen und gönnen, durchhalten und Geduld aufbringen. Steigere mit nur 5 Minuten Stuhl-Yoga pro Tag ganz einfach deine Lebensqualität – dein Körper und Geist werden es dir danken!

3. Das Glossar

Im Glossar findest du ausführliche Beschreibungen jeder Haltung sowie der Entspannungs-, Meditations- und Atemübungen. Außerdem erklären wir hier auch noch einmal die Vorteile jeder Übung, was du dabei beachten solltest und wie du Fehler vermeiden kannst. Darüber hinaus geben wir zahlreiche Tipps, die dir bei der korrekten Ausführung helfen werden. Wenn du die unterschiedlichen Übungen beherrschst, kannst du auch schon mit den thematischen Einheiten deines täglichen Stuhl-Yoga-Programms loslegen!

Wir wünschen dir großes Wohlbefinden, beste Gesundheit und viel Vergnügen mit dem Stuhl-Yoga!

Gutes Gelingen!

DIE BEDEUTUNG

EINER GUTEN KÖRPERHALTUNG

»STELL DICH GERADE HIN!«

Wer hat diese Aufforderung in seiner Kindheit nicht zu hören bekommen? Bei der Betrachtung eines Körpers verbinden wir eine gute Körperhaltung mit einem gesunden Körper. Psychologisch gesehen vermittelt sie Selbstbewusstsein und ein positives Bild nach außen.

Ob im Stehen oder im Liegen: Der Körper befindet sich nie völlig in Ruhe, sondern hält dauerhaft sein Gleichgewicht. Die Knochen sind durch Bänder miteinander verbunden, und die Muskeln, ihrerseits mit Sehnen an den Knochen befestigt, halten das Skelett aufrecht. Eine gesunde Körperhaltung erfordert gesunde Muskeln, die ausreichend stark, geschmeidig und belastbar sind. Dann kosten die Bewegungen keine Mühe, die Durchblutung ist optimal, die Organe befinden sich in der richtigen Position und verringern damit den Druck auf die Nerven.

Eine zu feste Muskulatur schränkt die Bewegungsfreiheit ein – und somit auch Reichweite und Kraft, was das Risiko für Muskelfaserrisse erhöht. Umgekehrt können zu schwache Muskeln das Skelett nicht ausreichend stützen, was zu einem vorzeitigen Verschleiß des Knorpels und Bindegewebes der Gelenke führen kann. Dadurch wird der Körper geschwächt, und das Risiko für Verschiebungen und Verrenkungen (»Luxationen«) steigt.

Demnach lautet das Motto: fest verwurzelt wie ein Baum und biegsam wie ein Schilfrohr!

Eine gesunde Körperhaltung bewirkt lange und gut gedehnte Muskelketten und beugt Muskelschwund vor. Der Brustkorb bietet mehr Raum, was eine gute Atmung begünstigt, und wodurch wiederum eine gesunde Körperhaltung gefördert wird. Die Funktion und Durchblutung der inneren Systeme (darunter das Nerven-, Verdauungs-, Fortpflanzungs-, endokrine, kardiovaskuläre, immunologische und lymphatische System) werden verbessert. Die Wirbelsäule ist flexibel und beweglich, sodass die Nervenimpulse ungehindert weitergeleitet werden können. Mit einer guten, gesunden Körperhaltung entlasten wir den Organismus, und unsere Bewegungen erfolgen mit weniger Kraftaufwand. Von außen betrachtet lässt die Körperhaltung Rückschlüsse auf Stärke und Schwäche, auf Offenheit und Verschlossenheit eines Menschen zu sowie auf seine Stimmung und Leistungsfähigkeit.

Daher ist es besonders wichtig, den gesamten Körper zu stärken, denn jeder noch so kleine Muskel hat seine Funktion und arbeitet mit den anderen zusammen. Es wäre daher fatal, nur eine Muskelgruppe zu berücksichtigen und dadurch das harmonische Gleichgewicht zu stören!

SCHLECHTE KÖRPERHALTUNG IM STEHEN **GUTE KÖRPERHALTUNG IM STEHEN**

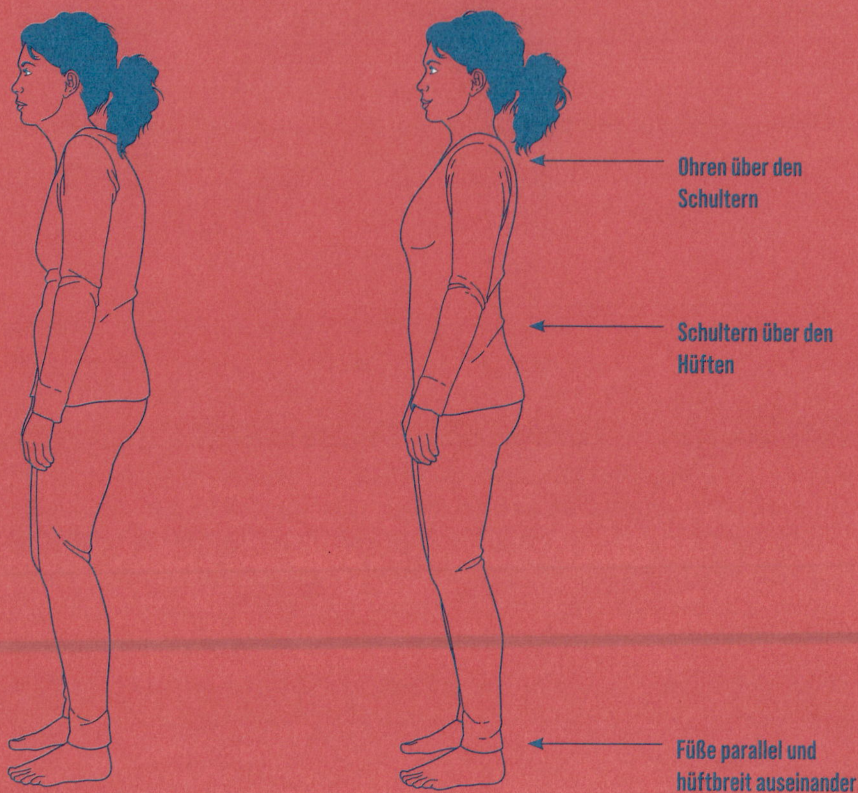

TIPPS FÜR EINE GUTE KÖRPERHALTUNG IM STEHEN

· Die Füße stehen parallel und hüftbreit auseinander.
Das Gewicht ist gleichmäßig auf den gesamten Fußsohlen verteilt.
· Die Knie sind leicht angewinkelt, um eine Überstreckung der Beine zu vermeiden.
· Die Wirbelsäule ist gestreckt. Stell dir vor, dein Kopf wird von einem Faden nach oben zur Decke gezogen wie bei einer Marionette.
· Die Schultern sind nach hinten und unten gezogen, um den Brustkorb zu öffnen.
Die Schulterblätter bleiben auf den Rippen.
· Achte den ganzen Tag über darauf, so regelmäßig wie möglich zu atmen.
Leite die Luft beim Einatmen zunächst in den Bauch und dann in die Brust.
Beim Ausatmen drückst du die Luft aus dem Brustkorb und hältst deinen Rücken dabei gerade.

SCHLECHTE KÖRPERHALTUNGEN

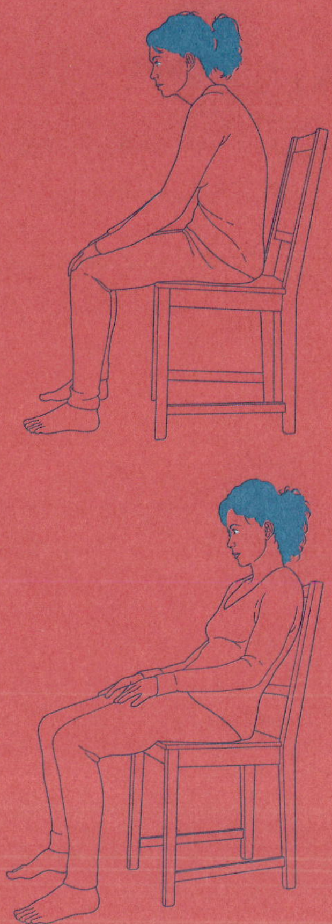

GUTE KÖRPERHALTUNG IM SITZEN

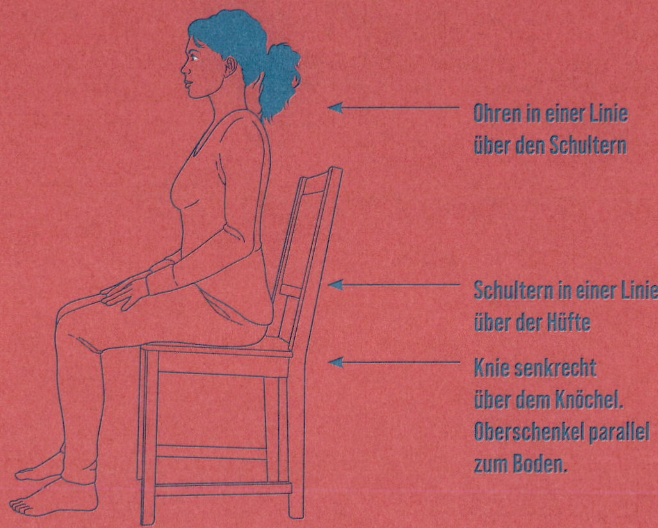

TIPPS FÜR EINE GUTE KÖRPERHALTUNG IM SITZEN

- Die Füße sind im Boden verankert und stehen hüftbreit auseinander. Das Gewicht ist gleichmäßig auf den gesamten Fußsohlen verteilt.
- Die Wirbelsäule ist gestreckt. Stell dir vor, dein Kopf wird von einem Faden nach oben zur Decke gezogen wie bei einer Marionette.
- Die Schultern sind nach hinten und unten gezogen, um den Brustkorb zu öffnen. Die Schulterblätter bleiben auf den Rippen.
- Achte den ganzen Tag über darauf, so regelmäßig wie möglich zu atmen. Leite die Luft beim Einatmen zunächst in den Bauch und dann in die Brust. Beim Ausatmen drückst du die Luft aus dem Brustkorb und hältst deinen Rücken dabei gerade.

THEMATISCHE
ÜBUNGSEINHEITEN

PSYCHOLOGISCHE **ÜBUNGSEINHEITEN**

- Übungen gegen Unruhezustände
- Übungen gegen Angstzustände
- Übungen für eine höhere Konzentration, ein besseres Gedächtnis und innere Ruhe
- Übungen gegen Schlaflosigkeit, Schlafstörungen und chronische Müdigkeit
- Übungen gegen die Symptome einer Depression

Eine ausführliche Beschreibung der Körperhaltungen findest du **im Glossar ab S. 141.**

ÜBUNGEN GEGEN UNRUHEZUSTÄNDE

Angst ist ein psychischer Zustand, der sich oft auch körperlich manifestiert. Die oder der Betroffene verspürt eine innere Unruhe, Beklemmung wie auch übertriebene Ängste und lebt in der Furcht vor einer drohenden Gefahr oder einem Unglück, das er mit einem Gefühl der Hilflosigkeit erwartet. Diese Übung regt die Durchblutung an und hilft, die Atmung zu vertiefen und zu verlangsamen. Das beruhigt den Herzrhythmus, entspannt den Geist und trägt so zum Stressabbau bei.

1. Katze und Kuh

Setze dich mittig auf einen Stuhl, die Hände ruhen auf den Oberschenkeln.
Atme ein und beuge den Rücken nach hinten, schau dabei zum Himmel.
Beim Ausatmen runde den Rücken so weit wie möglich. Senke den Kopf auf die Brust und ziehe die Schulterblätter auseinander.
Wiederhole die Übung 5 Mal und folge dabei deinem Atem.

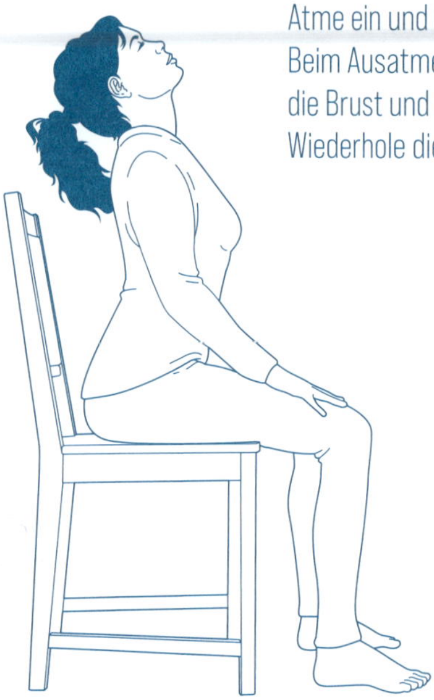

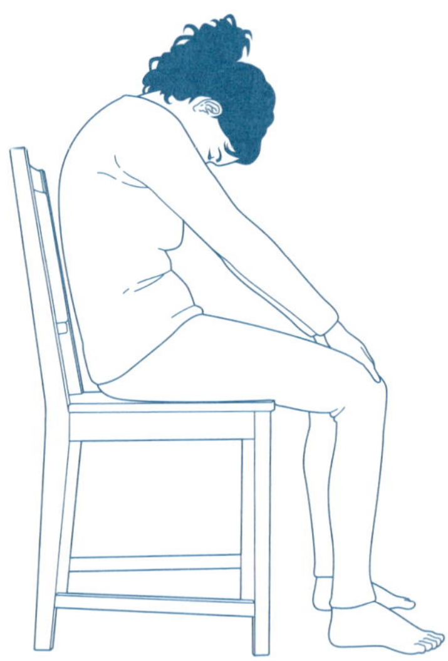

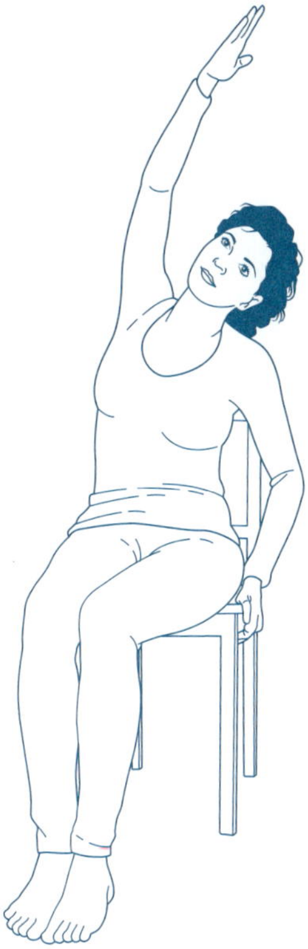

2. Das Tor

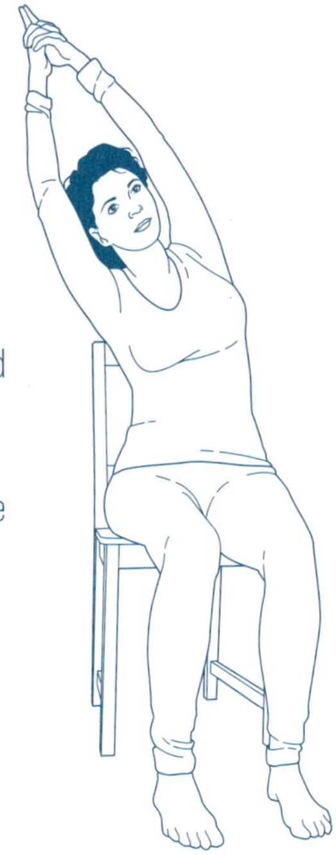

Der Rücken ist gerade, die Beine sind geschlossen, die Knöchel liegen unter den Knien. Stütz dich mit der linken Hand seitlich am Stuhl ab. Atme ein, strecke den rechten Arm nach oben und mach den Rücken lang. Atme aus und beuge dich seitlich nach links, um die rechte Flanke zu dehnen. Halte diese Position für 5 Atemzüge. Atme ein und kehre in die Ausgangsposition zurück. Wiederhole die Übung auf der anderen Seite.

Für Fortgeschrittene: Die Beine stehen hüftbreit, die Handflächen liegen aneinander, die Zeigefinger sind ausgestreckt. Beim Ausatmen beugst du dich zur Seite, beim Einatmen richtest du dich wieder auf.
Diese Variante wird fließend, also in einer Bewegung, ausgeführt.

3. Der Baum

Stelle dich hin, die Beine liegen eng nebeneinander. Halte dich mit der rechten Hand an der Stuhllehne fest, die linke Hand hast du auf Brusthöhe, die Handfläche zeigt nach innen. Setze den linken Fuß auf die Wade oder den Oberschenkel, das Knie ist dabei nach außen gerichtet. Halte diese Position 5 tiefe Atemzüge lang.

Für Fortgeschrittene: Lass die Stuhllehne los, leg die Handflächen vor der Brust aneinander und teste dein Gleichgewicht!

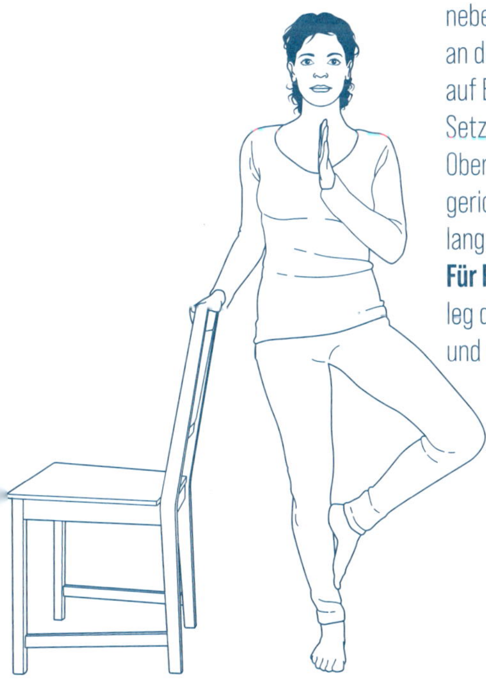

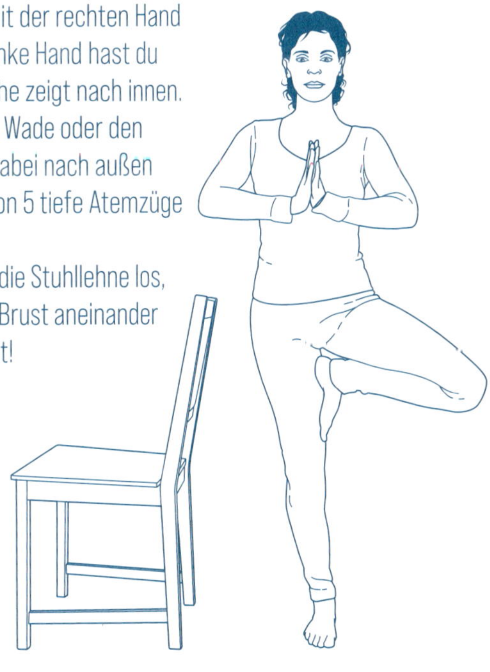

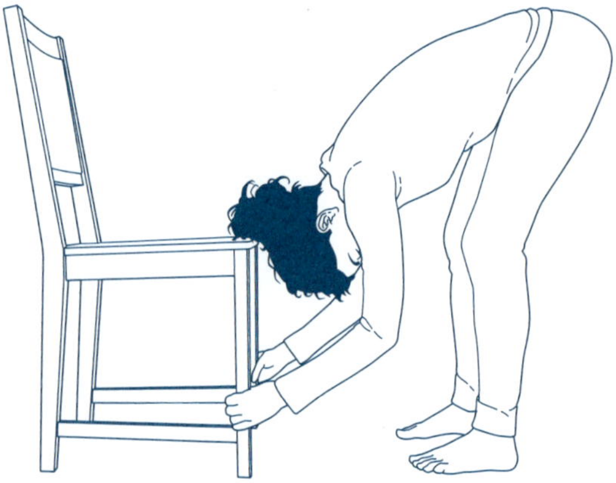

4. Die stehende Vorwärtsbeuge

Stelle dich hin, die Füße hüftbreit auseinander, die Knie sind leicht angewinkelt. Atme aus, beuge dich mit geradem Rücken nach vorne und lege die Unterarme übereinander auf dem Stuhl ab. Deine Stirn ruht auf den Armen. Halte diese Position 5 tiefe Atemzüge lang.

Für Fortgeschrittene: Umgreife mit den Händen die Stuhlbeine, aber ohne den Kopf herabhängen zu lassen. Halte die Position für 5 tiefe Atemzüge.

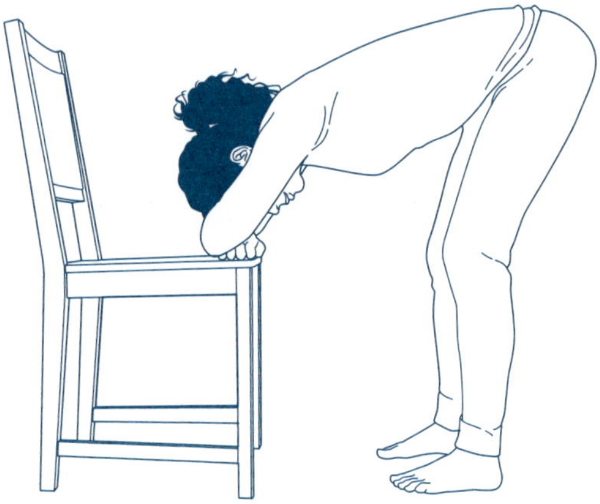

5. Der Tänzer

Stelle dich aufrecht hin und halte dich mit der linken Hand an der Stuhllehne fest. Mit der rechten Hand umgreifst du die Innenseite deines rechten Knöchels. Dabei bleibt der Daumen an den anderen Fingern liegen. Arm und Schulter sind nach außen gerichtet. Halte diese Position 5 tiefe Atemzüge lang. Wiederhole die Übung auf der anderen Seite.

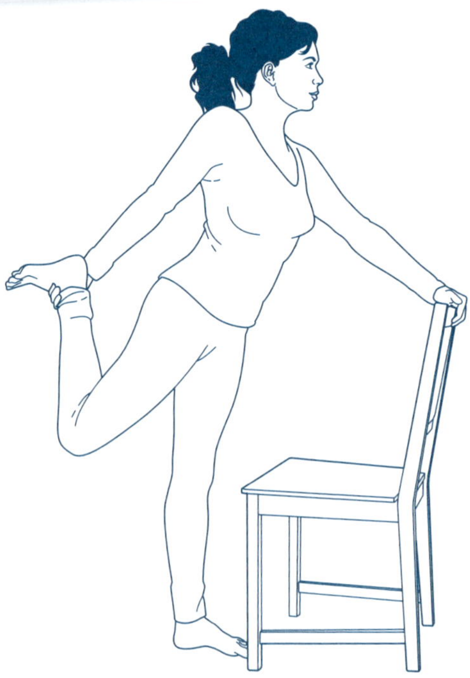

6. Der doppelte Winkel

Setz dich auf die Stuhlkante, beuge den Oberkörper nach vorne und bring deinen Kopf zu den Knien. Der Nacken bleibt dabei entspannt. Verschränke die Hände hinter dem unteren Rücken und öffne die Schultern nach hinten, indem du die Schulterblätter zusammenziehst.

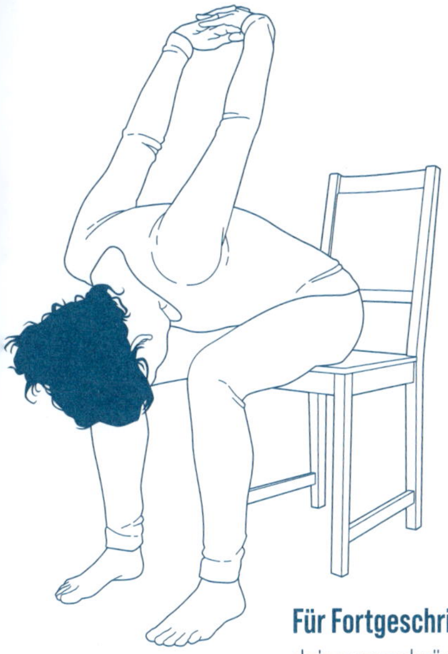

Für Fortgeschrittene: Heb deine verschränkten Hände in Richtung Decke. Halte diese Position für 5 tiefe Atemzüge.

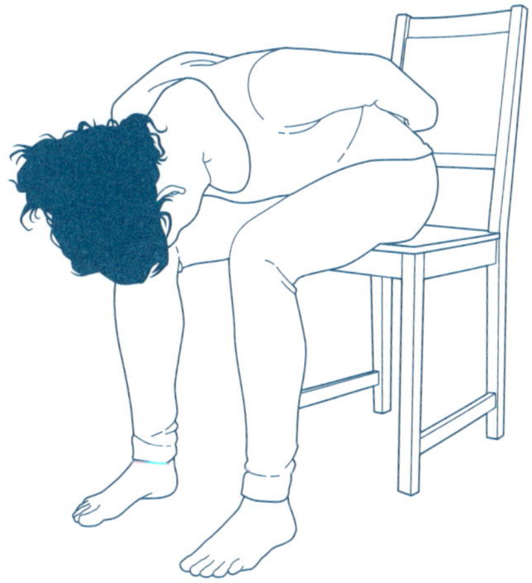

7. Entspannung

Setz dich auf dem Stuhl ganz nach hinten, deine Hände ruhen auf den Oberschenkeln, die Handflächen zeigen nach oben. Spüre die Schwere deines Körpers und lass vollständig los. Spüre, wie deine Füße fest auf dem Boden stehen, lasse sie darin Wurzeln schlagen und sich hineingraben, damit sie die Ruhe und Stabilität der Erde fühlen. Lass dieses Gefühl des Verwurzeltseins durch deinen gesamten Körper strömen und deinen Geist zur Ruhe bringen. Atme langsam und genieße diesen Moment des inneren Friedens, bevor du in deinen Alltag zurückkehrst.

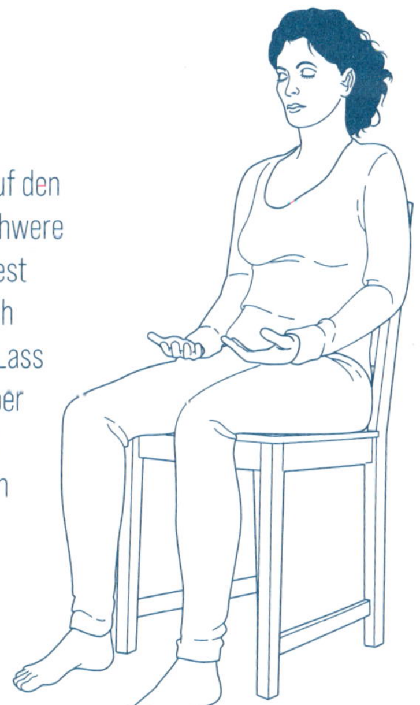

ÜBUNGEN GEGEN ANGSTZUSTÄNDE

Angst ist eine tiefe innere Unruhe, die körperliches und psychisches Unbehagen (oder Beklemmung) hervorruft. Hinter den Ängsten verbirgt sich in der Regel ein emotionaler oder nervlicher Schock oder ein traumatisches Erlebnis, die bei konkreten Auslösern (Stress) in Form einer Panikattacke wieder hochkommen. Diese Übungseinheit erdet den Körper und regt den Energiefluss an, um der Überreizung des Systems (Herzklopfen, Schweißausbrüche, Atemnot ...) entgegenzuwirken und das innere Gleichgewicht wiederherzustellen, indem der Parasympathikus (die »Bremse«) aktiviert wird.

1. Atmung und Bewegung koordinieren

Stelle dich hin, die Füße stehen parallel zueinander und hüftbreit auseinander. Atme ein und strecke deine Arme zur Decke. Atme aus, spanne die Bauchmuskeln an und leg deine Handflächen auf die Stuhllehne. Wiederhole diese Abfolge 5 bis 10 Atemzüge lang und folge dabei deinem Atem.

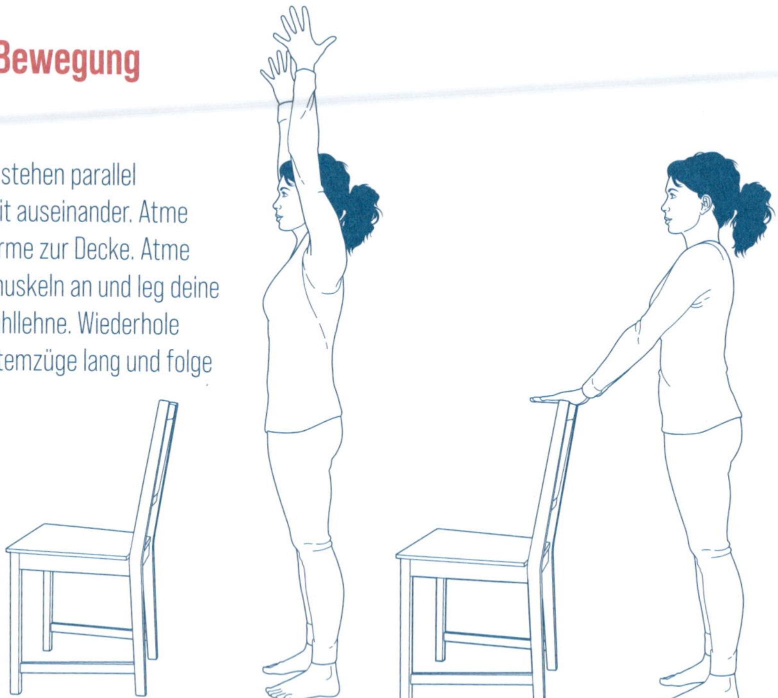

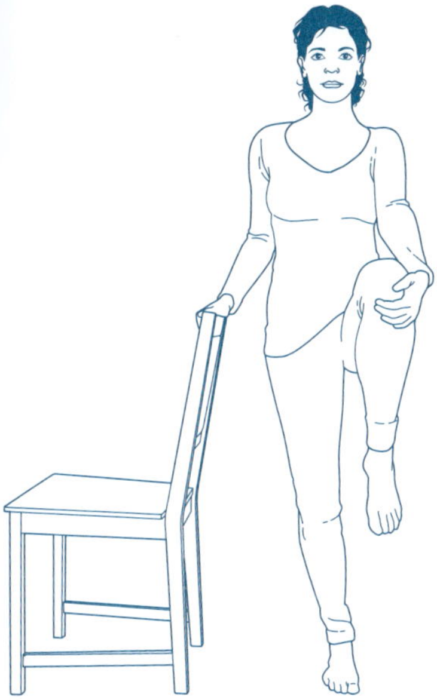

2. Gestreckte Großzeh-Haltung (Variante mit Knie)

Stelle dich hinter den Stuhl, stütz dich mit der rechten Hand auf der Stuhllehne ab und verlagere dein Körpergewicht auf das rechte Bein. Atme ein, hebe das linke Knie an und umfasse es mit der linken Hand. Atme aus und öffne das Knie nach links. Atme ein: Halte die Position.
Atme aus: Bringe das Knie wieder nach vorn. Wiederhole die Bewegung 3 Mal und wechsle dann die Seite.

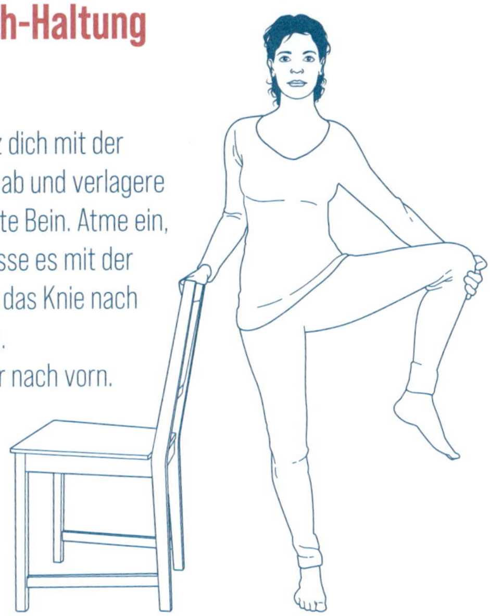

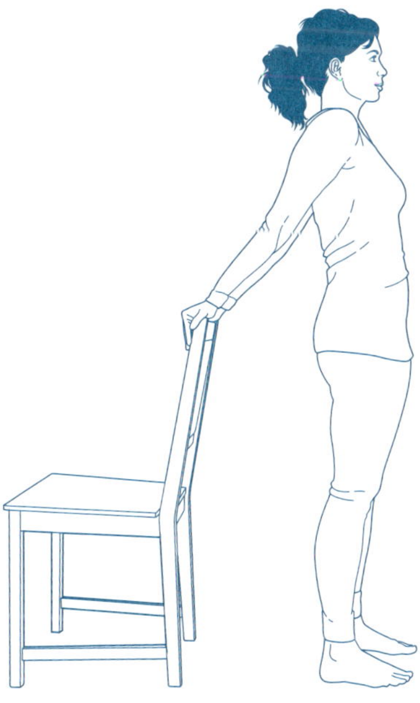

3. Die Heuschrecke (im Stehen)

Stelle dich mit dem Rücken zum Stuhl, deine Füße stehen parallel und hüftbreit auseinander. Stütz dich mit beiden Händen nach hinten auf der Stuhllehne ab. Atme ein und strecke deinen Rücken, indem du die Brust nach oben ziehst und deinen Körper krümmst, sodass der Rücken im Hohlkreuz und die Bauchmuskulatur angespannt ist. Atme aus und kehre in die Ausgangsposition zurück. Wiederhole den Bewegungsablauf 5 Mal und atme dabei gleichmäßig.

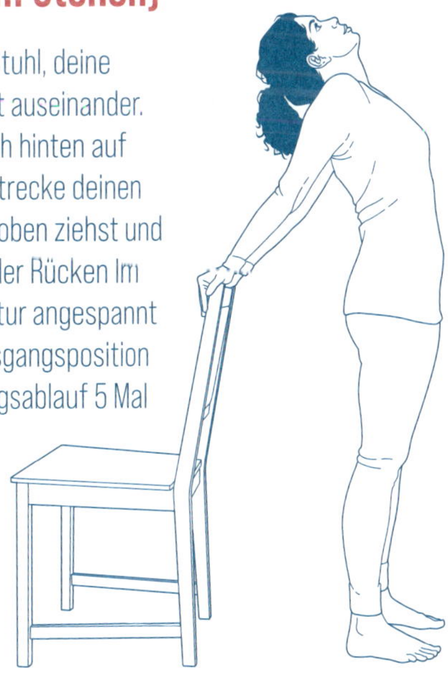

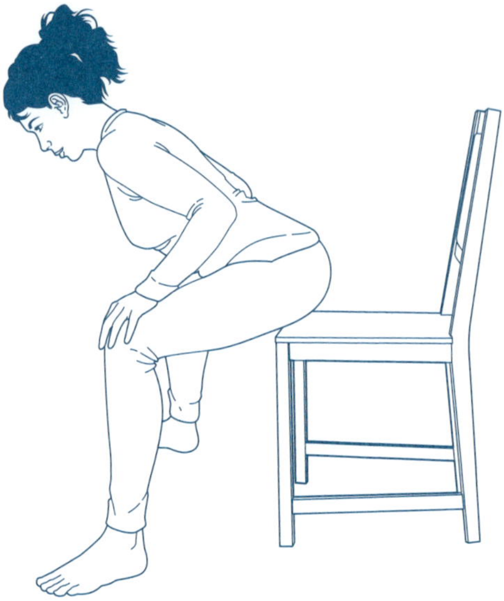

4. Der Frosch

Setze dich vorn auf die Stuhlkante, die Beine sind weit auseinandergespreizt, die Füße bilden eine Linie mit den Oberschenkeln und zeigen nach außen, die Handflächen ruhen auf den Oberschenkeln. Atme aus und beuge den Oberkörper von den Hüftgelenken ausgehend nach vorne, dabei bleibt der Rücken gerade und der Nacken bildet eine Linie mit der Wirbelsäule. Halte diese Position 4 tiefe Atemzüge lang.

5. Entspannung des Oberkörpers

Setze dich bequem im Schneidersitz vor dem Stuhl auf den Boden. Leg ein Kissen auf den Stuhl und die Unterarme schräg darauf. Dein Oberkörper ist entspannt. Lege deine Stirn auf den Stuhl und lasse deinen Kopf mit seinem ganzen Gewicht im Kissen einsinken.
Führe die Entspannungsübung auf S. 87 durch.

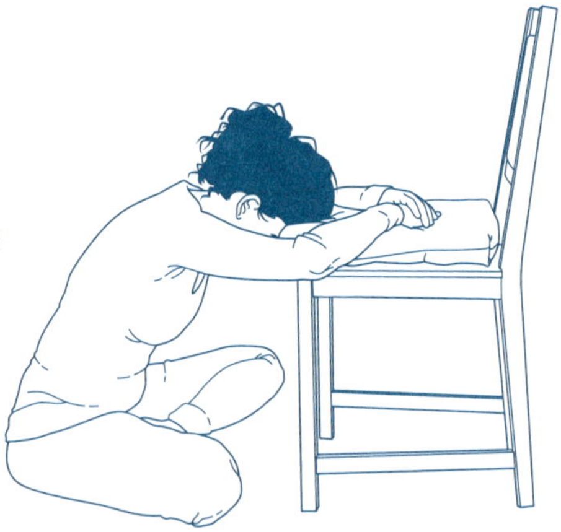

ÜBUNGEN FÜR EINE HÖHERE KONZENTRATION, EIN BESSERES GEDÄCHTNIS UND INNERE RUHE

Ein hyperaktives Gehirn ruft innere Unruhe hervor, die auf Dauer einen Stresszustand aufrechterhält und schließlich in mentaler Erschöpfung mündet: Es fällt dir zunehmend schwerer, dich zu konzentrieren und dein Gedächtnis weist immer häufiger Lücken auf. Diese Übungseinheit soll geistiger Zerstreutheit und Vergesslichkeit entgegenwirken, indem der Verstand auf das Halten des Gleichgewichts oder den Kraftaufwand, der zur Haltung der Position erforderlich ist, fokussiert wird. Nach der Anstrengung entspannt sich das Nervensystem, was den Geist zusätzlich beruhigt.

1. Der Stuhl (im Stehen)

Stelle dich hin, deine Füße stehen parallel und hüftbreit auseinander, die Handflächen legst du auf die Stuhllehne. Atme aus, spanne die Bauchmuskeln an und winkle die Knie an, als wolltest du dich hinsetzen. Wenn du nach unten schaust, solltest du deine Zehen sehen können. Halte diese Position 3 bis 5 Atemzüge lang. Der Rücken bleibt dabei gerade, und der Nacken bildet eine Linie mit der Wirbelsäule.

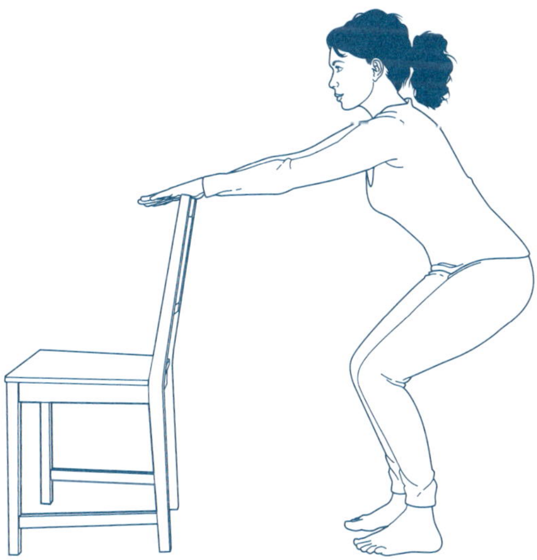

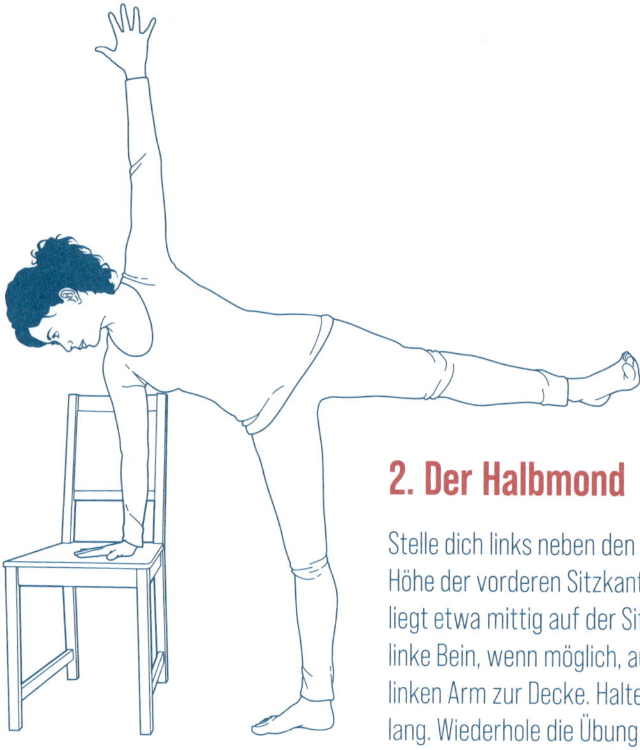

2. Der Halbmond

Stelle dich links neben den Stuhl, das rechte Bein steht auf Höhe der vorderen Sitzkante und ist gestreckt, die rechte Hand liegt etwa mittig auf der Sitzfläche. Atme ein und hebe das linke Bein, wenn möglich, auf Höhe deiner Hüften. Strecke den linken Arm zur Decke. Halte diese Position 3 bis 5 Atemzüge lang. Wiederhole die Übung auf der anderen Seite.

3. Der Tisch

Setze dich auf die Stuhlkante, streck die Beine lang aus und spreize sie hüftbreit. Halte dich mit den Händen seitlich am Stuhl fest, die Arme sind gestreckt. Atme aus, spanne die Bauchmuskeln an und bringe die Schultern nach hinten. Atme ein und hebe Becken und Oberkörper hoch, die Knie stehen senkrecht über den Knöcheln. Dein Blick ist zur Decke gerichtet. Halte die Position so lange, wie es sich für dich gut anfühlt.

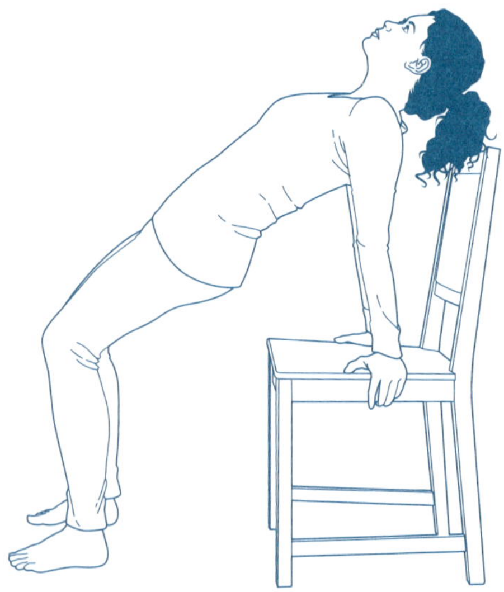

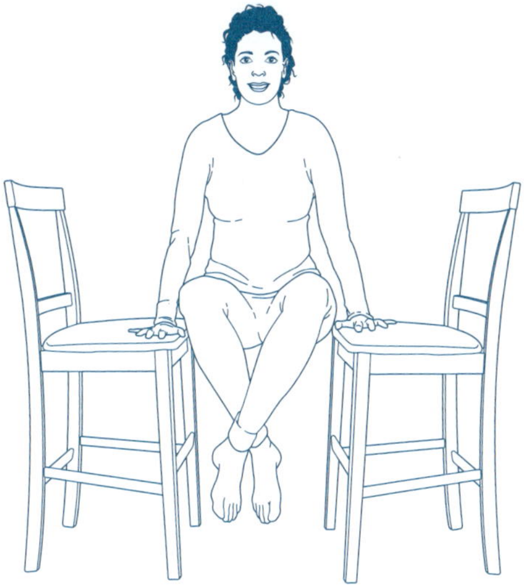

4. Die Waage

Stell dich zwischen zwei Stühle, die Handflächen liegen auf den Sitzflächen, die Finger zeigen nach vorne. Atme aus, spanne die Bauchmuskeln an, ziehe die Knie an und kreuze dabei den linken Knöchel über den rechten. Die Arme sind gestreckt, die Hände drücken in die Stühle. Halte die Position so lange, wie es sich gut für dich anfühlt. Atme aus und entspanne dich dabei. Wiederhole die Übung mit andersherum gekreuzten Beinen.

5. Die sitzende Vorwärtsbeuge

Setze dich auf den Boden, streck die Beine mit geflexten Füßen unter dem Stuhl aus. Atme ein und heb die Arme zur Decke. Atme aus, beuge dich aus der Hüfte nach vorn und umfasse mit den Händen seitlich die Streben der der Stuhllehne. Dein Nacken bildet eine Linie mit der Wirbelsäule, und der Rücken ist gerade. Halte diese Position 5 Atemzüge lang. Wenn dir die Dehnung zu intensiv ist, kannst du die Knie leicht beugen.

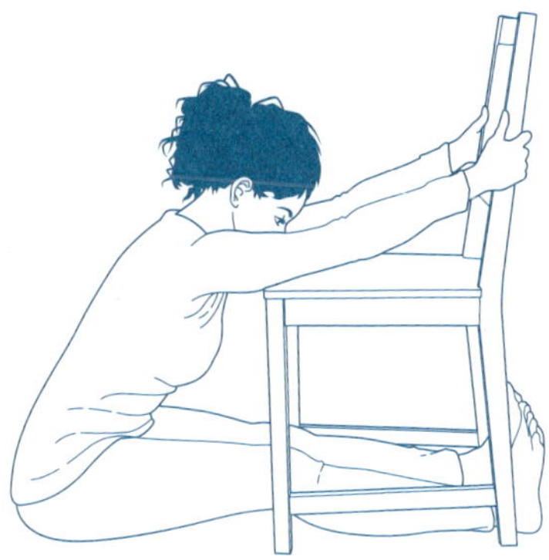

6. Entspannung »Erdung«

Stelle einen Tisch nahe vor deinen Stuhl und setze dich auf diesem ganz nach hinten, deine Beine sind hüftbreit auseinander, die Knie stehen über den Knöcheln. Lege eine zusammengerollte Decke oder ein Kissen an deinen Bauch und beuge den Oberkörper aus der Hüfte nach vorn. Lege die Arme verschränkt auf den Tisch, eine Hand über die andere, die Stirn ruht auf den Handrücken. Deine Ellbogen zeigen nach außen, sie sind geöffnet, um die Schultern zu lockern. Führe die Entspannungsübung auf S. 87 aus.

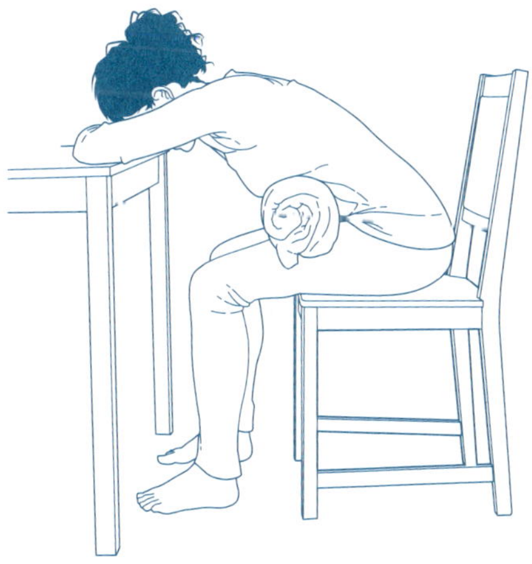

ÜBUNGEN GEGEN SCHLAFLOSIGKEIT, SCHLAFSTÖRUNGEN UND CHRONISCHE MÜDIGKEIT

Erholsamer Schlaf ist ein wesentlicher Faktor für die Erhaltung einer optimalen Gesundheit. Nachts scheidet der Körper Giftstoffe aus und regeneriert sich. Unser Schlaf wird allerdings häufig durch ein Ungleichgewicht im Nervensystem gestört. In Stresssituationen schaltet der Organismus in den »Überlebensmodus« – und dann kann von geruhsamem Schlaf keine Rede mehr sein! Diese Übungseinheit soll dein Nervensystem ins Gleichgewicht zurückbringen und dir innere Ruhe schenken, damit du dich in deinen Nächten wieder erholen kannst.

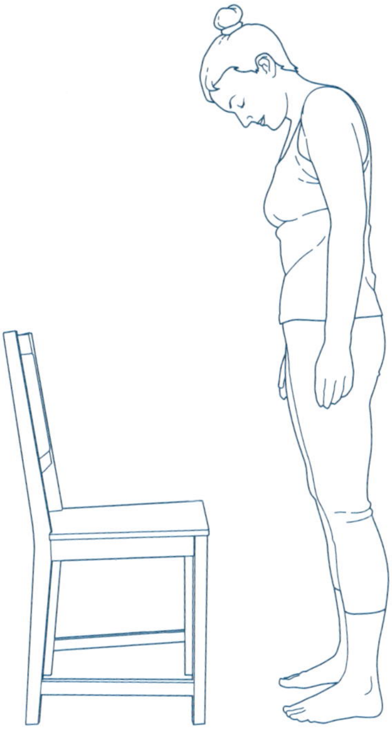

1. Einrollen – Ausrollen

Stelle dich in ca. 30 bis 50 Zentimeter Abstand vor den Stuhl, deine Füße stehen parallel und hüftbreit auseinander. Atme tief ein. Beim Ausatmen gehst du leicht in die Knie und rollst deinen Rücken langsam Wirbel für Wirbel ein. Halte dich mit den Händen unten an den Stuhlbeinen fest und lass deinen Kopf herabhängen. Halte diese Position 1 Atemzug lang. Atme dann wieder ein und rolle deine Wirbelsäule langsam wieder aus, um in die Ausgangsposition zurückzukehren. Wiederhole diesen Bewegungsablauf noch 3 Mal.

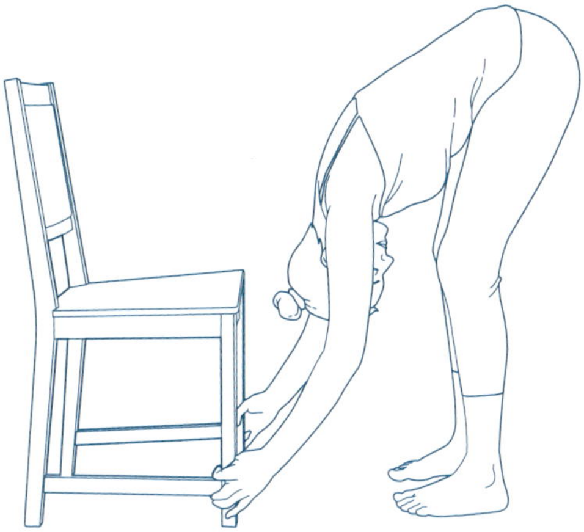

2. Der gebundene Winkel

Setz dich auf die Stuhlkante, leg den rechten Knöchel mit geflextem Fuß auf dem linken Knie ab. Leg die Unterarme übereinander und umfasse mit den Händen die Ellbogen. Atme ein und strecke die Wirbelsäule nach oben. Atme aus und beuge den Körper aus der Hüfte und mit geradem Rücken nach vorne, bis deine Unterarme auf der linken Wade liegen. Halte diese Position 5 Atemzüge lang. Wiederhole die Übung auf der anderen Seite.

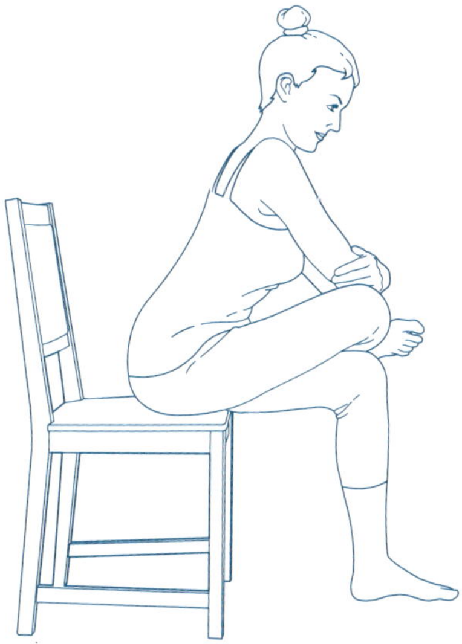

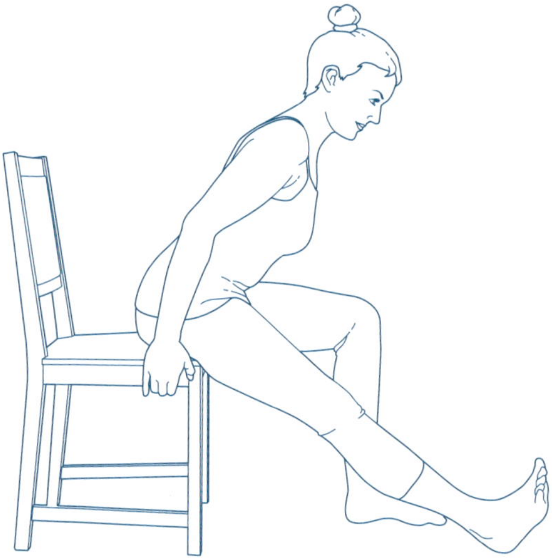

3. Zu Ehren des Weisen Marichi I

Setz dich auf die Stuhlkante, strecke dein rechtes Bein aus, die Ferse drückt in den Boden, die Zehen sind angezogen. Das linke Bein bleibt im 90-Grad-Winkel, während sich der rechte Fuß mit der Ferse fest im Boden verankert. Halte dich mit beiden Händen seitlich am Stuhl fest und beuge dich nach vorne, der Rücken bleibt dabei gerade. Halte diese Position 5 Atemzüge lang. Wiederhole die Übung auf der anderen Seite.

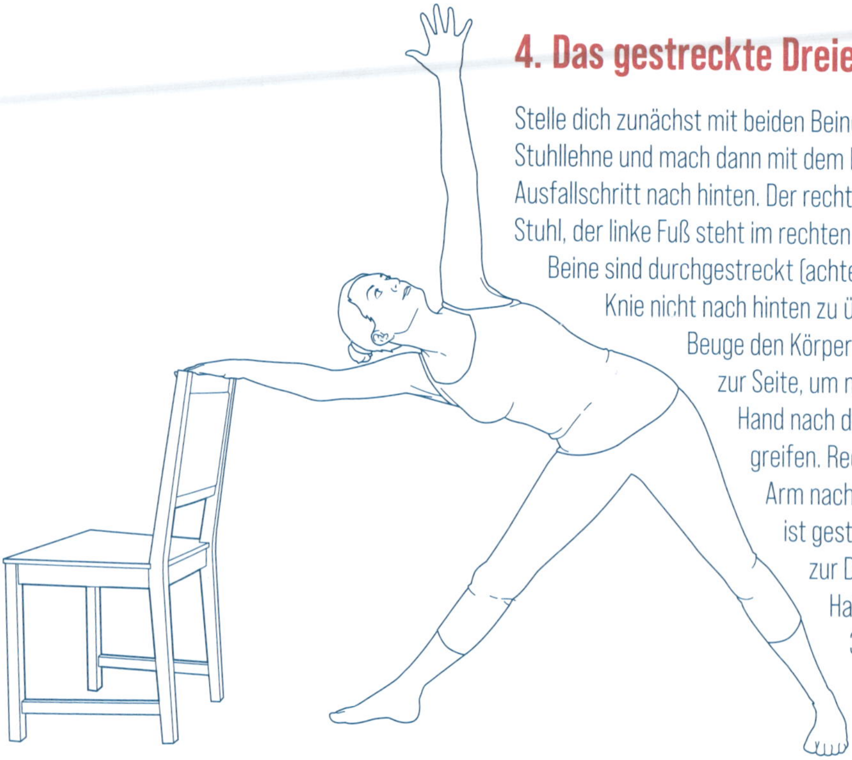

4. Das gestreckte Dreieck

Stelle dich zunächst mit beiden Beinen vor die Stuhllehne und mach dann mit dem linken Fuß einen Ausfallschritt nach hinten. Der rechte Fuß zeigt zum Stuhl, der linke Fuß steht im rechten Winkel dazu. Die Beine sind durchgestreckt (achte darauf, deine Knie nicht nach hinten zu überstrecken). Beuge den Körper aus der Hüfte zur Seite, um mit der rechten Hand nach der Stuhllehne zu greifen. Recke den linken Arm nach oben, der Rücken ist gestreckt, dein Blick zur Decke gerichtet. Halte diese Position 3 Atemzüge lang. Wiederhole die Übung auf der anderen Seite.

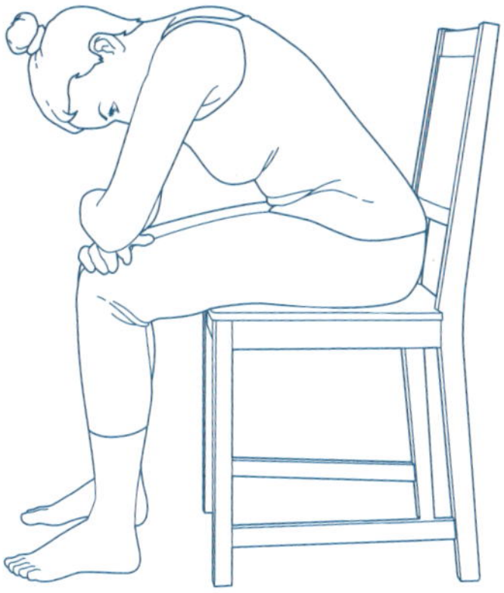

5. Das Kind

Setze dich ganz nach hinten auf den Stuhl, deine Ellbogen ruhen auf den Oberschenkeln, die Unterarme liegen aufeinander. Mach deinen Rücken ein bisschen rund und lass den Kopf entspannt herabhängen. Halte diese Position 5 tiefe Atemzüge lang.

Für Fortgeschrittene:
Setze dich auf die Stuhlkante, der Oberkörper ruht auf den Oberschenkeln, die Hände umgreifen sich hinter den Waden. Halte diese Position 5 tiefe Atemzüge lang.

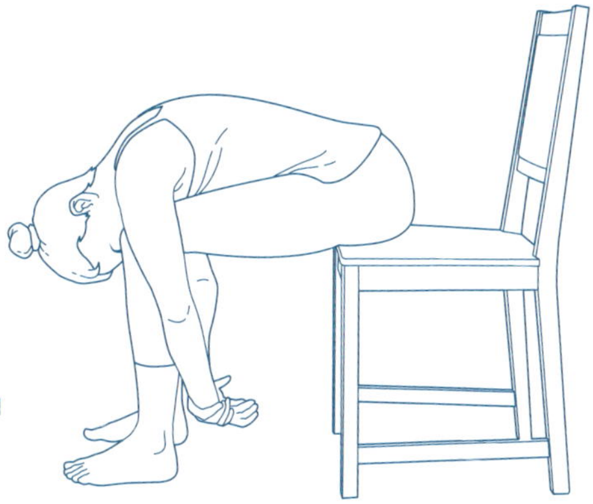

6. Die sanfte Umkehrhaltung

Lege dich mit dem Rücken auf den Boden, die Beine sind angewinkelt, die Unterschenkel ruhen auf dem Stuhl (auf einem Kissen). Heb das Becken an und lege dir ein Kissen unter das Kreuzbein, um es 10 bis 15 Zentimeter über den Boden zu bringen. Strecke die Arme über dem Kopf nach hinten und löse die Spannung wieder.
Entspanne deinen Körper bewusst von den Füßen bis zum Kopf, indem du ihn im Geist durchgehst. Widme jeder Körperregion ein paar Sekunden und spüre, wie dein Körper sich mit jeder Ausatmung weiter entspannt.

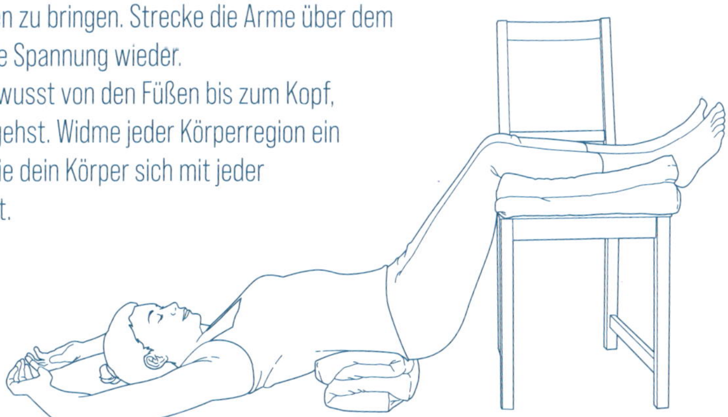

ÜBUNGEN GEGEN DIE SYMPTOME EINER DEPRESSION

Unter einer Depression versteht man einen anhaltenden negativen Gemütszustand, der durch eine tiefe Traurigkeit, Niedergeschlagenheit, Verzweiflung, Hoffnungslosigkeit, Motivationsverlust und ein Gefühl der eigenen Wertlosigkeit charakterisiert ist. Mit ihren dynamischen Körperhaltungen soll diese Einheit auf die Ausführenden vitalisierend wirken. Hierbei wird der Brustkorb gedehnt und geöffnet, damit du gar nicht erst den Drang verspürst, dich weiter in dich selbst zurückzuziehen, sondern wieder Selbstvertrauen gewinnst und auch wieder zu einer Lebensmotivation zurückfindest. Abgerundet wird die Einheit durch eine Meditation, die den Geist beschäftigt und zugleich zur Ruhe kommen lässt.

1. Vorwärtsbeuge mit gespreizten Beinen

Stelle dich hin, die Beine sind gespreizt und durchgestreckt, die Füße stehen parallel zueinander, die Oberschenkel sind angespannt. Atme ein und beuge dich aus der Hüfte nach vorn, dein Rücken ist gerade, die Handflächen ebenfalls und drücken auf die Stuhllehne, der Nacken bildet eine Linie mit der Wirbelsäule. Halte diese Position 5 Atemzüge lang.

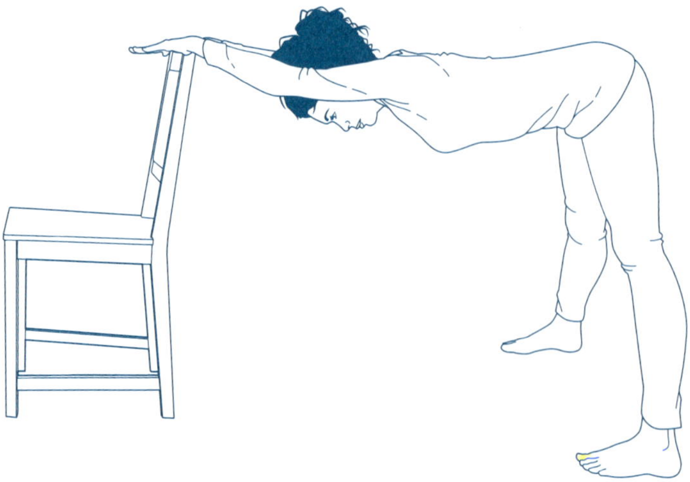

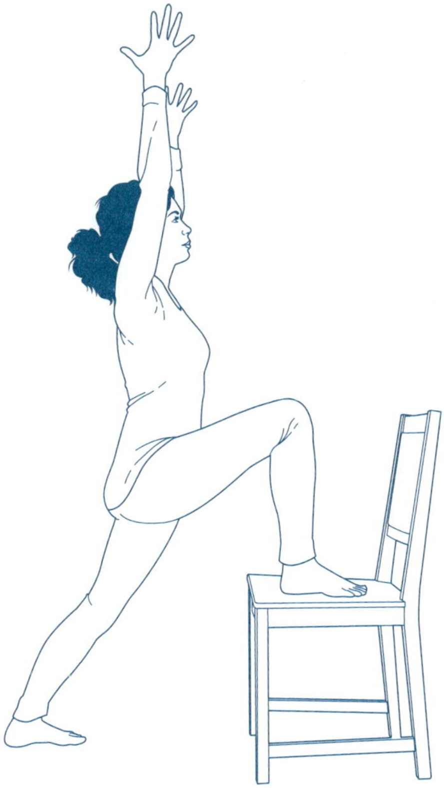

2. Der Krieger I

Bau dich vor dem Stuhl auf und stell den rechten Fuß mittig auf die Sitzfläche. Atme aus, spanne die Bauchmuskeln an, winkle das rechte Knie so an, dass es über dem rechten Knöchel steht. Bei der nächsten Ausatmung streckst du beide Arme nach oben aus. Halte diese Position 3 bis 5 Atemzüge lang, dein Blick ist zur Decke oder in die Ferne gerichtet. Wiederhole die Übung auf der anderen Seite.

3. Der Krieger III

Stelle dich mit Oberkörper-Abstand vor die Stuhllehne, die Füße stehen direkt nebeneinander. Atme aus und beuge dich aus der Hüfte nach vorn, dein Rücken ist gerade, die Hände liegen schulterbreit auseinander auf der Stuhllehne. Atme ein, hebe das rechte Bein und strecke es nach hinten, der Fuß ist geflext. Halte diese Position 3 Atemzüge lang. Bringe den Fuß mit der Ausatmung wieder auf den Boden. Bei der nächsten Ausatmung hebst du das linke Bein an. Bleibe 3 Atemzüge lang in dieser Position.

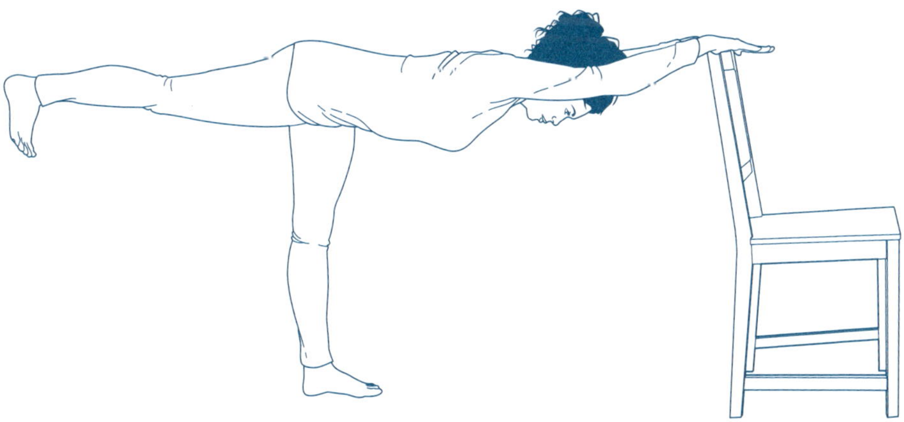

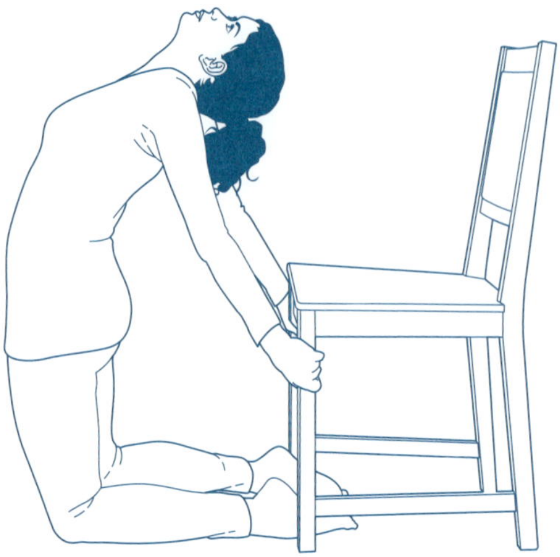

4. Das Kamel

Knie dich auf den Boden, die Beine sind hüftbreit auseinander. Halte dich mit beiden Händen an den Stuhlbeinen fest. Beuge dich nach hinten, indem du das Becken nach vorne schiebst und den Brustkorb nach oben öffnest. Richte deinen Blick nach oben oder ziehe dein Kinn zur Brust. Halte diese Position 3 Atemzüge lang.

5. Der Schulterstand

Lege dich mit dem Rücken auf den Boden, schieb dir eine zusammengefaltete Decke unter die Schultern, das Kinn hast du zur Brust angezogen, deine Beine sind angewinkelt, die Füße stehen mit den Fersen auf der Stuhlkante. Halte dich mit beiden Händen unten an den Stuhlbeinen fest. Atme ein, drücke mit den Füßen in den Stuhl, um das Becken und die Knie so zu heben, dass dein Rücken gerade wird. Halte diese Position 3 bis 8 Atemzüge lang.

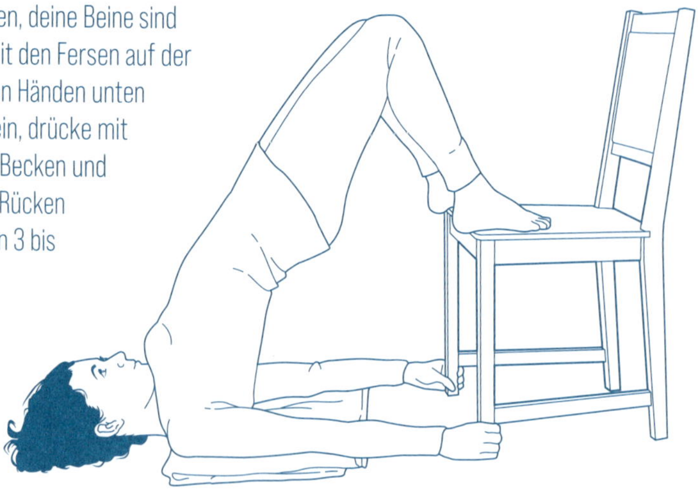

6. Das Kind (umgekehrte Variante)

Lege dich mit dem Rücken auf den Boden, winkle deine Beine an und ziehe sie zur Brust. Umarme die Beine mit deinen Armen oder halte sie an den Knien fest. Drücke sanft die Oberschenkel gegen deine Brust. Schaukle dich langsam von links nach rechts, um Spannungen in deinem unteren Rücken zu lösen, dann bleib einfach liegen. Halte diese Position 5 Atemzüge lang.

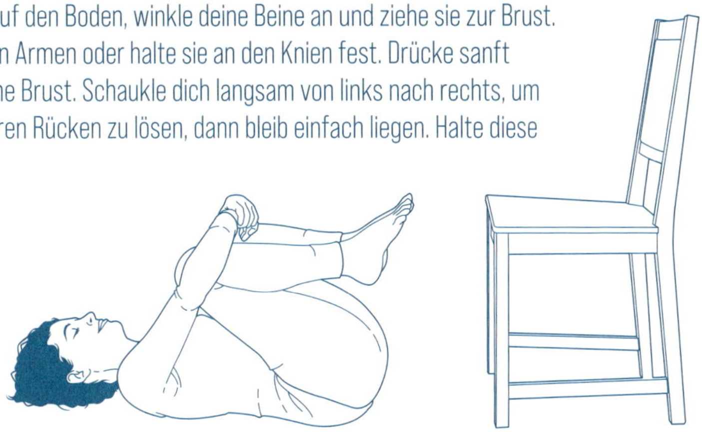

7. Einfache Sitzhaltung + Meditation »Betrachtung einer Kerzenflamme«

Stelle einen Leuchter mit Kerze auf den Stuhl. Setz dich mit gekreuzten Beinen auf den Boden, entweder auf ein Kissen oder lehn dich mit dem Rücken an eine Wand. Mach deine Wirbelsäule lang und lege deine Hände mit der Handfläche nach oben auf deinen Oberschenkeln ab. Führe die Meditationsübung auf S. 92 aus. Nutze diesen Moment, um Ruhe und Sanftmut in dir einkehren zu lassen.

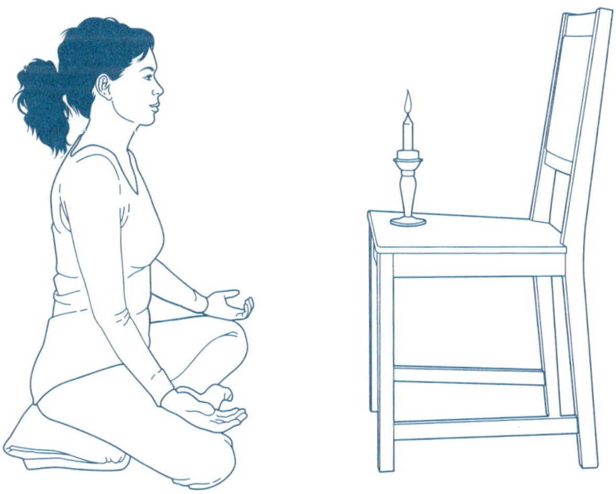

KÖRPERLICHE **ÜBUNGEN**

- Übungen für den oberen Rücken, die Schultern und den Nacken
- Übungen gegen Schmerzen im unteren Rücken und Ischiasschmerzen
- Übungen gegen Gelenkschmerzen
- Übungen zur Verbesserung der Verdauung
- Übungen gegen Kopfschmerzen und Migräne

Eine ausführliche Beschreibung der Positionen findest du **im Glossar ab S. 141.**

ÜBUNGEN FÜR DEN OBEREN RÜCKEN, DIE SCHULTERN UND DEN NACKEN

In Stresssituationen verfallen wir leicht in die Brustatmung, die den oberen Rücken, den Hals, den Nacken sowie die Schultern erheblich beansprucht. Auf Dauer neigen sich die Schultern nach vorne, der obere Rücken krümmt sich, was Verspannungen, Steifheit und Schmerzen hervorruft. In dieser Einheit soll der Oberkörper gelockert, gekräftigt und entlastet werden. Regelmäßig praktiziert sorgt sie für eine gesündere Körperhaltung und hilft damit auch, Verspannungen zu lösen.

1. Nacken-Dehnung

Setz dich hin. Atme aus und beuge den Kopf nach unten. Atme ein und richte den Kopf wieder auf. Atme aus und neige den Kopf nach links, sodass sich dein Ohr der Schulter nähert. Atme ein und richte den Kopf wieder auf.

Wiederhole die Bewegung auf der rechten Seite.

Drehe den Kopf von links nach rechts. Atme aus, wenn dein Blick zur Seite geht. Atme ein, wenn du den Kopf wieder in die Mitte zurückbringst.

Wiederhole die Bewegungen im Einklang mit deiner Atmung. Die Atemzüge sind dabei tief und lang.

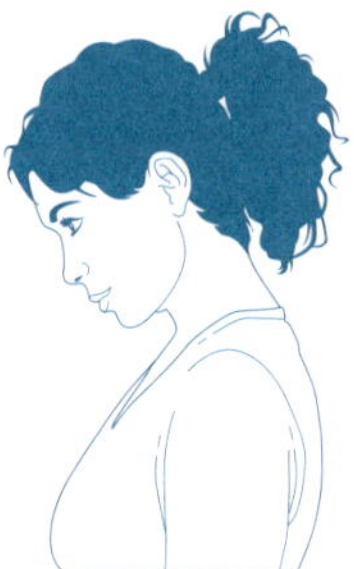

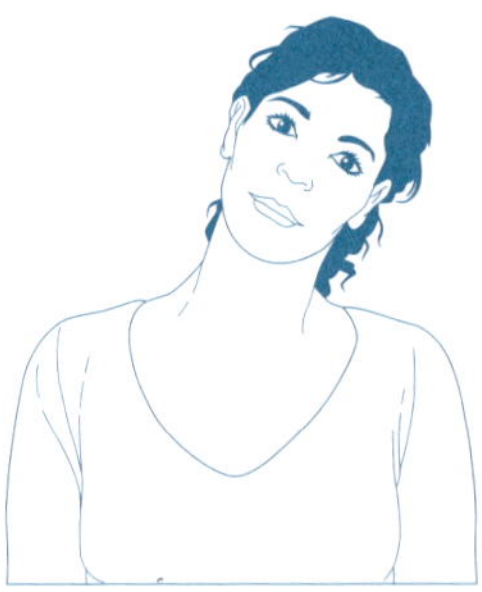

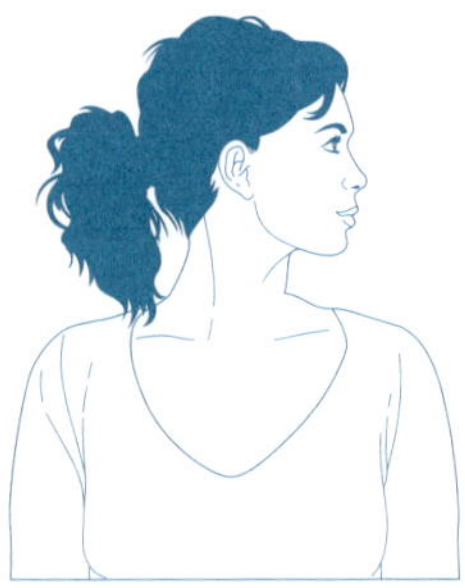

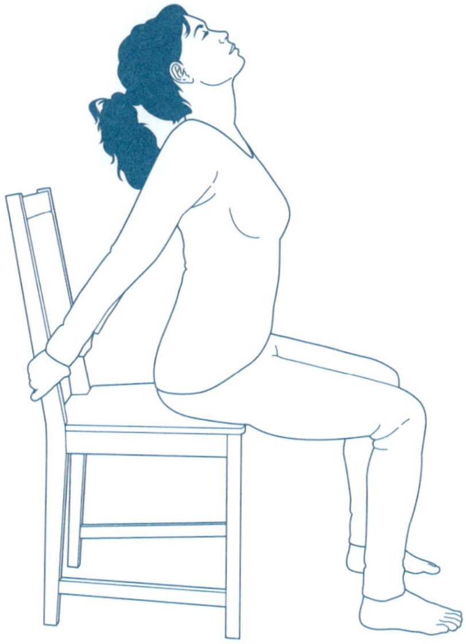

2. Das Kamel (Sitzende Variante)

Setze dich auf die Stuhlkante, der Rücken ist gerade, die Füße stehen hüftbreit auseinander und sind im Boden verankert. Strecke die Arme nach hinten und halte dich mit beiden Händen unten an der Lehne fest. Atme ein und öffne dabei den Brustkorb nach vorne und nach oben, dein Blick richtet sich himmelwärts. Atme aus und kehre in die Ausgangsposition zurück, löse dabei die Hände von der Stuhllehne und bring die Schultern nach vorne, der Rücken bleibt gerade. Wiederhole die Übung 5 Mal.

3. Der Adler

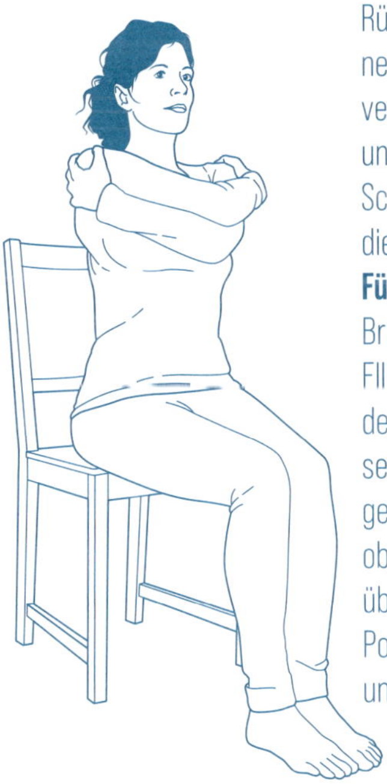

Setze dich auf die Stuhlkante, der Rücken ist gerade, die Füße stehen eng nebeneinander und sind im Boden verankert. Überkreuze deine Arme und umfasse mit den Händen deine Schultern. Atme aus und hebe die Ellbogen.

Für Fortgeschrittene:
Bringe den oberen Ellbogen in die Beuge des unteren Ellbogens, setze diese Bewegung mit gestreckten Händen nach oben fort. Schlage die Beine übereinander. Halte diese Position 5 tiefe Atemzüge lang und wechsle dann die Seite.

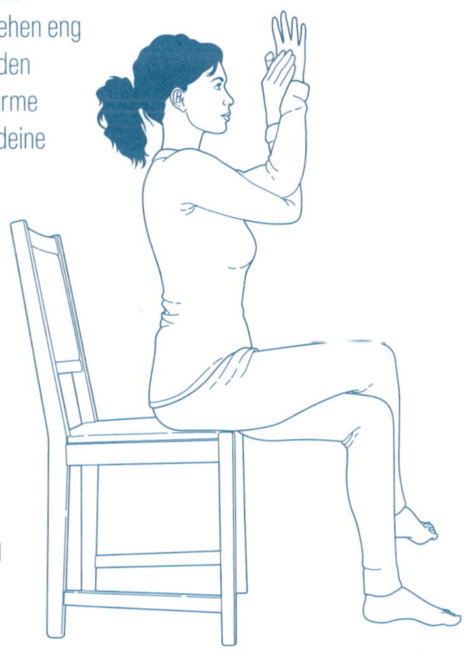

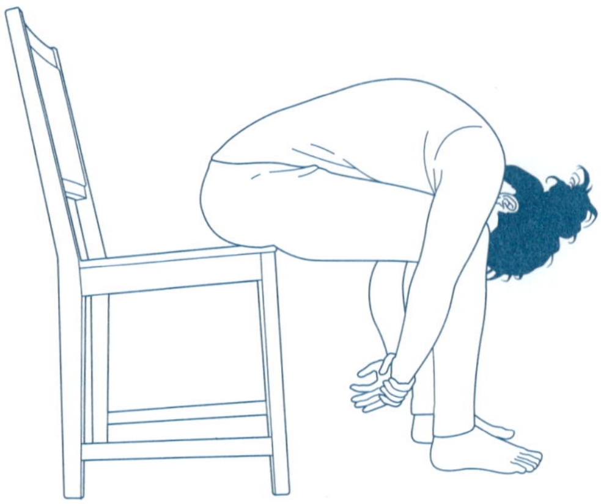

4. Das Kind

Setze dich auf die Stuhlkante, lass den Oberkörper auf den Oberschenkeln ruhen, bringe die Arme an den Seiten nach unten und umgreife hinter den Waden mit einer Hand die andere. Lass den Kopf und die Schultern entspannt herabhängen. Halte diese Position 5 tiefe Atemzüge lang.

Sanftere Variante: Setze dich auf dem Stuhl ganz nach hinten, die Ellbogen ruhen auf den Oberschenkeln. Runde deinen Rücken und lasse den Kopf entspannt herabhängen. Halte diese Position 5 tiefe Atemzüge lang.

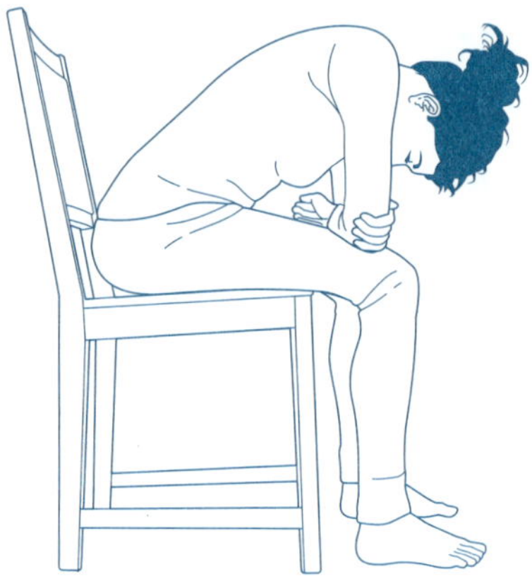

5. Der halbe Drehsitz

Setze dich mit geradem Rücken auf die Stuhlkante, schlage das rechte Bein über das linke, die Oberschenkel liegen übereinander. Halte dich mit der rechten Hand unten an der Stuhllehne fest. Die linke Hand ruht auf dem rechten Knie. Atme ein und strecke den Rücken nach oben. Atme aus und beginne deinen Körper zu drehen, indem du deine Schultern nach rechts neigst.
Halte diese Position 5 Atemzüge lang und wechsle dann die Seite.

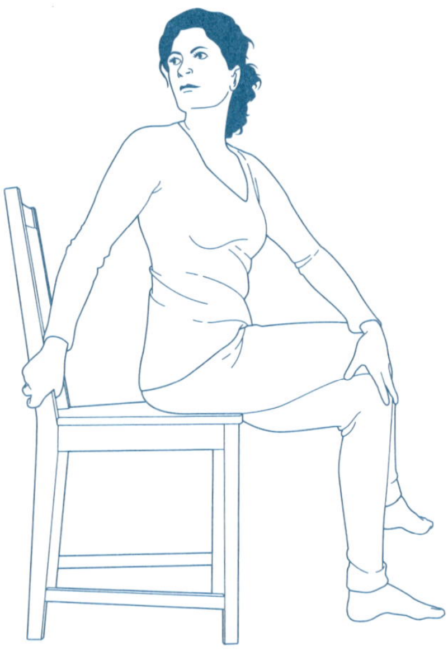

6. Entspannung

Setze dich auf dem Stuhl ganz nach hinten und gib deinem Körper den Raum, den er braucht, um zur Ruhe zu kommen. Deine Arme sind entspannt, die Hände ruhen auf den Oberschenkeln, die Handflächen zeigen nach oben. Fokussiere dich auf deine natürliche Atmung und lasse die Atemzüge allmählich länger werden. Nimm die Körperregionen wahr, die du trainiert hast. Genieße für einige Minuten das Wohlbefinden und die innere Ruhe, das Resultat deiner Übungsanstrengungen.

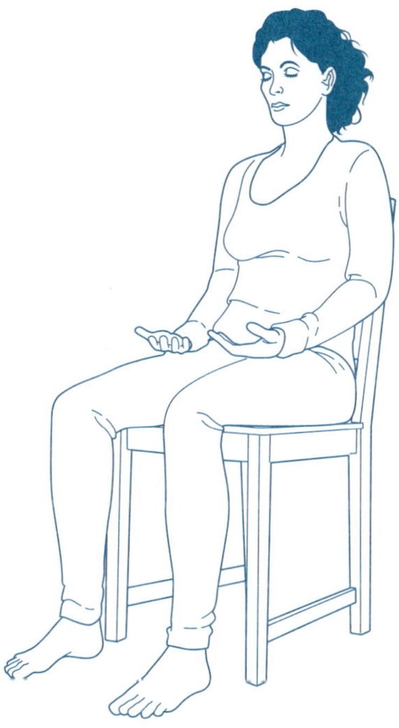

ÜBUNGEN GEGEN SCHMERZEN IM UNTEREN RÜCKEN UND ISCHIASSCHMERZEN

Für einen gesunden Rücken brauchst du eine gerade, starke und lange Wirbelsäule. Die tiefen Rückenmuskeln müssen kräftig und flexibel sein, die Bauchmuskulatur straff und die Hüften offen. All dies trägt zu einer gesunden Körperhaltung bei und verhindert, dass der Rücken sich krümmt, einknickt oder einsackt. Diese Einheit entlastet die Wirbelsäule, öffnet die Hüften, stärkt, dehnt und lockert die Rücken- und die Bauchmuskulatur.

1. Der herabschauende Hund

Stelle dich hin, die Füße stehen parallel und hüftbreit auseinander. Atme aus und beuge dich aus der Hüfte nach vorn, leg die Handflächen in schulterbreitem Abstand auf die Stuhllehne. Der Rücken ist gerade, die Oberschenkel sind angespannt. Drücke die Gesäßknochen nach oben und den Bauchnabel vom Brustbein weg, um einen möglichst großen Abstand dazwischen herzustellen. Aktiviere die Bauchmuskeln. Halte diese Position 3 bis 5 Atemzüge lang.

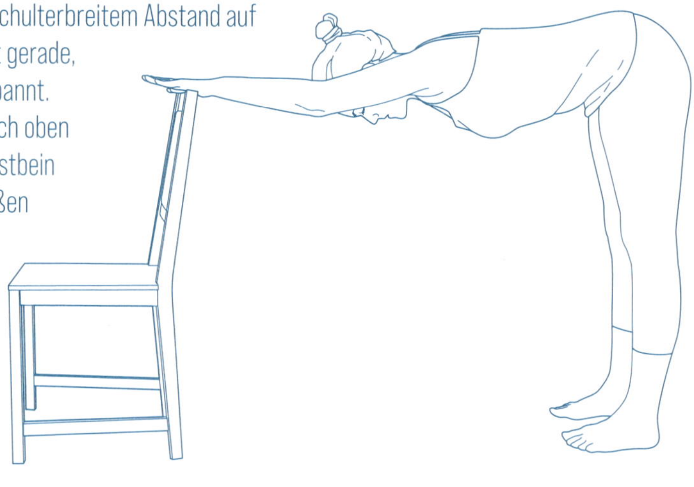

2. Die intensive Flankendehnung

Stelle dich hin, die Füße stehen mit 5 Zentimeter Abstand parallel zueinander. Beide Füße sind nach vorn gerichtet. Mache mit dem linken Bein einen Ausfallschritt nach hinten. Atme ein und hebe die Arme nach oben, um Flanken und Wirbelsäule zu dehnen. Atme aus und beuge den Oberkörper nach vorne, sodass die Handflächen auf der Stuhllehne zu liegen kommen. Der Rücken ist gerade, die Oberschenkel sind angespannt. Die rechte Kniescheibe steht über dem rechten Knöchel, während die hintere Ferse in den Boden drückt. Halte die Position für 15 bis 30 Sekunden. Wiederhole die Übung auf der anderen Seite.

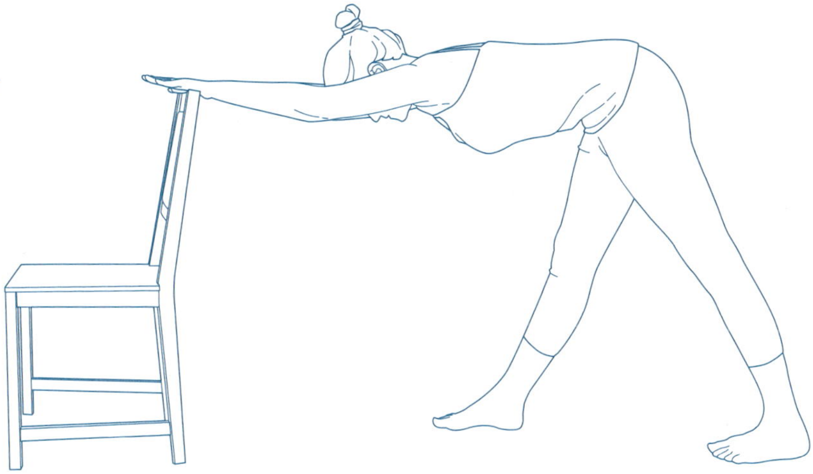

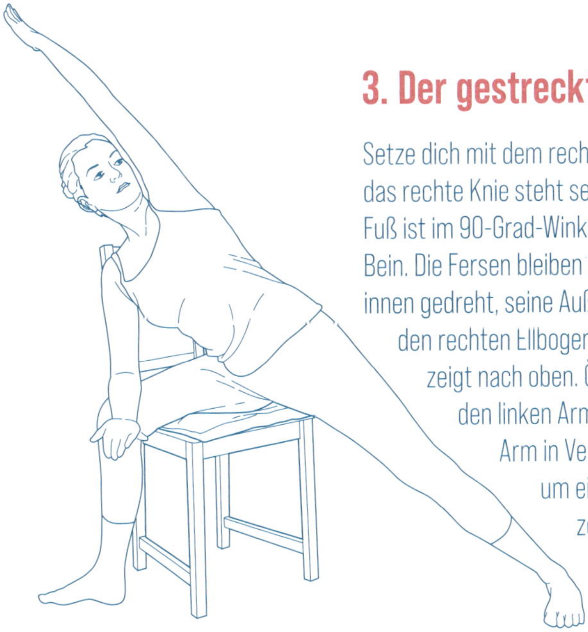

3. Der gestreckte seitliche Winkel

Setze dich mit dem rechten Oberschenkel schräg auf den Stuhl, das rechte Knie steht senkrecht über dem Knöchel, der rechte Fuß ist im 90-Grad-Winkel nach außen gedreht. Strecke das linke Bein. Die Fersen bleiben in einer Linie. Der linke Fuß ist leicht nach innen gedreht, seine Außenkante ist im Boden verankert. Lege den rechten Ellbogen auf dein rechtes Knie, die Handfläche zeigt nach oben. Öffne die linke Schulter. Atme ein und hebe den linken Arm nach oben. Atme aus und strecke den Arm in Verlängerung des Oberkörpers nach rechts, um eine Linie damit zu bilden, die Handfläche zeigt zum Boden. Halte diese Position für 10 bis 30 Sekunden. Wiederhole dann die Übung auf der anderen Seite.

4. Der Stuhl (im Sitzen)

Setze dich auf die Stuhlkante, die Füße stehen parallel und hüftbreit auseinander, die Knie stehen senkrecht über den Knöcheln. Atme aus, spanne die Bauchmuskeln an und strecke die Arme nach oben, sodass sie eine Linie mit den Schultern bilden. Drücke bei der nächsten Ausatmung die Fersen in den Boden, spanne Po- und Oberschenkelmuskeln an, beuge den Körper leicht nach vorne und hebe dadurch den Po vom Stuhl. Halte diese Position 2 bis 5 Atemzüge lang.

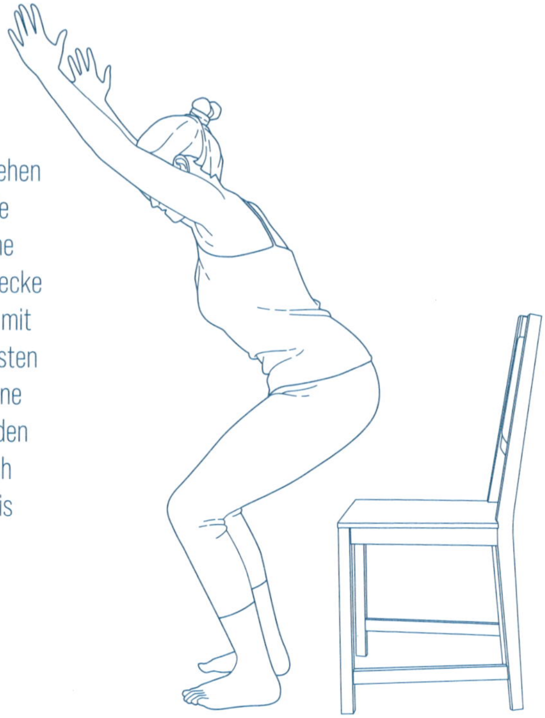

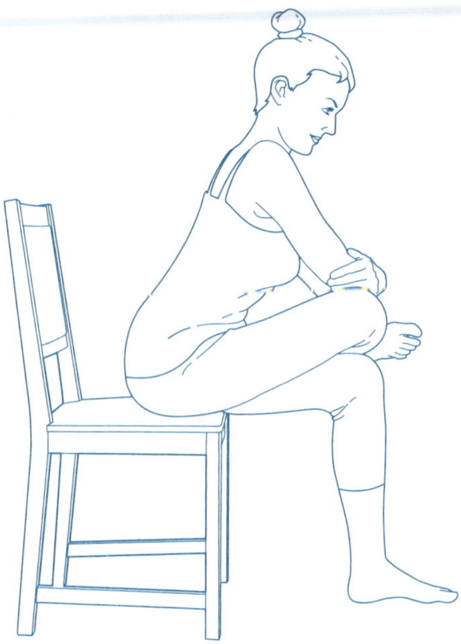

5. Der gebundene Winkel

Setze dich auf die Stuhlkante, dein linker Knöchel liegt auf dem rechten Knie, der Fuß ist geflext. Verschränke die Arme und umfasse mit den Händen deine Ellbogen. Atme ein und strecke die Wirbelsäule nach oben. Atme aus und beuge den Körper aus der Hüfte mit geradem Rücken nach vorne, bis deine Unterarme auf der linken Wade aufliegen. Halte diese Position 5 Atemzüge lang. Wiederhole die Übung auf der anderen Seite.

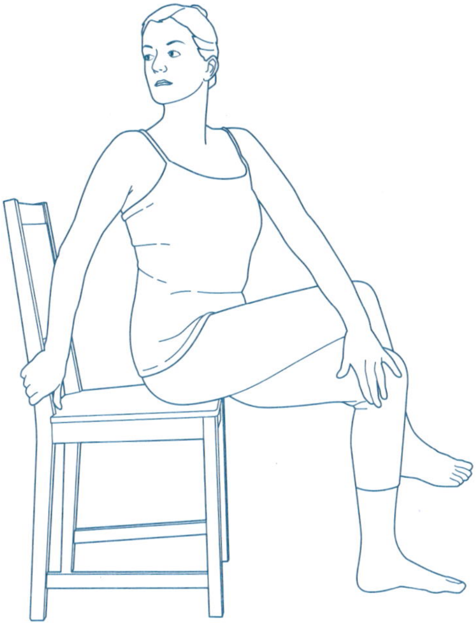

6. Der halbe Drehsitz

Setze dich auf die Stuhlkante, schlage das rechte Bein über das linke. Atme ein und strecke deine Wirbelsäule nach oben. Atme aus und drehe deine Schultern nach rechts. Halte dich mit der rechten Hand unten an der Stuhllehne fest. Der linke Arm ist gestreckt, die linke Hand ruht auf dem rechten Knie. Drehe dein Kinn zur rechten Schulter, der Blick soll möglichst weit hinter dich gehen. Halte diese Position 5 Atemzüge lang, strecke dabei deine Wirbelsäule nach oben. Wiederhole die Übung auf der anderen Seite.

7. Die sanfte Umkehrhaltung

Lege dich mit dem Rücken auf den Boden, die Beine sind angewinkelt, die Unterschenkel ruhen auf dem Stuhl (auf einem Kissen). Hebe das Becken und lege dir ein Kissen unter das Kreuzbein, um es 10 bis 15 Zentimeter hoch über den Boden zu bringen. Strecke die Arme über dem Kopf nach hinten, löse die Spannung wieder und lass die Arme auf dem Boden ruhen. Entspanne deinen Körper bewusst von den Füßen bis zum Kopf, indem du ihn im Geist durchgehst. Widme jeder Körperregion ein paar Sekunden und spüre, wie dein Körper sich mit jeder Ausatmung weiter entspannt.

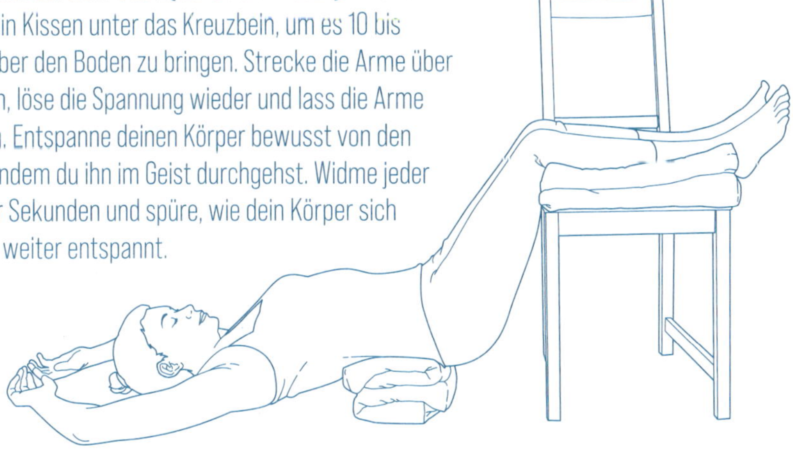

ÜBUNGEN GEGEN GELENKSCHMERZEN

Mit dieser Einheit werden Blut-, Lymph- und Energiefluss angeregt, um die Energie freizusetzen, die in den Gelenken blockiert ist. Die Übungen lindern Gelenk- und Arthritisschmerzen, regulieren Bluthochdruck und unterstützen die Ausscheidung von Giftstoffen aus dem Körper. Um wirken zu können, müssen diese Übungen mit der Atmung synchronisiert werden, was ein hohes Maß an Konzentration erfordert: Ziel ist es, Körper, Atmung und Geist zu beherrschen und alles aufeinander abzustimmen. Achte während der gesamten Einheit darauf, deinen Rücken gerade zu halten.

1. Zehen und Knöchel lockern

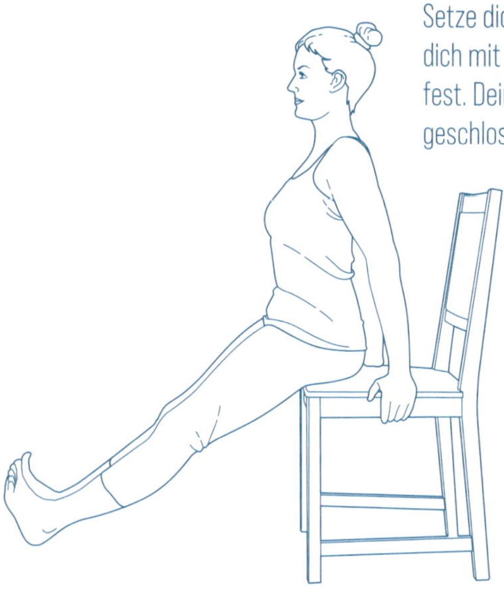

Setze dich auf die Stuhlkante und halte dich mit beiden Händen an der Sitzfläche fest. Dein Rücken ist gerade, die Beine sind geschlossen und gestreckt, die Füße sind geflext, die Fersen drücken in den Boden. Atme ein und ziehe Zehen und Knöchel zu dir heran. Atme aus und strecke Füße und Zehen zum Boden aus. Wiederhole die Übung 5 Mal.

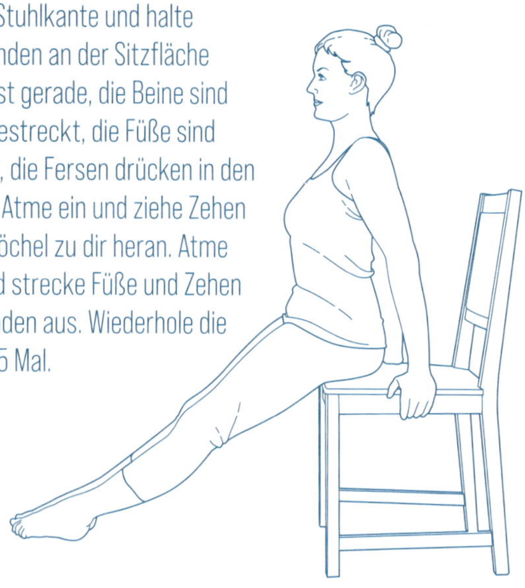

2. Knöchel kreisen

Setz dich auf die Stuhlkante, leg die Füße aneinander und führe mit deinen Knöcheln große kreisende Bewegungen im Uhrzeigersinn aus. Atme ein, wenn du die Füße nach oben bringst, und atme wieder aus, wenn du sie senkst. Mach insgesamt 5 große Kreise und beende die Übung mit einer Ausatmung. Wiederhole das Ganze gegen den Uhrzeigersinn.

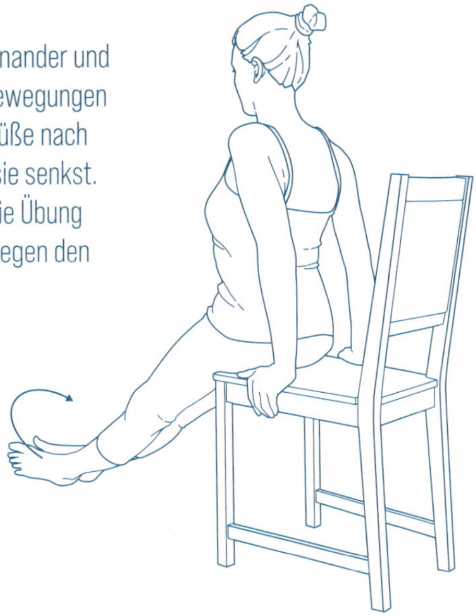

3. Knie und Hüften lockern

Setze dich auf die Stuhlkante, die Beine sind hüftbreit auseinander, die Knie senkrecht über den Knöcheln. Atme ein und ziehe einen Oberschenkel zur Brust. Atme aus und strecke das Bein, der Fuß ist gepointed. Wiederhole die Bewegung 5 Mal, dann wechsle die Seite..

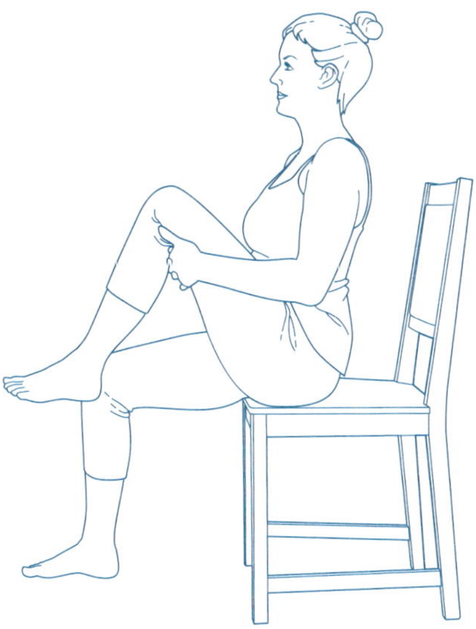

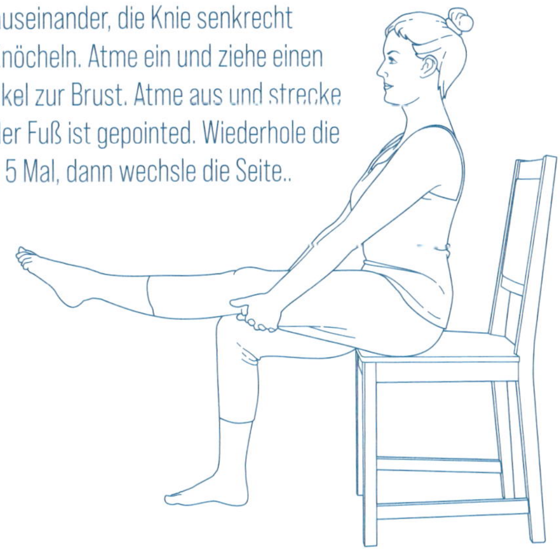

4. Die Gelenke wahrnehmen

Setze dich auf dem Stuhl ganz nach hinten, dein Rücken ist gerade, die Hände ruhen auf den Oberschenkeln, die Handflächen zeigen nach oben. Atme langsam und tief. Entspanne deinen Körper und spüre aufmerksam hin zu den Gelenken, die du trainiert hast (Zehen, Knöchel, Knie, Hüften).

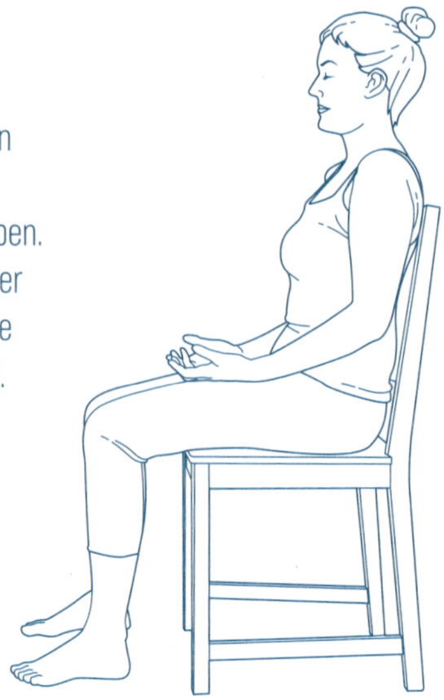

5. Die Finger lockern

Strecke die Arme auf Schulterhöhe aus. Atme ein und balle die Fäuste, die Daumen zeigen nach innen und werden von den Fingern umschlossen. Atme aus und öffne die Hände wieder, strecke deine Finger und spreize sie möglichst weit. Wiederhole die Übung 5 Mal.

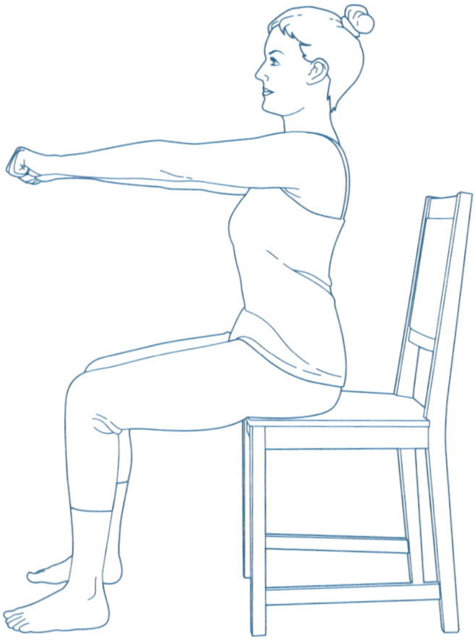

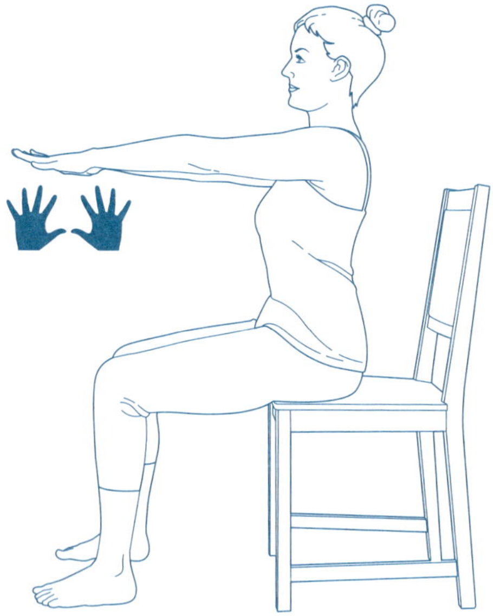

6. Die Handgelenke dehnen

Strecke im Sitzen die Arme auf Schulterhöhe aus, atme ein und ziehe die Handrücken zu dir heran. Atme aus und kippe die Hände nach unten, die Handflächen sollen zu dir zeigen. Halte die Finger geschlossen und gestreckt, die Arme bleiben dabei gerade. Wiederhole die Bewegungsabfolge 5 Mal.

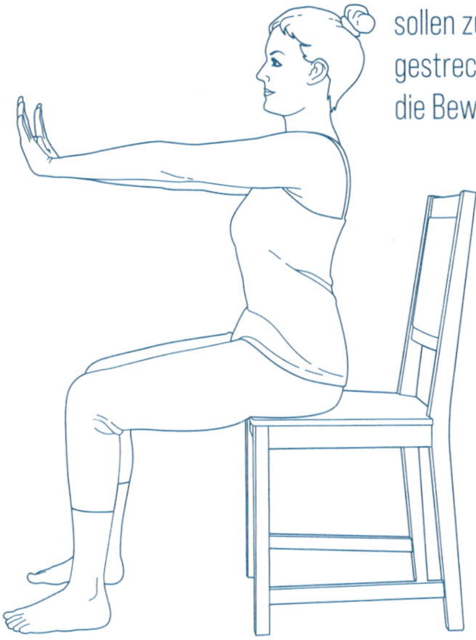

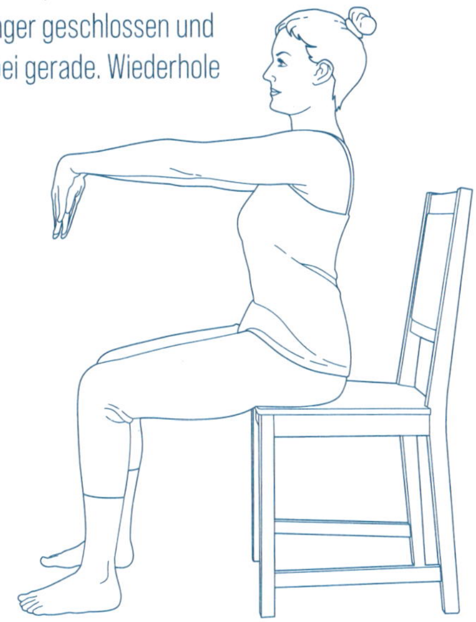

7. Mit den Handgelenken kreisen

Strecke die Arme auf Schulterhöhe aus und balle die Fäuste, die Daumen zeigen nach innen und werden von den Fingern umschlossen. Drehe deine Handgelenke nach rechts und mach damit insgesamt 5 kreisende Bewegungen im Uhrzeigersinn. Atme ein, wenn du oben am Scheitelpunkt des Kreises bist und im unteren Teil wieder aus. Wiederhole die Übung gegen den Uhrzeigersinn.

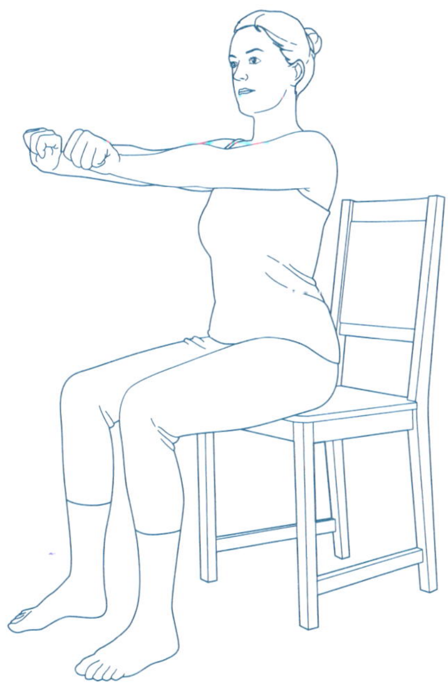

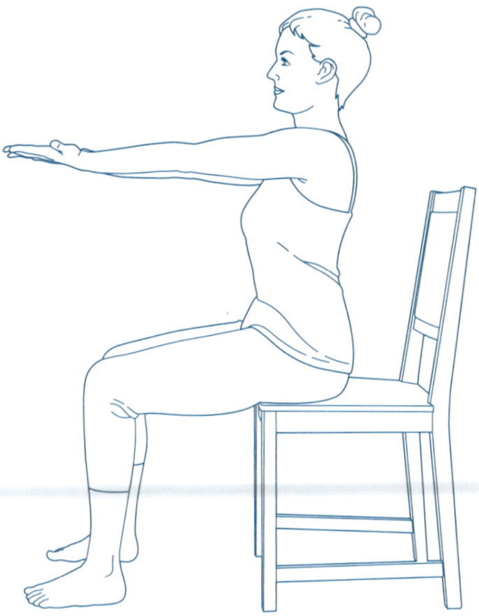

8. Ellbogen lockern, Schultern öffnen

Strecke die Arme auf Schulterhöhe aus, die Handflächen zeigen zur Decke. Atme aus, winkle die Ellbogen an und lege die Finger auf deine Schultern. Atme ein und strecke dabei die Arme wieder aus. Wiederhole die Bewegung 4 Mal und dann öffne mit den Händen auf den Schultern die Ellbogen nach außen. Atme ein und strecke die Arme zur Seite aus, die Handflächen zeigen zur Decke. Atme aus und führe die Hände wieder auf die Schultern. Wiederhole diesen Ablauf 4 Mal.

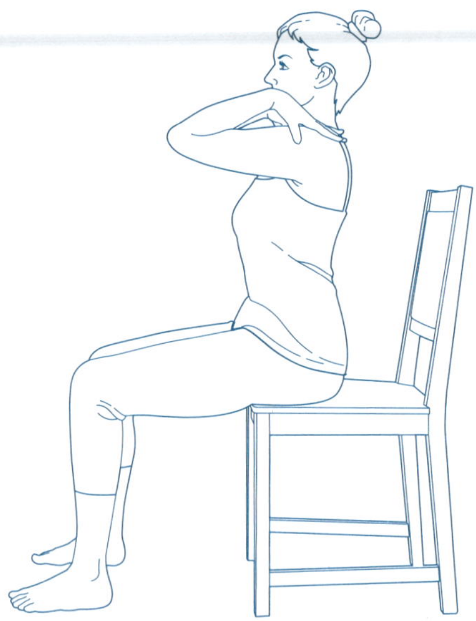

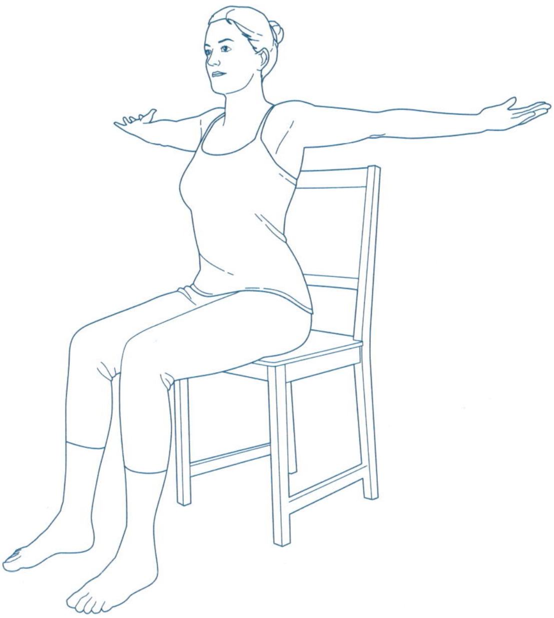

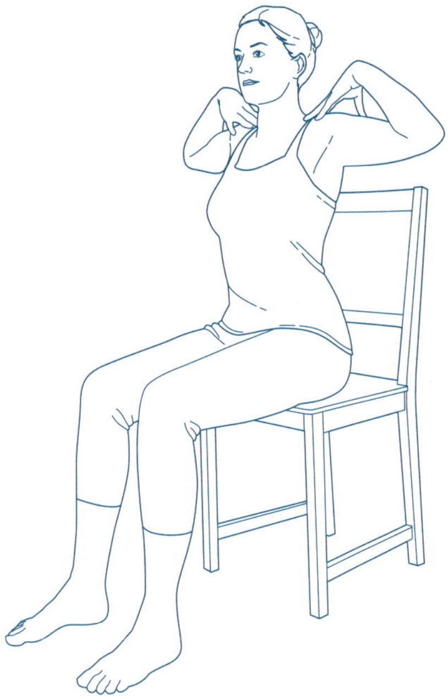

9. Die Schultern kreisen lassen

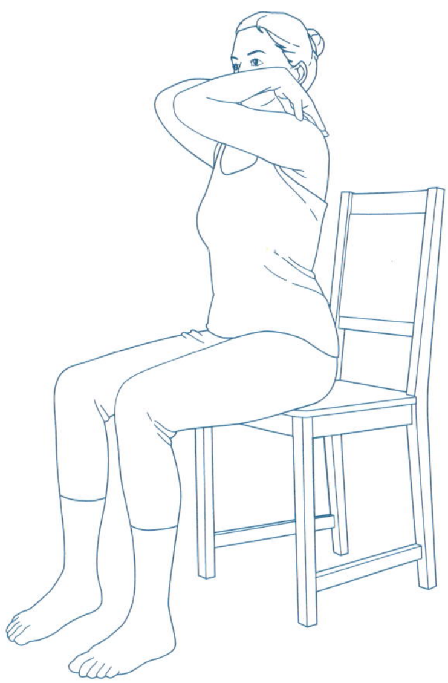

Lege die Hände auf die Schultern und bringe die Ellbogen vor dir zusammen. Zeichne mit den Ellbogen große Kreise in die Luft. Atme ein und hebe die Ellbogen an. Atme aus, öffne die Ellbogen nach außen und senke sie nach hinten wieder ab, sodass die Schulterblätter in die Wirbelsäule gedrückt werden. Atme ein und hebe die Ellbogen wieder an, sie sollen sich vor deinem Gesicht berühren. Atme aus und senke die Ellbogen wieder usw. Führe diesen Bewegungsablauf 4 Mal aus und wiederhole die Übung dann in der entgegengesetzten Richtung.

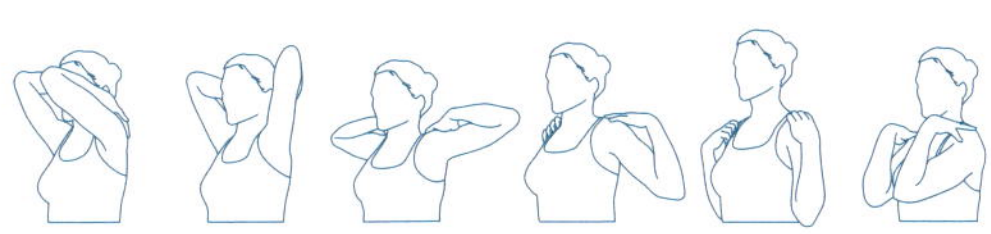

10. Den Nacken lockern

Atme aus und neige den Kopf nach vorne. Atme ein und richte den Kopf wieder auf. Wiederhole diesen Ablauf 4 Mal hintereinander. Atme aus und neige den Kopf nach rechts, sodass sich dein Ohr der Schulter nähert. Atme ein und komme wieder in die Mitte. Wiederhole die Bewegung mit einer Neigung nach links (4 Mal auf jeder Seite). Drehe den Kopf von links nach rechts, 4 Mal auf jeder Seite: Atme aus, wenn du zur Seite schaust, und atme wieder ein, wenn du wieder in die Mitte zurückkehrst.

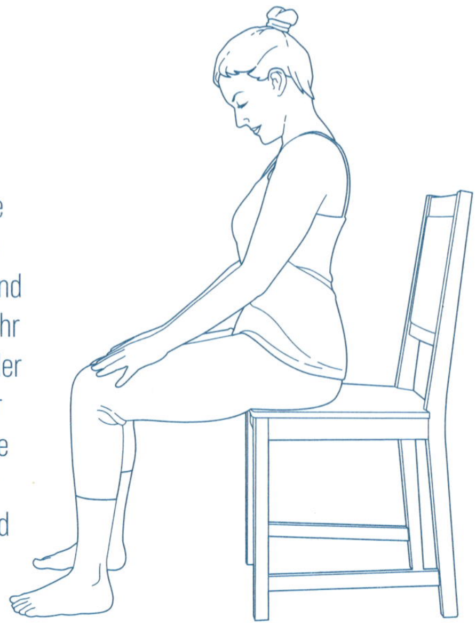

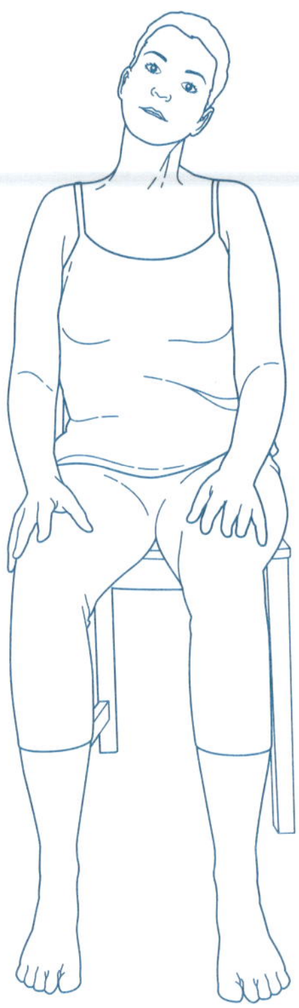

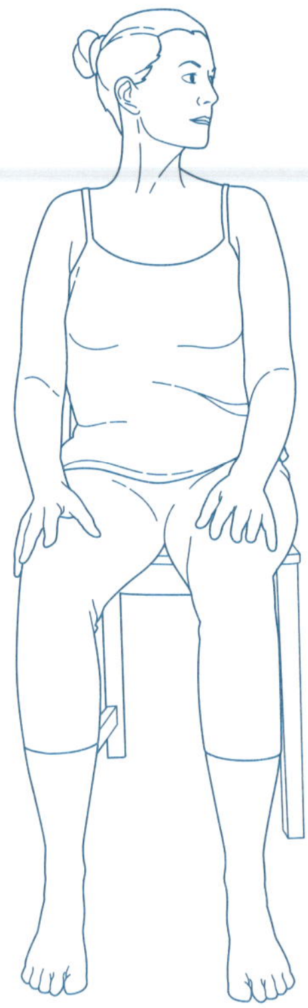

11. Die Gelenke bewusst wahrnehmen

Setz dich auf dem Stuhl ganz nach hinten, halte den Rücken gerade, die Hände ruhen auf den Oberschenkeln, die Handflächen zeigen nach oben. Atme dabei langsam und tief. Entspanne deinen Körper und nimm ganz bewusst die in den vorausgegangenen Übungen trainierten Körperteile wahr: Finger- und Handgelenke sowie Ellbogen, Schultern und den Nacken. Spüre, wie das Blut in deinem gesamten Körper zirkuliert, fühle dich leicht und im Fluss.

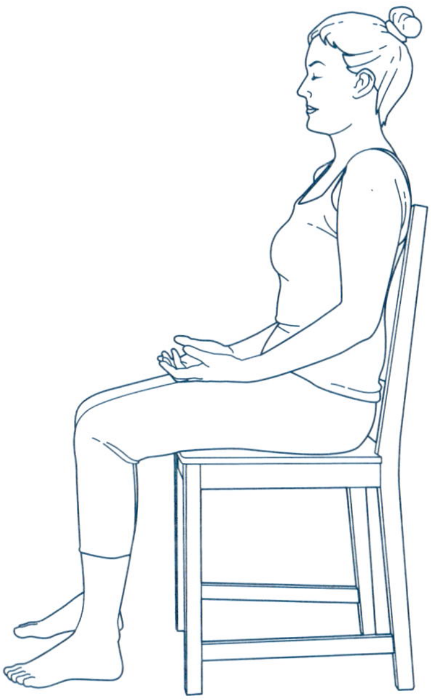

ÜBUNGEN ZUR VERBESSERUNG DER VERDAUUNG

Verdauungsprobleme sind altbekannt und rühren häufig von einem unausgeglichenen Nervensystem her. Wie kommt das? Wenn der Körper sich in Gefahr glaubt, hält er den Verdauungsprozess an und leitet die Energie zu den überlebensnotwendigen Funktionen um. Die Verdauung hat also eher den Rang einer »Erholungsfunktion«. Die folgende Einheit umfasst Übungen zur Dehnung des Rumpfes und Rotationen, die dein Verdauungssystem gleichzeitig anregen und entlasten sollen.

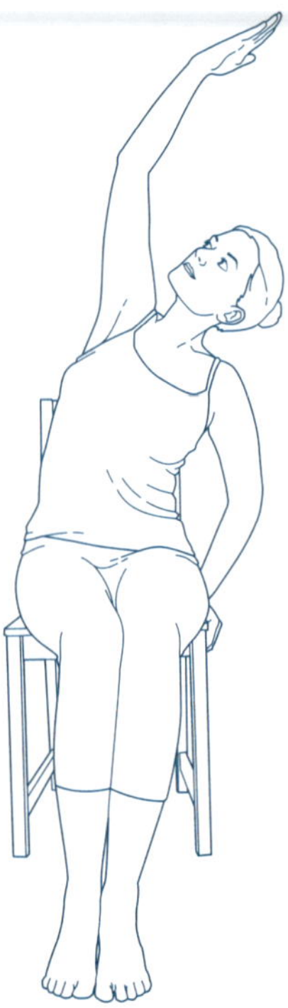

1. Das Tor

Der Rücken ist gerade, die Beine sind geschlossen, die Knöchel stehen unter den Knien. Halte dich mit der linken Hand seitlich an der Stuhlkante fest. Atme ein und strecke den rechten Arm und den Rücken nach oben. Atme aus und beuge dich dabei seitlich nach links, um die rechte Flanke zu dehnen. Halte diese Position 5 Atemzüge lang. Atme ein und richte dich wieder auf. Wiederhole die Übung auf der anderen Seite.
Für Fortgeschrittene: Die Beine stehen hüftbreit auseinander, die Arme sind nach oben gestreckt, die Hände sind gefaltet, die Zeigefinger ausgestreckt. Beim Ausatmen beugst du dich zur Seite, beim Einatmen kehrst du wieder in die Ausgangsposition zurück. Diese Variante wird als eine fließende Bewegung ausgeführt.

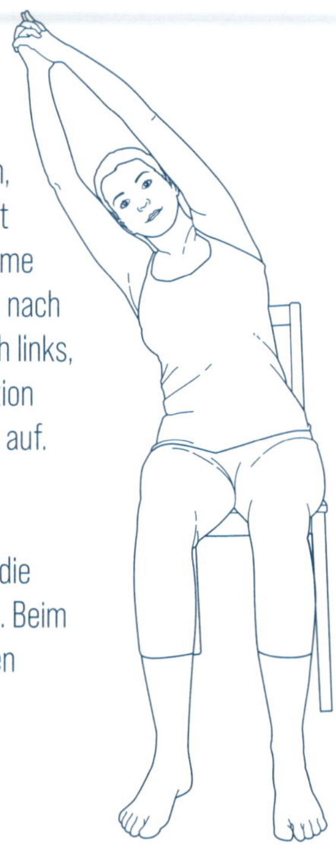

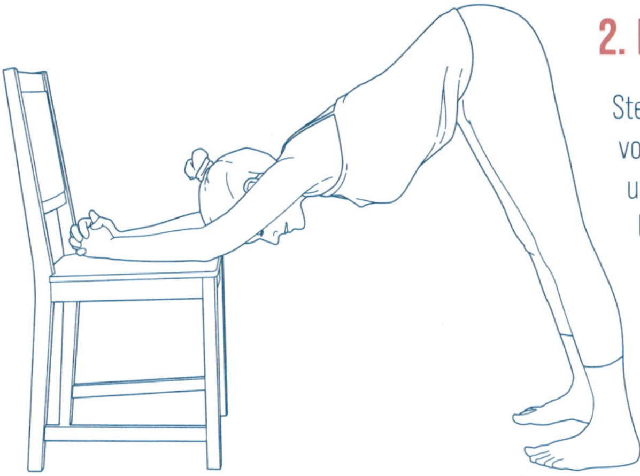

2. Der Delfin

Stelle dich in etwa einem Meter Abstand vor den Stuhl, die Füße stehen parallel und hüftbreit auseinander. Lege deine Unterarme auf die Sitzfläche, die Hände sind gefaltet. Die Beine sind gestreckt, der Po reckt sich Richtung Decke. Lass den Kopf entspannt zwischen den Armen herabhängen und den Brustkorb zum Boden zeigen. Halte diese Position 5 Atemzüge lang.

3. Der Krieger II und der umgekehrte Krieger II

Mache mit dem rechten Bein einen großen Ausfallschritt nach vorn und lass den, Oberschenkel schräg auf der Sitzfläche ruhen, das Knie ist im 90-Grad-Winkel, der Fuß zeigt nach vorne. Das linke Bein ist nach hinten gestreckt, der linke Fuß senkrecht zum rechten Fuß ausgerichtet, die Fersen bilden eine Linie. Der Unterkörper bleibt nun in dieser Position. Atme ein und hebe beide Arme, fixiere einen Punkt in der Ferne. Bleibe in dieser Haltung, die Flanken sollen möglichst symmetrisch sein. Atme ein und strecke den rechten Arm zur Decke, währenddessen geht der linke Arm runter und die linke Hand legt sich in die linke Kniekehle, beide Arme sind gestreckt. Dein Blick ist auf die rechte Handfläche gerichtet. Atme aus und kehre wieder in die Ausgangsposition zurück. Führe diese Übung 3 Mal aus und folge dabei deinem Atem. Wiederhole das Ganze auf der anderen Seite.

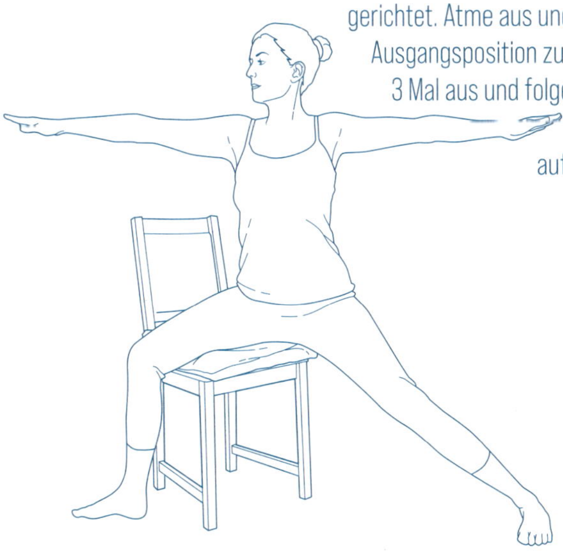

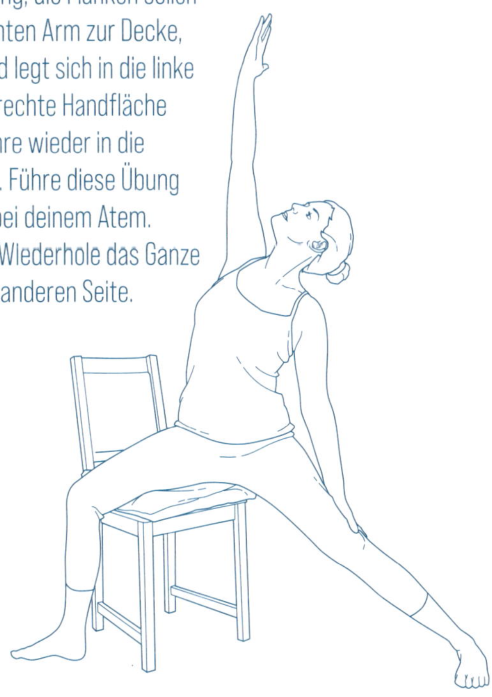

4. Die gedrehte Stuhlhaltung

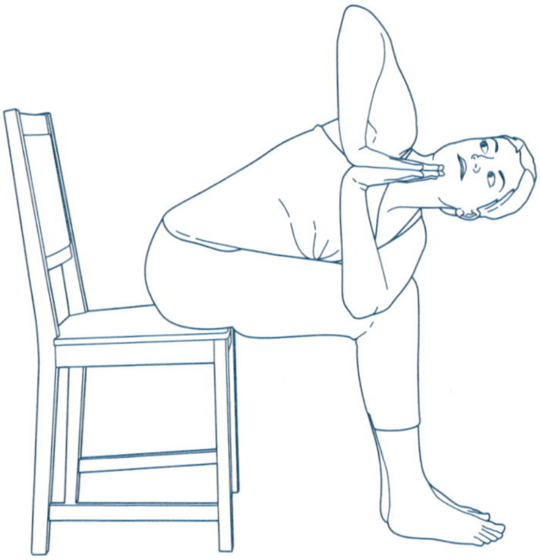

Setze dich auf die Stuhlkante und stelle die Füße direkt nebeneinander. Winkle die Arme an und führe die Handflächen vor deiner Brust zusammen, der Rücken bleibt dabei gerade und lang. Atme aus und beuge dich erst nach vorn und drehe dich dann nach rechts, sodass der linke Ellbogen die Außenseite des rechten Oberschenkels berührt.

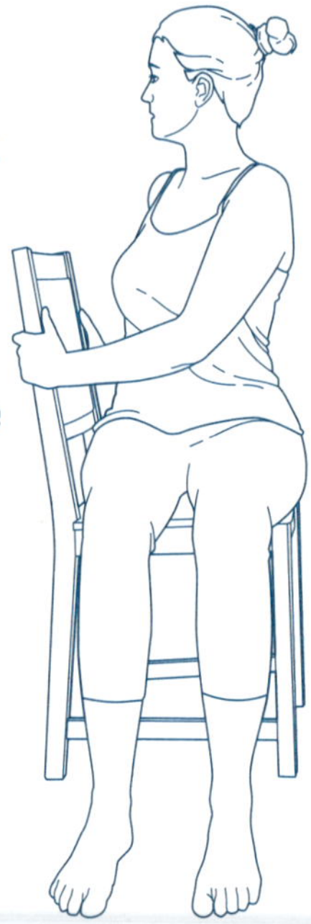

Dein Blick richtet sich zur Decke. Halte diese Position 3 Atemzüge lang. Wiederhole die Übung auf der anderen Seite.

Sanfte Variante: Die Füße stehen hüftbreit auseinander. Atme aus und drehe deinen Oberkörper nach rechts, um mit beiden Händen seitlich nach der Stuhllehne zu greifen. Der Po wird dabei nicht angehoben.

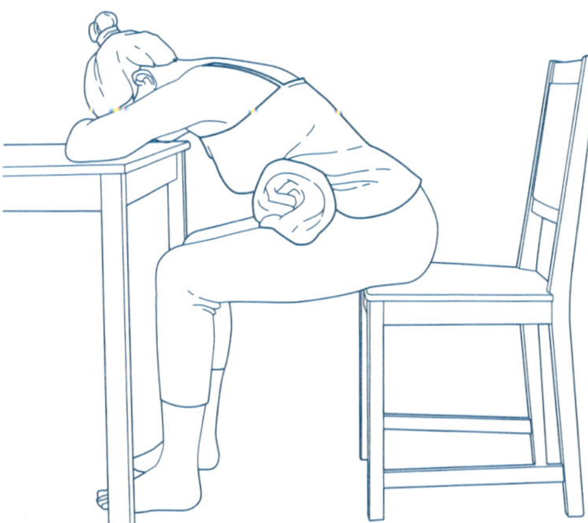

5. Entspannung »Erdung«

Stell dir einen Tisch zurecht, in etwas Abstand zu deinem Stuhl. Setze dich auf die Stuhlkante, die Beine stehen hüftbreit auseinander, die Knie senkrecht über den Knöcheln. Lege eine zusammengerollte Decke oder ein Kissen an deinen Bauch und beuge den Oberkörper aus der Hüfte nach vorn. Lege die Unterarme übereinander auf den Tisch, deine Stirn ruht auf den Handrücken. Öffne die Ellbogen, um die Schultern zu lockern. Führe die Entspannungseinheit auf S. 87 aus.

ÜBUNGEN GEGEN KOPFSCHMERZEN UND MIGRÄNE

Kopfschmerzen und Migräne haben nicht denselben Ursprung. In besonders stressigen Zeiten leiden Betroffene grundsätzlich noch mehr darunter. Diese Einheit ist darauf ausgelegt, den oberen Rücken, die Schultern und den Nacken zu lockern, denn Verspannungen in diesen Bereichen rufen häufig Kopfschmerzen hervor. Darüber hinaus verbessern die Übungen die Zirkulation der Körperflüssigkeiten allgemein und wirken dadurch zusätzlich lindernd auf Kopfschmerzen.

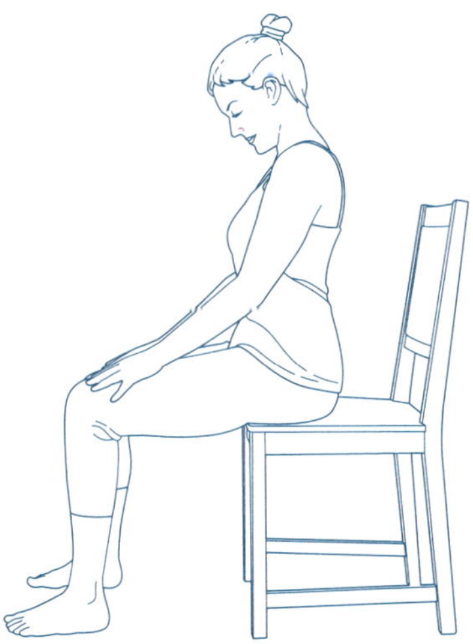

1. Nacken-Dehnung

Setz dich hin, atme aus und beuge deinen Kopf nach vorn. Atme ein und richte dabei den Kopf wieder auf. Atme aus und neige den Kopf nach links, als wolltest du dein Ohr auf die Schulter legen. Atme ein und richte den Kopf wieder auf.
Wiederhole die Bewegung auf der rechten Seite.
Drehe den Kopf von links nach rechts. Atme aus, wenn dein Blick zur Seite geht. Atme ein, wenn du wieder in die Mitte zurückkommst.
Wiederhole die Bewegungen im Rhythmus deiner Atmung, hole dabei tief und langsam Atem.

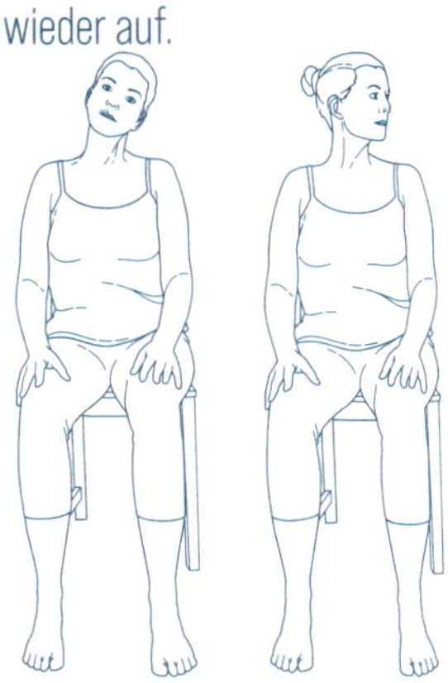

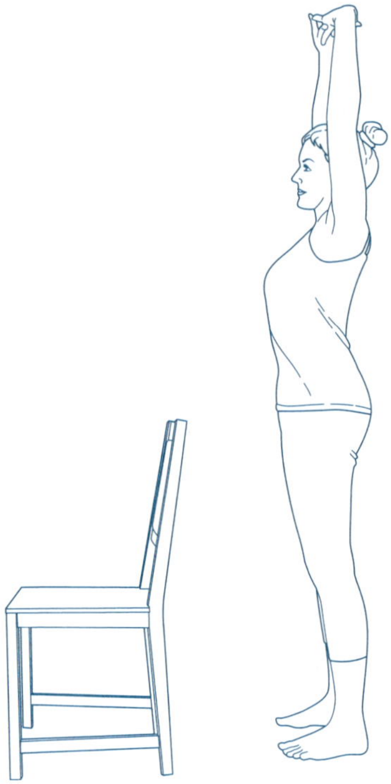

2. Der Berg

Stelle dich hinter den Stuhl, die Füße stehen parallel und hüftbreit auseinander. Atme ein und strecke die Arme zur Decke, verschränke dabei die Finger ineinander und dreh die Handflächen nach oben. Atme aus und lege die Hände auf die Stuhllehne, heb dabei die Fersen vom Boden ab und stell dich auf die Zehenspitzen. Wiederhole die Übung 5 Mal.

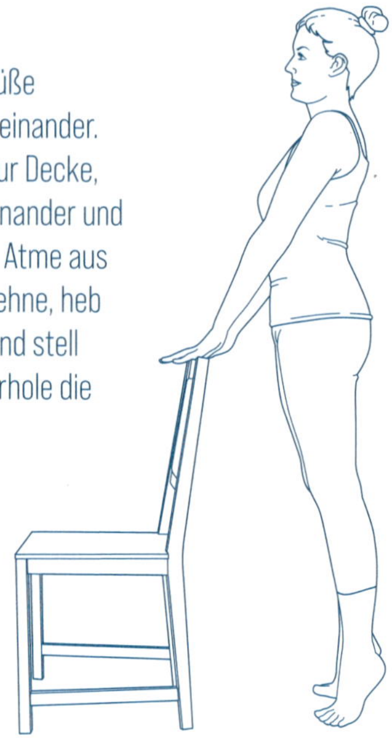

3. Der gestreckte Welpe

Knie dich seitlich neben dem Stuhl auf den Boden, die Oberschenkel sind im 90-Grad-Winkel, die Unterarme liegen auf der Sitzfläche und drücken nach unten – für etwas größeren Komfort leg dir ein Kissen auf den Stuhl. Die Arme sind gestreckt, das Becken steht senkrecht über den Knien. Lass den Kopf entspannt zwischen den Armen herabhängen und mit jeder Ausatmung den Brustkorb entspannt nach unten sinken. Halte diese Position 5 Atemzüge lang.

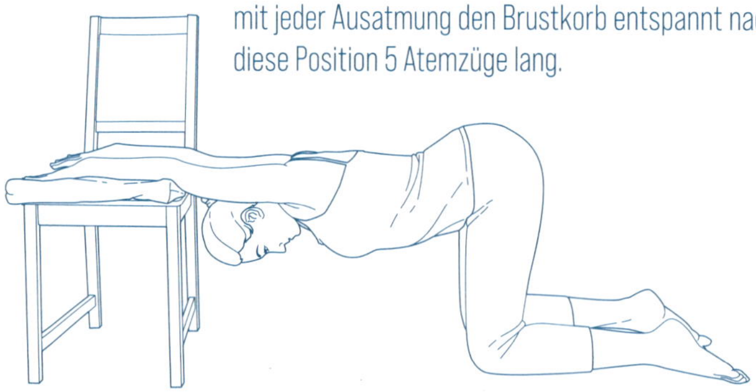

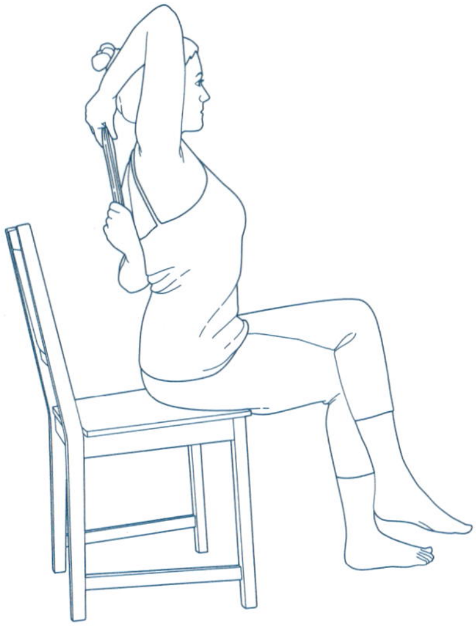

4. Das Kuhgesicht

Setz dich auf die Stuhlkante, kreuze das linke Bein über das rechte. Bringe deine linke Hand hinter den Rücken, in der rechten Hand hältst du einen Gurt. Strecke den rechten Arm nach oben, führ die Hand hinter den Kopf und lass den Gurt dann von oben unterhalb der Halswirbelsäule herabhängen. Ergreife nun mit der linken Hand das andere Ende des Gurts und lass den Rücken dabei gestreckt. Halte diese Position auf jeder Seite 3 Atemzüge lang.

5. Zu Ehren des Weisen Marichi III

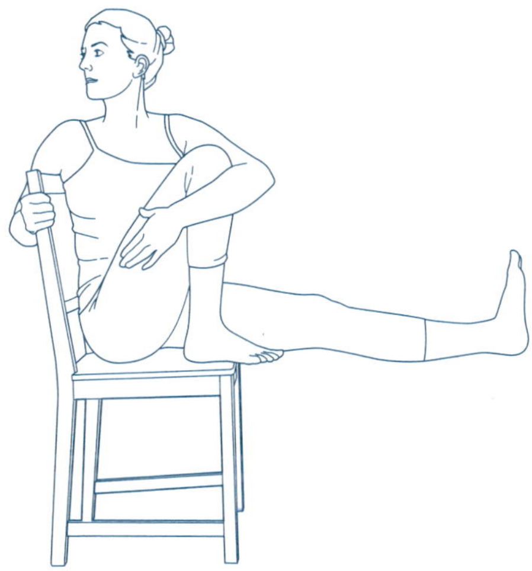

Setze dich auf dem Stuhl ganz nach hinten und winkle das rechte Bein so an, dass dein rechter Fuß auf der Sitzfläche steht. Atme ein und strecke die Wirbelsäule zur Decke. Atme aus, umarme mit deinem linken Arm das rechte Knie und ziehe den Oberschenkel an deinen Körper, dabei drehst du deine Schultern nach rechts, um mit dem angewinkelten rechten Arm die Stuhllehne zu umfassen. Hebe nun das linke Bein auf Beckenhöhe, der Oberschenkel ist angespannt, der Fuß ist geflext, die Ferse drückt nach vorne. Atme ein und strecke deine Wirbelsäule. Atme aus und drehe dich noch weiter nach rechts, richte den Blick hinter dich in den Raum. Atme 3 Mal ein und aus, dann wechsle die Seite.

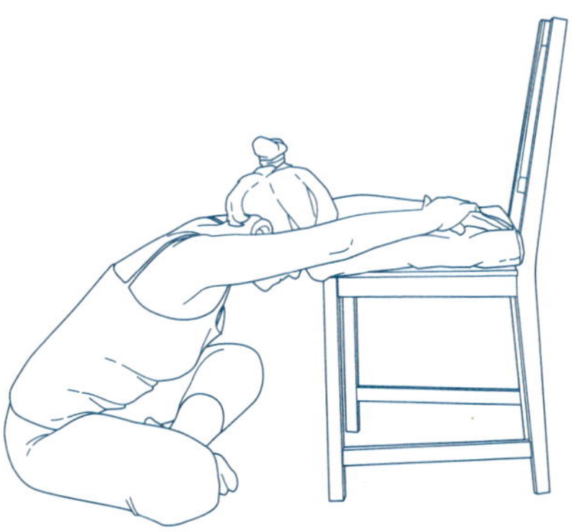

6. Entspannung des Oberkörpers

Setze dich bequem im Schneidersitz vor dem Stuhl auf den Boden. Leg ein Kissen auf die Sitzfläche und deine Unterarme so darauf ab, dass sich dein Oberkörper entspannen kann. Bringe deine Stirn auf den Stuhl und lasse deinen Kopf mit seinem ganzen Gewicht in das Kissen einsinken.
Führe die Entspannungsübung auf S. 87 aus.

GANZHEITLICHE ÜBUNG FÜR DEN GESAMTEN KÖRPER

Eine ausführliche Beschreibung der Positionen findest du **im Glossar ab S. 141.**

DER SONNENGRUSS
(SŪRYA NAMASKĀR)

Der Sonnengruß ist eine der Grundübungen des Yoga. Wie der Name schon sagt, wird er traditionell mit Blick auf die aufgehende Sonne ausgeführt – schließlich gilt die Sonne als wichtige Energie- und Lebensquelle. In dieser Einheit werden die verschiedenen Körperregionen im Rhythmus der Atmung gelockert. Die Körperhaltungen folgen in einer fließenden und gleichmäßigen Bewegung aufeinander. Praktiziere diese Sequenz 5 Mal nach dem Aufstehen – für einen guten Start in den Tag!

1. Einatmen

Setz dich auf die Stuhlkante, die Füße stehen mehr als hüftbreit auseinander und sind im Boden verankert. Atme ein und strecke deine Arme und den Rücken zur Decke.

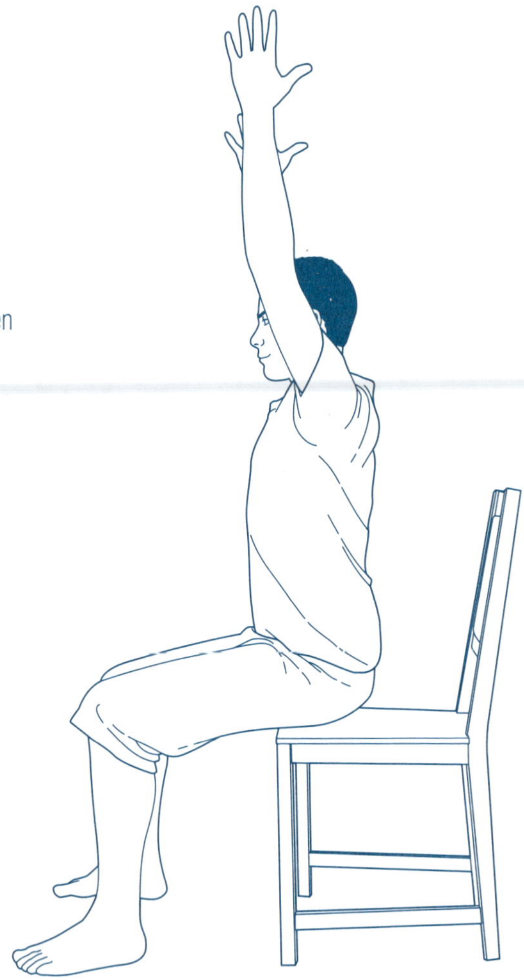

2. Ausatmen

Beuge dich mit geradem Rücken nach vorne, die Arme streckst du erst nach vorne und dann hinunter zum Boden. Berühre mit den Händen oder Fingern den Boden, halte dabei den Rücken gestreckt. Der Kopf bleibt in einer Linie mit der Wirbelsäule.

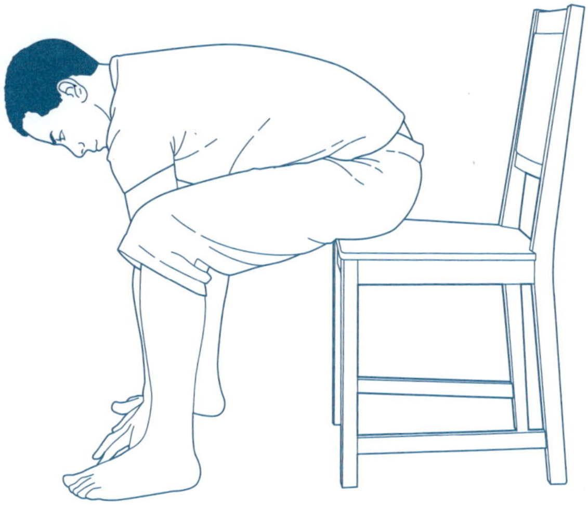

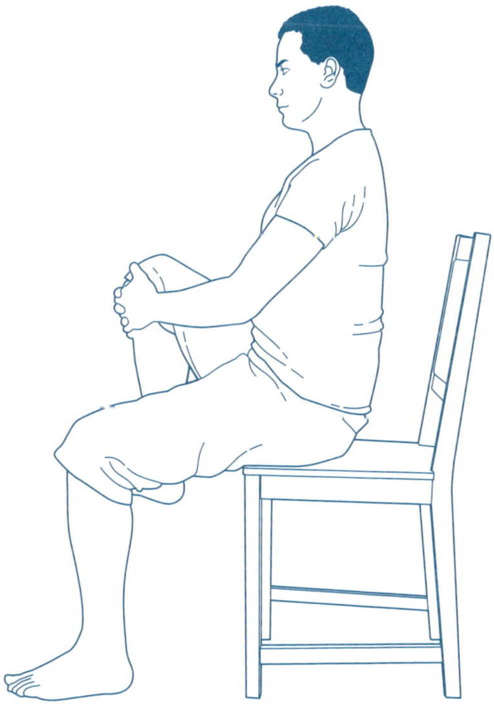

3. Einatmen

Richte den Oberkörper mit geradem Rücken wieder auf, umfasse mit den Händen dein rechtes Knie und ziehe es zur Brust. Kopf und Rücken sind nach oben gestreckt.

4. Ausatmen

Beuge dich wieder nach vorne und bring die Hände zwischen den Füßen auf den Boden. Der Rücken ist gestreckt, der Kopf bleibt in einer Linie mit der Wirbelsäule.

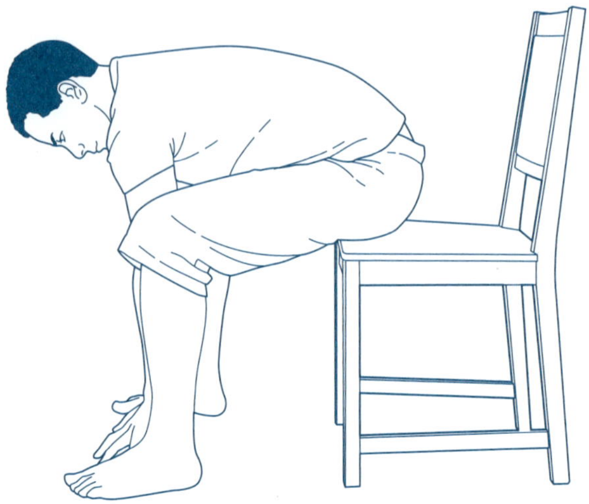

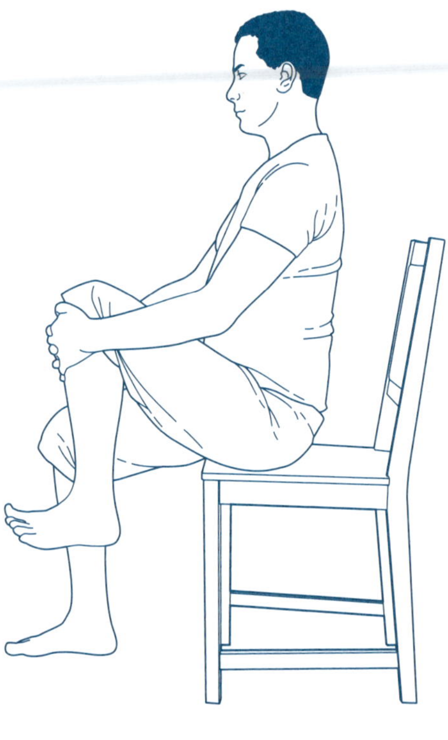

5. Einatmen

Richte den Oberkörper mit geradem Rücken wieder auf, umfasse mit den Händen das linke Knie und ziehe es zur Brust. Kopf und Rücken sind nach oben gestreckt.

6. Ausatmen

Beuge dich erneut nach vorne und bring deine Hände zwischen den Füßen auf den Boden. Der Rücken ist gestreckt, der Kopf bleibt in einer Linie mit der Wirbelsäule.

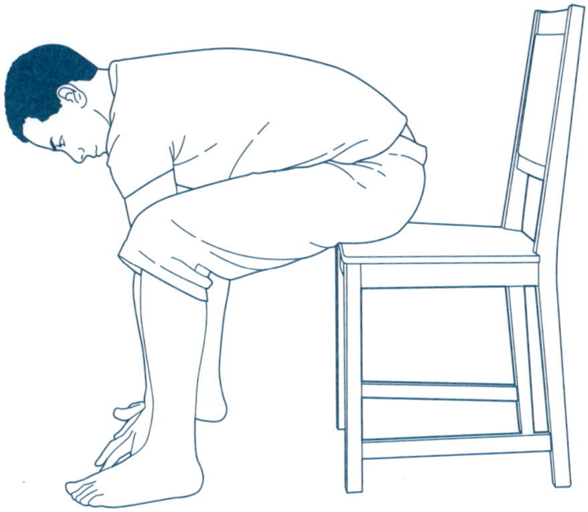

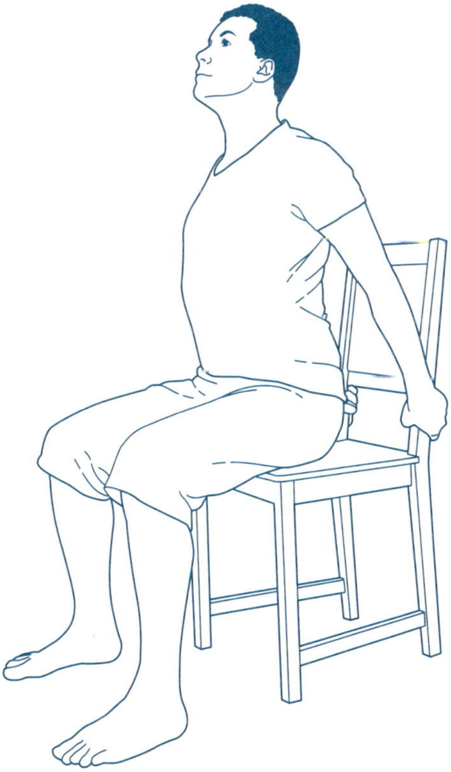

7. Einatmen

Richte den Oberkörper wieder auf, strecke die Arme nach hinten/unten und umfasse mit beiden Händen die Streben der Stuhllehne. Öffne den Brustkorb nach vorne und nach oben, indem du deinen Blick nach oben richtest. Spüre die Dehnung in deinem Oberkörper.

8. Ausatmen

Beuge dich erneut nach vorne und lege die Hände auf den Boden. Lass diesmal die Arme locker, deinen Rücken rund werden und den Kopf entspannt herabhängen, wenn du deinen Scheitel dem Boden näherst.

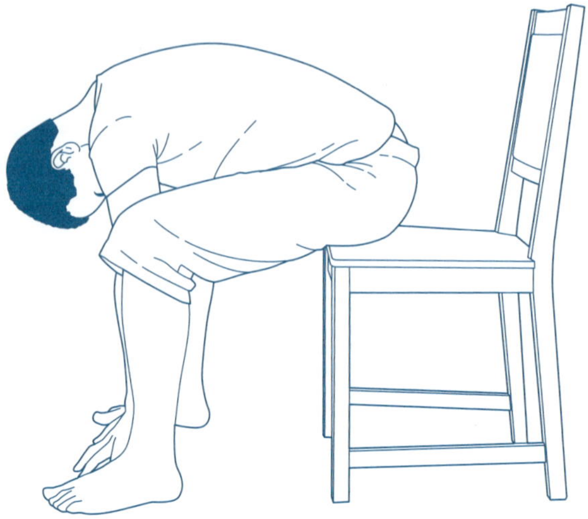

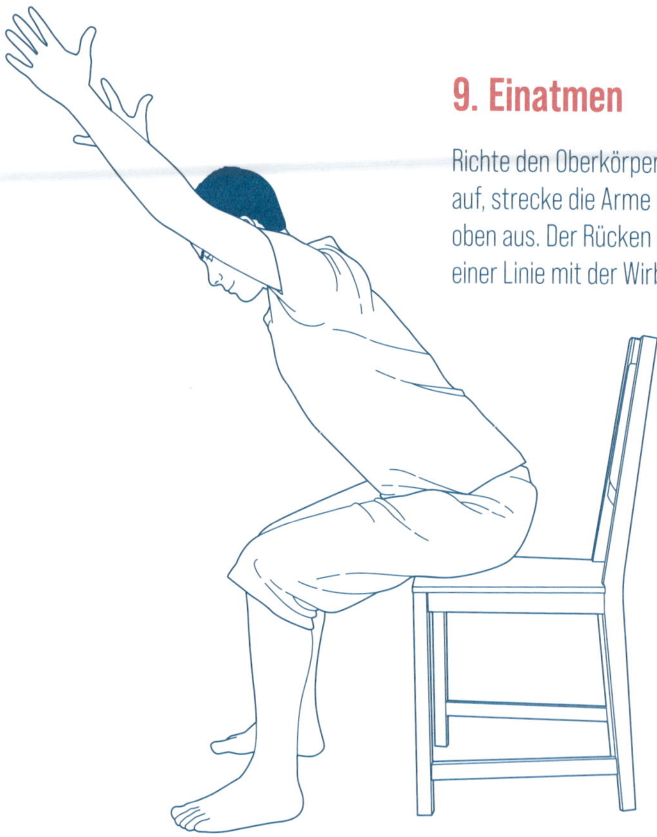

9. Einatmen

Richte den Oberkörper mit geradem Rücken wieder auf, strecke die Arme erst nach vorne und dann nach oben aus. Der Rücken bleibt gestreckt und der Kopf in einer Linie mit der Wirbelsäule.

10. Ausatmen

Winkle die Arme an und bring die Handflächen vor deiner Brust zusammen.

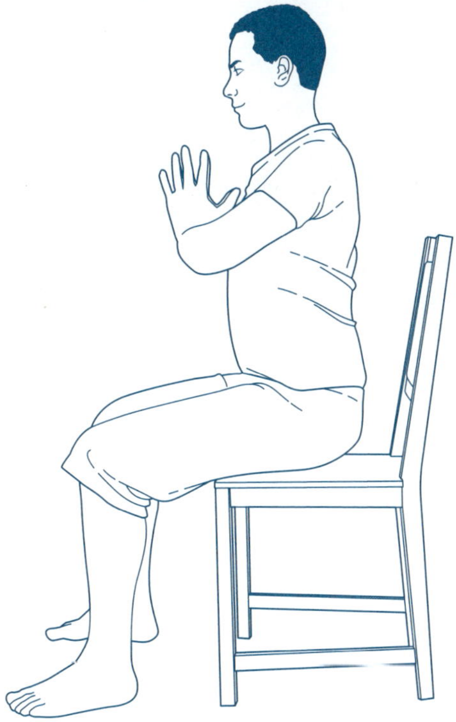

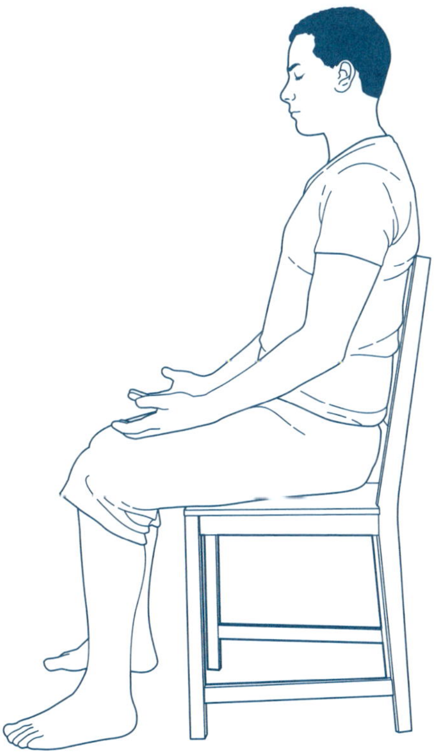

11. Entspannen

Wiederhole diese Abfolge so oft, wie du möchtest. Setze dich dann auf dem Stuhl ganz nach hinten. Die Hände ruhen auf den Oberschenkeln, die Handflächen zeigen nach oben. Verlangsame deine Atmung. Schließe die Augen und genieße für mehrere Minuten die Ruhe und Entspannung.

ATMUNG

ATEM IST LEBEN!

Im Yoga werden Atemübungen mit dem Begriff *Prānāyāma* bezeichnet, er entstammt dem Sanskrit und bedeutet etwa »Die bewusste Regulierung und Vertiefung der Atmung, des Prana«, der kosmischen Lebensenergie. Richtiges Atmen ist lebensnotwendig. Wir können mehrere Tage ohne Nahrung, Wasser oder Schlaf auskommen, aber nur wenige Minuten ohne zu atmen. Eine gute Atemtechnik bringt Bauch, Brustkorb und Schlüsselbeine in Bewegung. Das richtige Atmen erhält den Körper gesund und ermöglicht es allen Körpersystemen, ihre maximale Leistungsfähigkeit zu entfalten. Dennoch atmen viele Menschen falsch, das heißt, sie nutzen nur einen kleinen Bruchteil ihres Lungenvolumens.

Im Yoga wird in der Regel durch die Nase geatmet. Das gilt sowohl für das Ein- als auch für das Ausatmen.

Die yogische Vollatmung wird nachfolgend anhand der sitzenden Position erklärt. Sie lässt sich problemlos auf die hier dargestellten Haltungen übertragen.

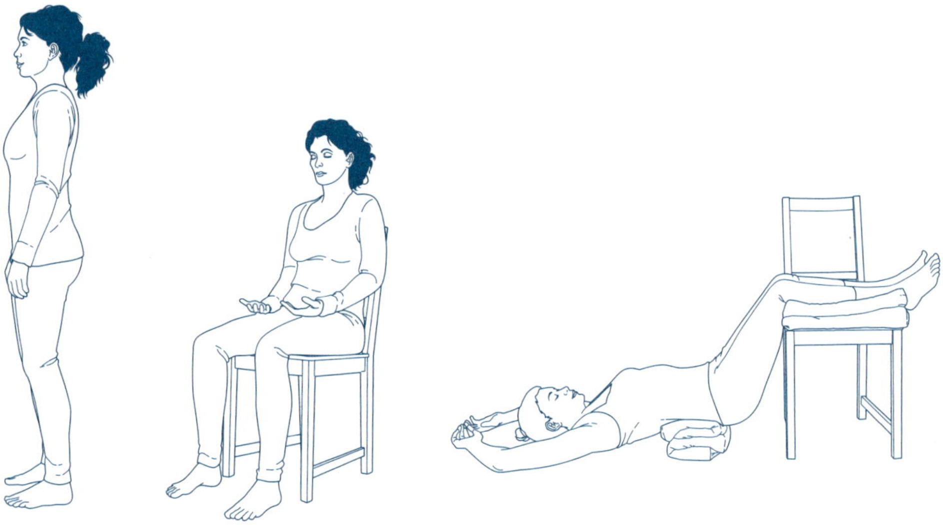

Die yogische Vollatmung

Dabei handelt es sich um die Grundlage zur Kontrolle des Atems. Sie besteht aus drei Phasen: Bauch-, Brustkorb- und Schlüsselbeinatmung.

Die Bauchphase

Setze dich mittig auf den Stuhl und leg die Handflächen auf deinen Bauch. Lenke deinen Atem in den Bauch und spüre, wie sich die Bauchdecke beim Einatmen hebt und beim Ausatmen senkt. Atme mehrmals langsam ein und aus, um die Bewegungen deines Bauches bewusst wahrzunehmen.

Die Brustphase

Lege die Handflächen nun seitlich auf deinen Brustkorb, ungefähr auf Höhe deiner Achselhöhlen. Lenke den Atem in deinen Brustkorb und spüre, wie sich deine Flanken beim Einatmen öffnen und auseinanderbewegen, um sich beim Ausatmen wieder zusammenzuziehen. Atme mehrmals langsam ein und aus, um die Öffnung deines Brustkorbs bewusst wahrzunehmen.

Die Schlüsselbeinphase

Lege eine Hand oben auf deinen Brustkorb, die Handfläche auf das Brustbein, die Finger auf eines oder beide Schlüsselbeine. Lenke deinen Atem in den oberen Bereich deines Brustkorbs und spüre, wie sich deine Brust beim Einatmen hebt und beim Ausatmen wieder senkt. Atme mehrmals langsam ein und aus, um das Heben von Brustkorb und Schlüsselbein bewusst wahrzunehmen.

Die yogische Vollatmung mit ihren drei Phasen

1. Atme fließend, tief und natürlich in einem ruhigen und langsamen Rhythmus.

2. Atme tief durch die Nase ein und lenke die Luft zunächst in den Bauch. Die Bauchdecke bläst sich auf wie ein Ballon, ohne die Bauchmuskeln zu überdehnen. Der Ballon sollte eher oval und nicht rund sein, sich also seitlich ausdehnen und den Bauch nicht nach vorne drücken.

3. Fülle die Lungen weiter mit Luft und lasse deinen Atem nun in den Brustkorb aufsteigen, sodass sich die Rippen nach oben und zur Seite dehnen.

4. Nacheinander heben sich Brust, Schlüsselbeine und der gesamte Brustkorb.

5. Atme aus und lasse die Luft denselben Weg langsam und kontrolliert zurückfließen.

6. Achte bewusst auf die Unterschiede zwischen den drei Phasen und lasse sie gleichzeitig fließend ineinander übergehen, vom Bauch bis in den Brustraum, ohne ruckartiges Anhalten oder Ausstoßen. Lass den Atem durch dich hindurchgleiten wie eine Welle, die bei jeder Ein- und Ausatmung sanft durch deinen Körper fließt.

ENTSPANNUNG

ZEIT FÜR DICH: INNEHALTEN UND NEUE KRAFT SCHÖPFEN

Durch die Senkung der Atemfrequenz, des Herzrhythmus und des Blutdrucks hilft dir die Entspannung dabei, Stress abzubauen. Außerdem hilft sie bei Schmerzen, Panikattacken, Ängsten, ständig wiederkehrenden Gedanken (»Gedankenkarussell«) und zwanghaftem Grübeln. Und wenn sich der Körper tief entspannt, kommt auch der Geist zur Ruhe.

Die Entspannungstechniken auf den folgenden Seiten sind in anhand der sitzenden Position erklärt. Sie lassen sich ohne Weiteres auch auf die hier dargestellten Haltungen übertragen.

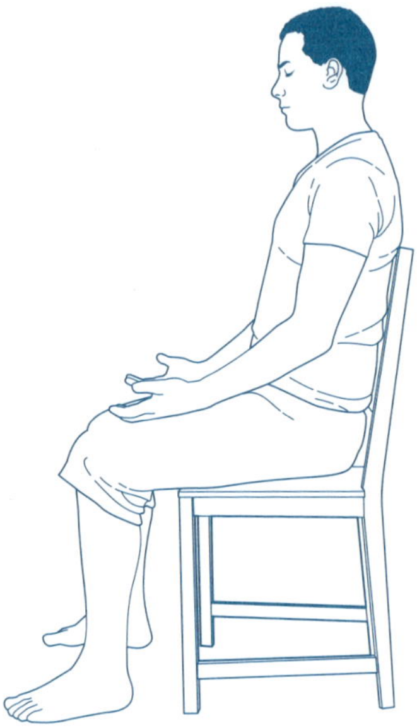

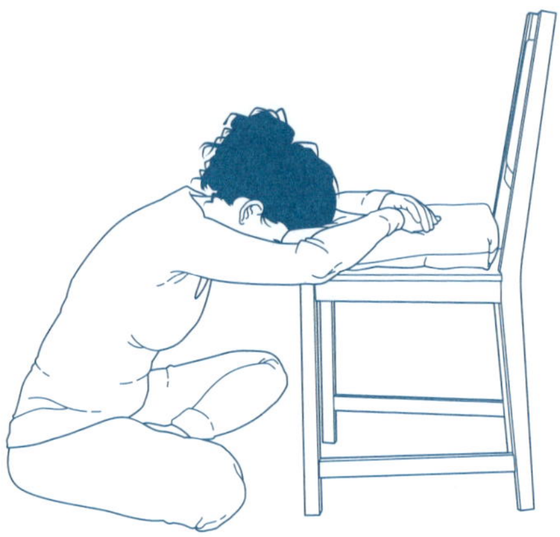

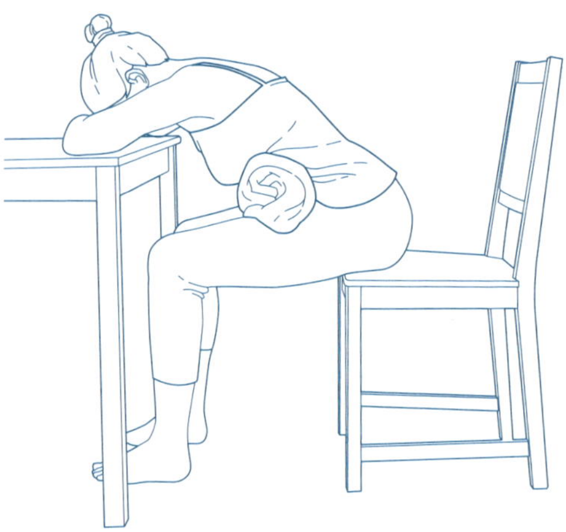

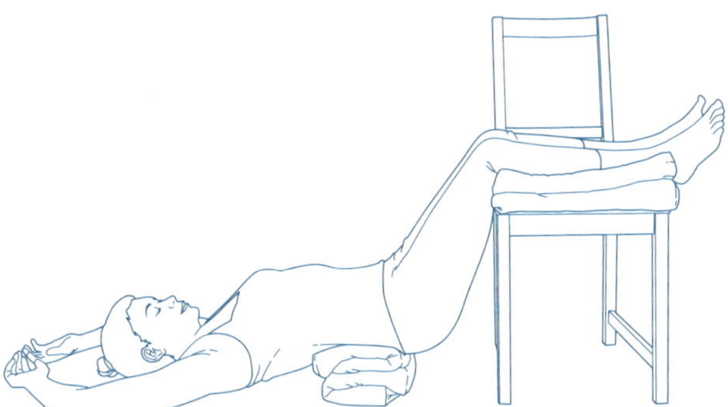

Runterzählen

1. Setze dich in bequemer Haltung auf den Stuhl, deine Unterarme ruhen auf den Oberschenkeln, die Handflächen zeigen zur Decke.
2. Atme ein paar Mal tief durch und spüre, wie dein Körper immer schwerer wird und immer tiefer in den Stuhl einsinkt.
3. Zähle im Kopf rückwärts von 10 bis 1. Folge dabei deiner Atmung: Mit jeder Ausatmung kommt die nächstniedrige Zahl und dein Körper sinkt immer tiefer in den Stuhl ein.
4. Wenn du bei 1 angekommen bist, nimm ganz bewusst die Entspannung deiner Muskeln wahr. Lass dich so lange von diesem Gefühl tragen, bis du die Position nicht mehr als bequem empfindest.

Anspannen – Loslassen

1. Setz dich in bequemer Haltung auf den Stuhl, die Unterarme ruhen auf den Oberschenkeln, die Handflächen zeigen zur Decke.
2. Spanne zunächst Zehen, Füße, Waden und Oberschenkel an. Spüre die Spannung in deinem Unterkörper, die von den Zehen bis zu den Oberschenkeln reicht.
3. Halte die Spannung, während du 2 Mal tief Atem holst.
4. Atme aus, löse die Anspannung und lockere jeden einzelnen Muskel.
5. Spanne nun Po, Bauch und Brust an. Halte die Spannung, während du 2 Mal tief Atem holst.
6. Atme aus, löse die Anspannung und lockere jeden Muskel und jedes Organ.
7. Beende die Übung indem du Schultern, Arme und Gesicht anspannst und Grimassen schneidest.
8. Halte die Spannung, während du 2 Mal tief Atem holst.
9. Atme aus, löse die Anspannung und lockere deinen gesamten Körper. Genieße die Entspannung, bis du die Position nicht mehr als bequem empfindest.
Nimm deinen Körper bewusst wahr und spüre den Unterschied zwischen den angespannten, harten Muskeln und den lockeren, geschmeidigen Muskeln.

Der Körperscan

1. Setz dich in bequemer Haltung auf den Stuhl, deine Unterarme ruhen auf den Oberschenkeln, die Handflächen zeigen zur Decke.
2. Atme ein paar Mal tief durch und spüre, wie dein Körper immer schwerer wird und immer tiefer in den Stuhl einsinkt.
3. Richte dann deine Aufmerksamkeit nacheinander und in deinem eigenen Tempo auf jeden einzelnen Körperteil, beginne beim Kopf und gleite dann hinunter bis zu den Füßen. Vergiss dabei nicht die Arme und Hände.
4. Nimm dir für jede Körperregion ein paar Sekunden Zeit und spüre, wie sie sich entspannt.
5. Wenn du mit dem »Körperscan« fertig bist: Achte darauf, ob noch Anspannungen bestehen. Wenn ja, konzentriere dich ganz darauf: Stelle dir bei jeder Einatmung vor, wie du die Luft, den Sauerstoff zu dieser Verspannung leitest. Schaffe Raum in dieser Körperregion und spüre, wie sie sich mit jeder Ausatmung immer tiefer entspannt.
6. Wenn du alle Verspannungen gelöst hast, beobachte und fühle diesen Zustand der allgemeinen Entspannung, die deinen ganzen Körper erfüllt.

Gezielte Entspannung des Oberkörpers

1. Setze dich nach ganz hinten auf den Stuhl. Die Knie stehen hüftbreit auseinander, die Knöchel unter den Knien und die Füße parallel zueinander.
2. Lege die Hände auf deine Oberschenkel, die Handgelenke sind entspannt, die Handflächen zeigen nach oben.
3. Entspanne deine Wangen, deine Kiefer, deine Zunge.
4. Atme mehrmals tief aus und lass deinen Rücken sich von unten nach oben Stück für Stück entspannen und in die Stuhllehne einsinken.
5. Entspanne nun deinen gesamten Körper und atme langsam in den Bauch.
6. Deine Atemzüge werden länger, langsamer und tiefer. Nimm jene Körperregionen wahr, die bei den Übungen besonders beansprucht wurden. Spüre, wie sich dein Nacken, deine Schultern und dein oberer Rücken entspannen.
7. Stell dir vor, dein Oberkörper sei so leicht wie eine Wolke.

8. Nun entspannt sich dein Nacken und verbindet deinen Kopf wie ein elastischer Faden mit dem Körper, er wird so leicht wie ein Ballon, der in einem leisen Lüftchen schwebt und langsam in den Himmel steigt.
9. Lass dich fallen, lass los und genieße einfach diesen Moment der Ruhe und des inneren Friedens.
10. Um sanft aus der Entspannung herauszukommen, bewege zunächst Füße und Hände, dann drehe den Kopf langsam nach rechts und dann nach links.
11. Atme ein, während du dich mit ausgestreckten Armen und Beinen reckst. Atme aus und löse die Spannung wieder. Wiederhole diesen letzten Schritt 3 Mal. Öffne dann langsam die Augen.

Die »Erdung«

1. Setze dich nach ganz hinten auf den Stuhl, drück den Po fest auf die Stuhlkante und entspanne dann langsam den unteren, mittleren und oberen Rücken gegen die Stuhllehne.
2. Die Knie stehen hüftbreit auseinander, die Knöchel unter den Knien und die Füße parallel zueinander.
3. Lege die Handrücken auf deine Oberschenkel, die Handgelenke sind entspannt, die Handflächen zeigen nach oben.
4. Entspanne deine Wangen, deine Kiefer, deine Zunge, bis in den Rachen.
5. Entspanne nun deinen gesamten Körper und lass deinen Atem langsam in den Bauch strömen.
6. Deine Atemzüge werden länger, langsamer und tiefer. Nimm den Kontakt deiner Füße mit dem Boden bewusst wahr.
7. Konzentriere dich mehrere Sekunden lang darauf, wie die Energie der Erde durch deine Fußsohlen in deinen Körper aufsteigt.
8. Stelle dir nun vor, wie Wurzeln aus deinen Fußsohlen sprießen und immer tiefer in den Boden eindringen. Spüre die Erde und lass dich von einem Gefühl der Erdung, der Stabilität, der Ruhe und des Wohlbefindens erfüllen.
9. Um sanft aus der Entspannung herauszukommen, bewege zunächst Füße und Hände, dann drehe den Kopf langsam nach rechts und nach links.
10. Atme ein, während du dich mit ausgestreckten Armen und Beinen reckst. Atme aus und löse die Spannung wieder. Wiederhole diesen letzten Schritt 3 Mal. Öffne dann langsam die Augen.

Fühle Stabilität, Stärke und Selbstvertrauen in dir wachsen!

MEDITATION

BLEIB KONZENTRIERT UND SEI KREATIV!

Beim Meditieren konzentrieren wir uns auf einen Punkt, um die Gedanken allmählich zu beruhigen und den Zustand geistiger Leere zu erreichen. Ziel ist es, inneren Frieden zu finden. Die Meditation ist das Herzstück der Yoga-Praxis und wird auch im Rahmen der Schulmedizin immer häufiger angewandt.

BEWUSSTES ATMEN

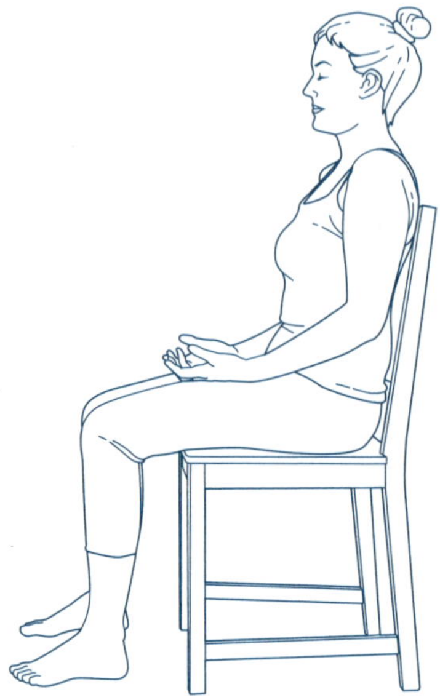

FLAMME BEOBACHTEN

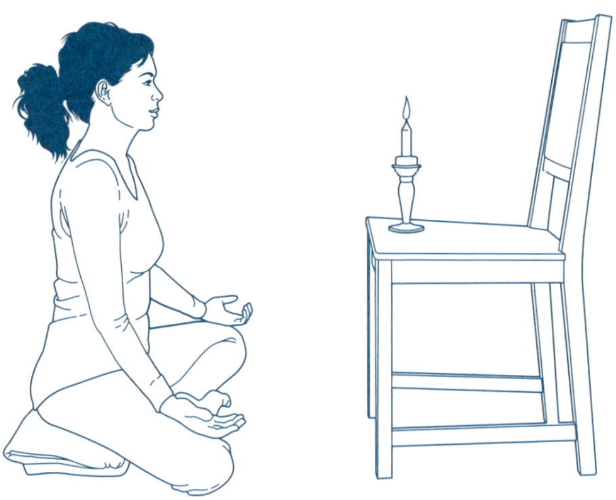

Bewusstes Atmen

1. Setze dich auf dem Stuhl ganz nach hinten, drück den Rücken gegen die Lehne, deine Hände ruhen auf den Oberschenkeln, die Handflächen zeigen nach oben, die Wirbelsäule ist gestreckt.
2. Atme ganz natürlich und nimm dir ein paar Sekunden Zeit, um dem Rhythmus deines Ein- und Ausatmens zu folgen.
3. Konzentriere dich nun auf den Rand deiner Nasenlöcher. Nimm wahr, wie die Luft fließend und ruhig ein- und ausströmt und dabei den Eingang deiner Nasenlöcher streift.
4. Spüre, wie die Luft durch deine Nase strömt, nimm wahr, dass sie beim Einatmen kühler ist als beim Ausatmen, nachdem sie im Inneren deines Körpers erwärmt wurde.
5. Dein Körper entspannt sich, dein Geist wird ruhiger.
6. Achte darauf, dass deine Wirbelsäule lang bleibt und halte diese Position, solange du möchtest.
7. Wenn ein Gedanke in dir aufkommt und du ihn bewusst wahrnimmst, konzentriere dich einfach wieder auf deine Atmung und lass den Gedanken vorbeiziehen, ohne darauf einzugehen. Es ist völlig normal, dass Gedanken aufkommen, und es ist auch nicht Ziel dieser Meditation, sie zu unterdrücken. Nimm einfach wahr, was auftaucht und entscheide dann, worauf du deine Aufmerksamkeit richten möchtest.

Flamme beobachten

1. Stell eine Kerze auf Augenhöhe vor dich hin und zünde sie an.
2. Setze dich mit gekreuzten Beinen auf den Boden (vielleicht auf ein Kissen oder eine Decke), dein Rücken ist gerade und die Hände ruhen auf den Oberschenkeln. Die Handflächen zeigen nach oben. Strecke deine Wirbelsäule nach oben – stell dir vor, du würdest an einem unsichtbaren Faden vom Scheitel aus nach oben gezogen, um Raum zwischen deinen Wirbeln zu schaffen.
3. Atme ganz natürlich. Schließ deine Augen und konzentriere dich für ein paar Sekunden auf den Rhythmus deines Ein- und Ausatmens.
4. Öffne dann die Augen und betrachte die Kerzenflamme etwa 20 bis 30 Sekunden lang.
5. Schließe nun die Augen wieder und betrachte die Flamme, deren Bild nun vor deinem inneren Auge steht. Lass die Augen für 20 bis 30 Sekunden zu.
6. Wiederhole die Übung. Verlängere allmählich die Zeitspanne, während der du die Augen geschlossen hältst. Versuche, das Bild der Flamme möglichst lange vor deinem inneren Auge aufrechtzuerhalten.
7. Solltest deine Gedanken während der Übung abschweifen – was ganz natürlich ist –, fokussiere dich wieder auf das Bild der Flamme vor deinem inneren Auge, sobald du dir dessen bewusst wirst.

Mantras aufsagen

Ein Mantra ist ein Wort, ein Satz oder eine Formel, dessen in einem bestimmten Rhythmus wiederholter Klang die Gedanken kanalisieren und Körper wie auch Geist beruhigen soll. Mantras sind dazu befähigt, den Geist zu »beschäftigen« und werden deshalb als Hilfsmittel in der Meditation eingesetzt.

1. Setze dich vorne auf die Sitzfläche, der Rücken berührt die Stuhllehne nicht, deine Hände ruhen auf den Oberschenkeln. Die Handflächen zeigen nach oben. Strecke deine Wirbelsäule nach oben – stell dir vor, du würdest an einem unsichtbaren Faden vom Scheitel aus nach oben gezogen, um Raum zwischen deinen Wirbeln zu schaffen.
2. Nimm dir nun ein paar Sekunden Zeit, um dir einen Satz zu überlegen, der für das steht, was du dir in diesem Moment wünschst, z. B. »Ich bin ruhig«, »Ich bin fit«, »Ich strahle« oder »Ich bin glücklich«. Idealerweise sollte dieser Satz kurz sein, im Präsenz stehen, keine Verneinung enthalten und das Pronomen »ich« einschließen.
Der Satz sollte zum gegenwärtigen Moment passen und es dir ein gutes Gefühl geben, wenn du ihn wiederholst, als würdest du seine Absicht schon spüren, während du ihn nur im Geiste aufsagst. Dieser Satz kann sich von Tag zu Tag und von Meditation zu Meditation ändern – du entscheidest frei.
3. Wenn du deinen Satz gewählt hast, schließe die Augen. Atme ganz natürlich und konzentriere dich für ein paar Sekunden auf den Rhythmus deines Ein- und Ausatmens.
4. Beginne nun, den Satz in Gedanken und in deinem eigenen Tempo zu rezitieren. Du kannst den Satz auch mehr oder weniger schnell wiederholen. Konzentriere dich auf die kontinuierliche Wiederholung des Satzes und spüre seine Auswirkungen auf deinen Körper und Kopf. Kommt dein Geist zur Ruhe?
5. Wenn ein Gedanke auftaucht, nimm ihn wahr, lass ihn vorüberziehen, ohne ihm weiter Beachtung zu schenken. Stell dir vor, deine Gedanken seien wie Wolken am Himmel: Du siehst sie, du betrachtest sie, ohne sie zu analysieren, und sie ziehen weiter … Ganz einfach.

Unser Geist gleicht einem neugierigen Welpen, der sich für alles interessiert, keine Grenzen kennt und in alle Richtungen läuft. Wir wollen ihn dazu erziehen, sich auf ein Objekt zu konzentrieren und nicht überall wild herumzuspringen. Mithilfe der vorgestellten Methode können wir unsere Gedanken steuern und selbst entscheiden, worauf wir unsere Aufmerksamkeit in jedem Augenblick unseres Alltags richten wollen.

LOS GEHT'S: DEIN 21-TÄGIGER **TRAININGSPLAN**

DEIN 5-MINUTEN-PROGRAMM

1. WOCHE			
YOGA	MONTAG	DIENSTAG	MITTWOCH
ATMUNG	5 lange, tiefe Atemzüge nach dem Aufstehen (verlängerte Einatmung)	5 lange, tiefe Atemzüge nach dem Aufstehen (verlängerte Einatmung)	5 tiefe Atemzüge in einem (öffentlichen) Transportmittel
HALTUNGEN	Eine thematische Übungseinheit deiner Wahl, S. 30 bis 79	Eine thematische Übungseinheit deiner Wahl, S. 30 bis 79	Eine thematische Übungseinheit deiner Wahl, S. 30 bis 79
ENTSPANNUNG			
MEDITATION			

2. WOCHE			
YOGA	MONTAG	DIENSTAG	MITTWOCH
ATMUNG			
HALTUNGEN	Eine thematische Übungseinheit deiner Wahl, S. 30 bis 79	Eine thematische Übungseinheit deiner Wahl, S. 30 bis 79	Eine thematische Übungseinheit deiner Wahl, S. 30 bis 79
ENTSPANNUNG	Anspannen – Loslassen, S. 87	Anspannen – Loslassen, S. 87	Körperscan, S. 88
MEDITATION			

3. WOCHE			
YOGA	MONTAG	DIENSTAG	MITTWOCH
ATMUNG			
HALTUNGEN	Eine thematische Übungseinheit deiner Wahl, S. 30 bis 79	Eine thematische Übungseinheit deiner Wahl, S. 30 bis 79	Eine thematische Übungseinheit deiner Wahl, S. 30 bis 79
ENTSPANNUNG			
MEDITATION	Bewusstes Atmen – 1 Minute, S. 93	Bewusstes Atmen – 1 Minute, S. 93	Flamme beobachten – 1 Minute, S. 93

DONNERSTAG	FREITAG	SAMSTAG	SONNTAG
5 tiefe Atemzüge in einem (öffentlichen) Transportmittel	5 lange, tiefe Atemzüge vor dem Schlafengehen (verlängerte Ausatmung)	5 lange, tiefe Atemzüge vor dem Schlafengehen (verlängerte Ausatmung)	5 tiefe Atemzüge zu einem Zeitpunkt deiner Wahl
Eine thematische Übungseinheit deiner Wahl, S. 30 bis 79	Eine thematische Übungseinheit deiner Wahl, S. 30 bis 79	Eine thematische Übungseinheit deiner Wahl, S. 30 bis 79	Eine thematische Übungseinheit deiner Wahl, S. 30 bis 79

DONNERSTAG	FREITAG	SAMSTAG	SONNTAG
Eine thematische Übungseinheit deiner Wahl, S. 30 bis 79	Eine thematische Übungseinheit deiner Wahl, S. 30 bis 79	Eine thematische Übungseinheit deiner Wahl, S. 30 bis 79	Eine thematische Übungseinheit deiner Wahl, S. 30 bis 79
Körperscan, S. 88	Runterzählen, S. 87	Runterzählen, S. 87	Deine Lieblingstechnik

DONNERSTAG	FREITAG	SAMSTAG	SONNTAG
Eine thematische Übungseinheit deiner Wahl, S. 30 bis 79	Eine thematische Übungseinheit deiner Wahl, S. 30 bis 79	Eine thematische Übungseinheit deiner Wahl, S. 30 bis 79	Eine thematische Übungseinheit deiner Wahl, S. 30 bis 79
Flamme beobachten – 1 Minute, S. 93	Mantra aufsagen – 1 Minute, S. 94	Mantra aufsagen – 1 Minute, S. 94	Deine Lieblingstechnik – 1 Minute

DEIN 10-MINUTEN-PROGRAMM

1. WOCHE

YOGA	MONTAG	DIENSTAG	MITTWOCH
ATMUNG	10 yogische Vollatmungen nach dem Aufstehen (verlängerte Einatmung), S. 82	10 yogische Vollatmungen nach dem Aufstehen (verlängerte Einatmung), S. 82	10 yogische Vollatmungen nach dem Aufstehen (verlängerte Einatmung), S. 82
HALTUNGEN	Eine thematische Übungseinheit deiner Wahl, S. 30 bis 79	Eine thematische Übungseinheit deiner Wahl, S. 30 bis 79	Eine thematische Übungseinheit deiner Wahl, S. 30 bis 79
ENTSPANNUNG	Runterzählen, S. 87	Runterzählen, S. 87	Runterzählen, S. 87
MEDITATION	Bewusstes Atmen – 1 Minute, S. 93	Bewusstes Atmen – 1 Minute, S. 93	Bewusstes Atmen – 1 Minute, S. 93

2. WOCHE

YOGA	MONTAG	DIENSTAG	MITTWOCH
ATMUNG	10 yogische Vollatmungen in einem (öffentlichen) Transportmittel (verlängerte Einatmung), S. 82	10 yogische Vollatmungen in einem (öffentlichen) Transportmittel (verlängerte Einatmung), S. 82	10 yogische Vollatmungen in einem (öffentlichen) Transportmittel (verlängerte Einatmung), S. 82
HALTUNGEN	Eine thematische Übungseinheit deiner Wahl, S. 30 bis 79	Eine thematische Übungseinheit deiner Wahl, S. 30 bis 79	Eine thematische Übungseinheit deiner Wahl, S. 30 bis 79
ENTSPANNUNG	Anspannen – Loslassen, S. 87	Anspannen – Loslassen, S. 87	Anspannen – Loslassen, S. 87
MEDITATION	Flamme beobachten – 1 Minute, S. 93	Flamme beobachten – 1 Minute, S. 93	Flamme beobachten – 1 Minute, S. 93

3. WOCHE

YOGA	MONTAG	DIENSTAG	MITTWOCH
ATMUNG	10 yogische Vollatmungen vor dem Schlafengehen (verlängerte Ausatmung), S. 82	10 yogische Vollatmungen vor dem Schlafengehen (verlängerte Ausatmung), S. 82	10 yogische Vollatmungen vor dem Schlafengehen (verlängerte Ausatmung), S. 82
HALTUNGEN	Eine thematische Übungseinheit deiner Wahl, S. 30 bis 79	Eine thematische Übungseinheit deiner Wahl, S. 30 bis 79	Eine thematische Übungseinheit deiner Wahl, S. 30 bis 79
ENTSPANNUNG	Körperscan, S. 88	Körperscan, S. 88	Körperscan, S. 88
MEDITATION	Mantra aufsagen – 1 Minute, S. 94	Mantra aufsagen – 1 Minute, S. 94	Mantra aufsagen – 1 Minute, S. 94

DONNERSTAG	FREITAG	SAMSTAG	SONNTAG
10 yogische Vollatmungen nach dem Aufstehen (verlängerte Einatmung), S. 82	10 yogische Vollatmungen nach dem Aufstehen (verlängerte Einatmung), S. 82	10 yogische Vollatmungen nach dem Aufstehen (verlängerte Einatmung), S. 82	10 yogische Vollatmungen nach dem Aufstehen (verlängerte Einatmung), S. 82
Eine thematische Übungseinheit deiner Wahl, S. 30 bis 79	Eine thematische Übungseinheit deiner Wahl, S. 30 bis 79	Eine thematische Übungseinheit deiner Wahl, S. 30 bis 79	Eine thematische Übungseinheit deiner Wahl, S. 30 bis 79
Runterzählen, S. 87	Runterzählen, S. 87	Runterzählen, S. 87	Runterzählen, S. 87
Bewusstes Atmen – 1 Minute, S. 93	Bewusstes Atmen – 1 Minute, S. 93	Bewusstes Atmen – 1 Minute, S. 93	Bewusstes Atmen – 1 Minute, S. 93

DONNERSTAG	FREITAG	SAMSTAG	SONNTAG
10 yogische Vollatmungen in einem (öffentlichen) Transportmittel (verlängerte Einatmung), S. 82	10 yogische Vollatmungen in einem (öffentlichen) Transportmittel (verlängerte Einatmung), S. 82	10 yogische Vollatmungen in einem (öffentlichen) Transportmittel (verlängerte Einatmung), S. 82	10 yogische Vollatmungen in einem (öffentlichen) Transportmittel (verlängerte Einatmung), S. 82
Eine thematische Übungseinheit deiner Wahl, S. 30 bis 79	Eine thematische Übungseinheit deiner Wahl, S. 30 bis 79	Eine thematische Übungseinheit deiner Wahl, S. 30 bis 79	Eine thematische Übungseinheit deiner Wahl, S. 30 bis 79
Anspannen – Loslassen, S. 87	Anspannen – Loslassen, S. 87	Anspannen – Loslassen, S. 87	Anspannen – Loslassen, S. 87
Flamme beobachten – 1 Minute, S. 93	Flamme beobachten – 1 Minute, S. 93	Flamme beobachten – 1 Minute, S. 93	Flamme beobachten – 1 Minute, S. 93

DONNERSTAG	FREITAG	SAMSTAG	SONNTAG
10 yogische Vollatmungen vor dem Schlafengehen (verlängerte Ausatmung), S. 82	10 yogische Vollatmungen vor dem Schlafengehen (verlängerte Ausatmung), S. 82	10 yogische Vollatmungen vor dem Schlafengehen (verlängerte Ausatmung), S. 82	10 yogische Vollatmungen vor dem Schlafengehen (verlängerte Ausatmung), S. 82
Eine thematische Übungseinheit deiner Wahl, S. 30 bis 79	Eine thematische Übungseinheit deiner Wahl, S. 30 bis 79	Eine thematische Übungseinheit deiner Wahl, S. 30 bis 79	Eine thematische Übungseinheit deiner Wahl, S. 30 bis 79
Körperscan, S. 88	Körperscan, S. 88	Körperscan, S. 88	Körperscan, S. 88
Mantra aufsagen – 1 Minute, S. 94	Mantra aufsagen – 1 Minute, S. 94	Mantra aufsagen – 1 Minute, S. 94	Mantra aufsagen – 1 Minute, S. 94

DEIN 15-MINUTEN-PROGRAMM

1. WOCHE			
YOGA	MONTAG	DIENSTAG	MITTWOCH
ATMUNG	15 yogische Vollatmungen nach dem Aufstehen (verlängerte Einatmung), S. 82	15 yogische Vollatmungen nach dem Aufstehen (verlängerte Einatmung), S. 82	15 yogische Vollatmungen nach dem Aufstehen (verlängerte Einatmung), S. 82
HALTUNGEN	Eine thematische Übungseinheit deiner Wahl, S. 30 bis 79	Eine thematische Übungseinheit deiner Wahl, S. 30 bis 79	Eine thematische Übungseinheit deiner Wahl, S. 30 bis 79
ENTSPANNUNG	Runterzählen, S. 87	Runterzählen, S. 87	Runterzählen, S. 87
MEDITATION	Bewusstes Atmen – 3 Minuten, S. 93	Bewusstes Atmen – 3 Minuten, S. 93	Bewusstes Atmen – 3 Minuten, S. 93

2. WOCHE			
YOGA	MONTAG	DIENSTAG	MITTWOCH
ATMUNG	15 yogische Vollatmungen in einem (öffentlichen) Transportmittel, S. 82	15 yogische Vollatmungen in einem (öffentlichen) Transportmittel, S. 82	15 yogische Vollatmungen in einem (öffentlichen) Transportmittel, S. 82
HALTUNGEN	Eine thematische Übungseinheit deiner Wahl, S. 30 bis 79	Eine thematische Übungseinheit deiner Wahl, S. 30 bis 79	Eine thematische Übungseinheit deiner Wahl, S. 30 bis 79
ENTSPANNUNG	Anspannen – Loslassen, S. 87	Anspannen – Loslassen, S. 87	Anspannen – Loslassen, S. 87
MEDITATION	Flamme beobachten – 3 Minuten, S. 93	Flamme beobachten – 3 Minuten, S. 93	Flamme beobachten – 3 Minuten, S. 93

3. WOCHE			
YOGA	MONTAG	DIENSTAG	MITTWOCH
ATMUNG	15 yogische Vollatmungen vor dem Schlafengehen (verlängerte Ausatmung), S. 82	15 yogische Vollatmungen vor dem Schlafengehen (verlängerte Ausatmung), S. 82	15 yogische Vollatmungen vor dem Schlafengehen (verlängerte Ausatmung), S. 82
HALTUNGEN	Eine thematische Übungseinheit deiner Wahl, S. 30 bis 79	Eine thematische Übungseinheit deiner Wahl, S. 30 bis 79	Eine thematische Übungseinheit deiner Wahl, S. 30 bis 79
ENTSPANNUNG	Körperscan, S. 88	Körperscan, S. 88	Körperscan, S. 88
MEDITATION	Mantra aufsagen – 3 Minuten, S. 94	Mantra aufsagen – 3 Minuten, S. 94	Mantra aufsagen – 3 Minuten, S. 94

DONNERSTAG	FREITAG	SAMSTAG	SONNTAG
15 yogische Vollatmungen nach dem Aufstehen (verlängerte Einatmung), S. 82	15 yogische Vollatmungen nach dem Aufstehen (verlängerte Einatmung), S. 82	15 yogische Vollatmungen nach dem Aufstehen (verlängerte Einatmung), S. 82	15 yogische Vollatmungen nach dem Aufstehen (verlängerte Einatmung), S. 82
Eine thematische Übungseinheit deiner Wahl, S. 30 bis 79	Eine thematische Übungseinheit deiner Wahl, S. 30 bis 79	Eine thematische Übungseinheit deiner Wahl, S. 30 bis 79	Eine thematische Übungseinheit deiner Wahl, S. 30 bis 79
Runterzählen, S. 87	Runterzählen, S. 87	Runterzählen, S. 87	Runterzählen, S. 87
Bewusstes Atmen – 3 Minuten, S. 93	Bewusstes Atmen – 3 Minuten, S. 93	Bewusstes Atmen – 3 Minuten, S. 93	Bewusstes Atmen – 3 Minuten, S. 93

DONNERSTAG	FREITAG	SAMSTAG	SONNTAG
15 yogische Vollatmungen in einem (öffentlichen) Transportmittel, S. 82	15 yogische Vollatmungen in einem (öffentlichen) Transportmittel, S. 82	15 yogische Vollatmungen in einem (öffentlichen) Transportmittel, S. 82	15 yogische Vollatmungen in einem (öffentlichen) Transportmittel, S. 82
Eine thematische Übungseinheit deiner Wahl, S. 30 bis 79	Eine thematische Übungseinheit deiner Wahl, S. 30 bis 79	Eine thematische Übungseinheit deiner Wahl, S. 30 bis 79	Eine thematische Übungseinheit deiner Wahl, S. 30 bis 79
Anspannen – Loslassen, S. 87	Anspannen – Loslassen, S. 87	Anspannen – Loslassen, S. 87	Anspannen – Loslassen, S. 87
Flamme beobachten – 3 Minuten, S. 93	Flamme beobachten – 3 Minuten, S. 93	Flamme beobachten – 3 Minuten, S. 93	Flamme beobachten – 3 Minuten, S. 93

DONNERSTAG	FREITAG	SAMSTAG	SONNTAG
15 yogische Vollatmungen vor dem Schlafengehen (verlängerte Ausatmung), S. 82	15 yogische Vollatmungen vor dem Schlafengehen (verlängerte Ausatmung), S. 82	15 yogische Vollatmungen vor dem Schlafengehen (verlängerte Ausatmung), S. 82	15 yogische Vollatmungen vor dem Schlafengehen (verlängerte Ausatmung), S. 82
Eine thematische Übungseinheit deiner Wahl, S. 30 bis 79	Eine thematische Übungseinheit deiner Wahl, S. 30 bis 79	Eine thematische Übungseinheit deiner Wahl, S. 30 bis 79	Eine thematische Übungseinheit deiner Wahl, S. 30 bis 79
Körperscan, S. 88	Körperscan, S. 88	Körperscan, S. 88	Körperscan, S. 88
Mantra aufsagen – 3 Minuten, S. 94	Mantra aufsagen – 3 Minuten, S. 94	Mantra aufsagen – 3 Minuten, S. 94	Mantra aufsagen – 3 Minuten, S. 94

FÜR EINE
TOLLE FIGUR!

YOGA UND **ABNEHMEN** – WAS IST DRAN?

NIMMT MAN DURCH YOGA AB?

Nein![5] Aber:

- Indem Yoga die gesamte Körpermuskulatur strafft, sorgt es auch für eine schmalere Silhouette.
- Es unterstützt die Gewichtsregulierung.
- Es mildert die Stressreaktion, die zu Gewichtsschwankungen führen kann.
- Es hilft dabei, das für die individuelle Gesundheit ideale Gewicht zu halten.

Wenn du übergewichtig bist, unterstützt es dich beim Abnehmen.

Wenn du zu dünn bist, hilft es dir dabei, Gewicht zuzulegen.

Yoga trägt zum Gleichgewicht und zur optimalen Gesundheit des Körpers bei.

Da es auf den gesamten Körper wirkt, unterstützt es auch die Verdauung, die Nährstoffaufnahme und die Ausscheidungsfunktion. Der Organismus nimmt also Nährstoffe besser auf und scheidet Abfallprodukte (Schadstoffe) leichter aus – und wird dadurch entgiftet.

Zudem fördert Yoga die Regulierung des Nervensystems und erhöht so die Resilienz gegen Stress und dessen negative Auswirkungen auf das Körpergewicht.

All dies trägt zu einer besseren Allgemeingesundheit bei, was sich auch auf das Körpergewicht auswirkt. Laufende Studien zum Thema Fettleibigkeit deuten darauf hin, dass psychokörperliche Ansätze wie das Yoga mit seinen 4 Säulen (S. 15) »die Gewichtsregulierung erleichtern könnten, unter anderem durch eine Verbesserung des Essverhaltens«.

Yoga kann dir also eine wertvolle Unterstützung bei der Regulierung deines Körpergewichts bieten. Experten sind sich jedoch einig, dass es beim Abnehmen in erster Linie auf die Ernährung ankommt. Wenn du deinem Körper mehr Energie zuführst, als er verbraucht, wirst du nicht abnehmen. Das Erfolgsrezept: Kombiniere die 21-Tage-Gesundheits-Challenge (S. 119) mit einer ausgewogenen Ernährung, die deinen individuellen Bedürfnissen angepasst ist.

---

5 Intensiv praktiziertes Yoga kann die Kalorienverbrennung unterstützen – das bedeutet jedoch nicht automatisch, dass Yoga schlank macht. Manche Haltungen fördern den Fettabbau im Bauchbereich, doch sind diese Effekte meist weder besonders deutlich sichtbar noch dauerhaft, wenn das Yoga nicht durch eine ausgewogene Ernährung ergänzt wird. Es ist vor allem die positive Wirkung von Yoga auf Stress (der sowohl zu übermäßigem Gewichtsverlust wie auch zur Gewichtszunahme führen kann), die es dem Körper ermöglicht, das für ihn ideale Gewicht wiederzufinden (Rückkehr zur Homöostase).

GEWICHTSPROBLEME VERSTEHEN

Wenn sich eine Gewichtszunahme rein auf übermäßigen Appetit zurückführen lässt, ist es vergleichsweise einfach: Du brauchst nur deine Essgewohnheiten zu regulieren und nicht mehr weiterzuessen, wenn das Sättigungsgefühl eintritt – so kannst du dein Idealgewicht erreichen. Wird das Verlangen nach Essen jedoch unkontrollierbar und das Sättigungssignal unterdrückt, giert der Körper nach Nahrung, obwohl er keinen echten Hunger verspürt, oder scheint er niemals satt zu werden, dann liegt eine Dysbalance auf einer tieferen Ebene vor.

Wie wir in den ersten Kapiteln gesehen haben, zählt Stress zu den Hauptursachen für ein inneres Ungleichgewicht. Bleibt dieses dauerhaft bestehen, kann es hormonelle Störungen auslösen, die ihrerseits extreme Gewichtszunahmen oder -abnahmen bewirken können. Unter Stress gerät der Körper in einen Alarmzustand, in dem er entweder eine höhere Menge an Energie verbraucht oder aber Fettreserven anlegt, was sich als Gewichtsverlust oder eine übermäßige Gewichtszunahme äußert. Übergewicht kann auch auf Kompensationsmechanismen zurückzuführen sein, den Versuch, das durch Stress oder negative Emotionen erregte Unwohlsein zu beseitigen. Angesichts eines anhaltenden inneren Leidenszustands sucht der Körper nach Strategien, um diesen zu beenden und die Homöostase (das innere Gleichgewicht) wiederherzustellen. Dann greift der Organismus bevorzugt zu Lösungen, die schnell und einfach Glücksgefühle erzeugen. Doch diese kompensatorischen Vergnügungen bieten bloß einen kurzfristigen Ausgleich, heilen aber nicht die eigentlichen Ursachen von Stress und Unwohlsein. Die Freuden halten nicht lange an, sobald sie nachlassen, verstärken sich Stress und Unwohlsein oft noch weiter, da sie von Schuld- und Schamgefühlen begleitet sind, die alles nur noch verschlimmern. So entsteht ein Teufelskreis.

Diese Mechanismen (Ausgleich, Befriedigung, Belohnung) können leicht in Abhängigkeit münden: Exzessiver Konsum von Alkohol, Tabak, Essen und Sex soll rasch Glücksgefühle hervorrufen. Das gilt auch für Drogen und Social Media oder Videospiel-Exzesse: Sie sollen den Kopf leeren oder die Flucht vor der Realität ermöglichen. Zwanghaftes Shopping (»Impulskäufe«) aktiviert das Belohnungssystem im Gehirn. Mit derartigen Verhaltensweisen wird der Organismus betäubt und überbordende Gefühle und Gedanken eingedämmt. Doch das erlösende Gefühl ist leider nur von kurzer Dauer und der »Teufelskreis der Abhängigkeit« beginnt von vorn.

DU MUSST DEINEN FEIND KENNEN, UM IHN BESIEGEN ZU KÖNNEN

Um die Gefühle von Stress und Unwohlsein zu überwinden, musst du zunächst den »Auslöser« dafür finden – und das gelingt nur, wenn du erkennst, was in dir vorgeht. Die negativen Gefühle und Reaktionen kannst du nur identifizieren und verstehen, wenn du innehältst und genau beobachtest, wie sie sich auf Körper, Emotionen und Geist auswirken. Wenn das Gewicht zum Problem wird, liegt es oftmals daran, dass die Verbindung, der Sinn und das Zusammenspiel

DER ZUSAMMENHANG ZWISCHEN GEFÜHLEN UND GEWICHT

Aus Zeitmangel greifen wir heute in unserem Alltag immer öfter und immer mehr zu Fertigprodukten. *Junkfood* ist allgegenwärtig, die Werbung verführt uns zum Naschen. Dadurch haben sich unsere Essgewohnheiten grundlegend verändert. Essen wird dann auch leicht zum Ausgleich, der sofortige Befriedigung verschafft. »Gefühle essen« und bulimisches *Binge-Eating* sind Bewältigungsmechanismen, mit denen wir Stress, Langeweile, Einsamkeit, Angst oder Wut lindern wollen. Wird es zur Gewohnheit, auf Stress und negative Emotionen mit Essen zu reagieren, wird die Nahrungsaufnahme zwanghaft. Solche Verhaltensmuster zu durchbrechen, ist schwer – ganz besonders in Stresssituationen.

SCHLECHTE GEWOHNHEITEN LASSEN SICH NUR SCHWER ABLEGEN

Um hier aktiv zu werden, benötigst du Energie! Es ist völlig normal, dass es uns schwerfällt, neue Gewohnheiten zu etablieren. Wenn du gestresst, übermüdet oder unterernährt bist, fehlt deinem Körper die nötige Energie. Längerfristig steht ihm nicht mehr genug »Treibstoff« zur Verfügung, um seine optimale Funktionsfähigkeit aufrechtzuerhalten, sodass er sich bei seinen Entscheidungen auf das Wesentlichste konzentriert: Der Körper schaltet in den Überlebensmodus. Und dieser verbraucht viel Energie – auf Kosten jener Gehirnregionen, die für Aufmerksamkeit, Konzentration, Reflexion, logisches Denken und Argumentieren, Kreativität, Lernen, das Treffen fundierter Entscheidungen, ein zuverlässiges Gedächtnis sowie für die Beherrschung von Gefühlen und Gedanken zuständig sind. Das Gehirn läuft dann auf Autopilot: Bei anhaltendem Stress übernehmen unsere alten Gewohnheiten ganz selbstverständlich wieder das Ruder.

zwischen Körper, Geist und Emotionen verloren gegangen sind. Yoga bringt diese Elemente wieder zusammen und in Einklang: Der Mensch ist ein ganzheitliches Wesen, das nur funktioniert, wenn es mit sich selbst im Gleichgewicht ist. In einem Leben voller unvorhersehbarer Ereignisse gleicht das Yoga einem Steuer, mit dem wir das »Boot« aus Körper, Geist und Emotionen kontrollieren und im Gleichgewicht halten könnten – ob bei stürmischer See, bei einer angenehmen frischen Brise oder bei völliger Windstille.

TECHNIKEN FÜR EINE ERFOLGREICHE GEWICHTSREGULIERUNG

Bevor wir uns mit den Techniken befassen, lass uns zunächst über Wohlwollen, Achtsamkeit und Selbstregulation sprechen! Wohlwollen wird definiert als ein »freundliches, günstiges Gesinntsein jemandem gegenüber [6]«, das im Hinblick auf ein besseres Wohlbefinden bei uns selbst beginnen muss.

Wohlwollen ist ein zentrales Element des Ansatzes der Achtsamkeit (siehe den Kasten »Achtsamkeit praktizieren« auf S. 108), der oft definiert wird als die Fähigkeit, im »Hier und Jetzt« zu sein (siehe den Abschnitt »Meditation« in der Tabelle auf S. 16). Achtsamkeit erlaubt uns, einen Zustand der vollen geistigen Klarheit zu erlangen, in dem wir uns unserer äußeren Umgebung wie auch unserer inneren Empfindungen bewusst, präsent und aufmerksam sind.

Diese Offenheit uns selbst und der Welt gegenüber fördert das Wohlwollen – eine der Säulen einer guten körperlichen und seelischen Gesundheit. Wenn wir diese Achtsamkeit in unserem Alltag kultivieren, entwickeln wir unsere Fähigkeit, uns unseres Verhaltens bewusst zu werden. Wir treten quasi einen Schritt zurück und betrachten uns von außen.

Mit dieser neuen Perspektive fällt es leichter, uns selbst wohlwollend statt verurteilend zu begegnen – vor allem angesichts unserer schädlichen Gewohnheiten wie:

- zwanghaftes Essen,
- den Tag vor dem Fernseher ausklingen lassen, obwohl wir schon den ganzen Tag gesessen haben,
- übermäßiger Alkoholkonsum,
- der Griff in die Chipstüte usw.

Mit der Zeit haben sich diese kompensatorischen Verhaltensweisen als Muster eingeschliffen, sind zu Reflexen geworden und entsprechend schwer zu ändern oder abzulegen. Daher ist es eine gute Gewohnheit, wenn wir uns selbst bewusst beobachten und uns gerade hinsichtlich unserer emotionalen Schwächen mit Wohlwollen begegnen. Nur so können wir uns nach und nach dafür entscheiden, anders zu handeln. Wenn du Achtsamkeit gepaart mit Wohlwollen praktizierst, schulst du deine Fähigkeit der sogenannten Selbstregulation [7]: Das heißt, du übst dich darin, deine eigene Wahrnehmung zu erkennen und dein eigenes Verhalten – abhängig von den vorherrschenden Reizen in einer Situation – bewusst zu steuern. Konkret besteht der Ansatz darin:

- sich selbst zu beobachten,
- die eigenen Reaktionen nachzuvollziehen,
- sich selbst besser kennenzulernen und zu verstehen,
- sich eine »Werkzeugkiste« für die Selbstregulation zuzulegen,
- das richtige Werkzeug zur richtigen Zeit einzusetzen!

---

6 Digitales Wörterbuch der Deutschen Sprache, elektronische Version

7 In der Ergotherapie umfasst »Selbstregulation die Reaktion von Gehirn und Körper auf Stress, zum Beispiel durch Energieverbrauch, Erholung und Regenerierung«. Shanker, 2020. »Selbstregulation ist die Fähigkeit, das richtige Bewusstseinslevel für eine Aufgabe oder Situation zu erreichen, zu halten oder zu verändern.« Shellenberger und Williams, 1998.

ACHTSAMKEIT PRAKTIZIEREN

- Wie die Meditation lässt sich auch Achtsamkeit im Sitzen üben. Ziel ist es jedoch, sie nach und nach im Alltag zu praktizieren, eine Art »Meditation in Action«.
- Stelle oder setze dich hin, halte die Augen geschlossen, geöffnet oder halb geschlossen. Nimm deinen Atemrhythmus wahr. Ist deine Atmung schnell und abgehackt? Wenn ja, atme bewusst langsamer, bis deine Atmung ruhig und gleichmäßig ist. Spüre nun bewusst in dich hinein, nimm deine Gefühlslage wahr – ganz ohne darüber zu urteilen.
  - Körperlich: Wie reagiert dein Körper? Gibt es angespannte Muskeln oder Verspannungen, die vorherrschen? Wenn ja, entspanne deinen Körper ein wenig mehr, indem du deine Atmung weiter verlangsamst.
  - Geistig: Beobachte den Fluss deiner Gedanken. Ist dein Gehirn überlastet? Wenn ja, konzentriere dich auf einen Teil deines Körper, z. B. auf deine Hände, und verlangsame deine Atmung weiter.
  - Emotional: Steht ein Gefühl besonders im Vordergrund? Kannst du es benennen? Ist es eher weniger intensiv oder überwältigend? Nimmst du es an einer bestimmten Stelle im Körper wahr? Wenn ja, konzentriere dich auf diese Region und verlangsame deine Atmung weiter.

JEDEN TAG EINE NEUE GEWOHNHEIT

Es gibt kein magisches Erfolgsrezept: Die Rückkehr zu gesunden Gewohnheiten braucht ihre Zeit. Du musst Verantwortung übernehmen und bestimmte Verhaltensweisen – mit Geduld und Wohlwollen dir selbst gegenüber – wählen oder verändern. Vertraue auf deine Fähigkeit zur Selbstregulation! Wir wollen dich auf diesem Weg begleiten und haben deshalb auf den nächsten Seiten eine 21-Tage-Gesundheits-Challenge mit täglichen Übungen für dich vorbereitet. Sie werden dir helfen, bei der Stange zu bleiben und den Weg hin zu neuen Lebensgewohnheiten zu beschreiten.

WARUM GERADE 21 TAGE?

Es, heißt, man brauche 21 Tage, um eine neue Gewohnheit zu etablieren. Für eine echte, dauerhafte Verhaltensänderung muss man allerdings in Wirklichkeit mit einem Zeitraum zwischen 18 und 254 Tagen (66 Tage im Durchschnitt [8]) rechnen, wobei auch zu berücksichtigen ist, dass manche Gewohnheiten schwerer abzulegen sind als andere. Nach 21 Tagen werden jedoch die ersten Vorteile der neuen Gewohnheit erkennbar, was wiederum Motivation und Engagement stärkt! [9]

Weiter geht es mit den **konkreten Techniken der Gesundheits-Challenge** und den Gründen, warum wir sie ausgewählt haben.

Unbedingt viel Wasser trinken!

Der Körper eines erwachsenen Menschen besteht zu etwa 60 % aus Wasser, der Großteil befindet sich innerhalb der Zellen. Jeden Tag verliert der Körper über Schweiß, Urin und Atmung etwa 2,5 Liter Wasser, die ersetzt werden müssen. Um eine ausreichende Flüssigkeitszufuhr sicherzustellen, die für eine bessere Durchblutung und Ausscheidung sorgt, müssen wir auf nüchternen Magen und über den Tag verteilt ausreichend trinken. Wasser unterstützt den Körper beim Entgiften, es ist auch zur Reinigung des Lymphsystems notwendig, es optimiert den Verdauungsprozess und vermittelt gleichzeitig das Sättigungsgefühl.

Wasser trinken in der Praxis

Trinke nach dem Aufstehen ein bis zwei große Gläser Wasser mit Zimmertemperatur. Du kannst die positive Wirkung noch verstärken, indem du ein paar Tropfen frischen Zitronensaft zugibst. Warte anschließend 40 Minuten bis zur nächsten Mahlzeit. [10]

Die Herzkohärenz-Atmung

Die Herzfrequenz variiert je nach Atmung. Beim Einatmen wird der Herzschlag schneller, beim Ausatmen wieder langsamer. Die Herzkohärenz-Atmung bringt das Herz dazu, in einem bestimmten Rhythmus zu schlagen, das heißt, die Atmung wird bewusst mit dem Herzschlag synchronisiert. Schon wenige Minuten mit dieser Atemtechnik bescheren dir zahlreiche gesundheitliche Vorteile, wie zum Beispiel die Harmonisierung des Nervensystems (siehe S. 10). Diese

8 Laut einer Studie, die 2009 im European Journal of Social Psychology veröffentlicht wurde.

9 Jean-François Villeneuve, klinischer Psychologe und Verhaltenstherapeut, glaubt: »Es ist nicht zwangsweise falsch, 21 Tage als Ziel zu setzen. In dieser Zeit können die Personen die Vorteile der neuen Gewohnheit erkennen. Allerdings braucht es meiner Ansicht nach eher 6 Monate dauerhafter Anstrengung, um eine neue Gewohnheit zu etablieren.«

10 Veröffentlichung »Boire de l'eau à jeun: les bienfaits«. Samuel Rault, Online-Apotheke Pharma GDD. 2016 veröffentlicht, 2023 aktualisiert

Effekte auf den Körper können bis zu 4 Stunden anhalten – sie gilt daher als besonders wirksame Methode zur Stressbewältigung.

Die Herzkohärenz-Atmung in der Praxis

Empfohlene Anwendung: 365! Übe diese Atemtechnik 3 Mal täglich mit der Frequenz von 6 Atemzügen pro Minute (5 Sekunden einatmen, 5 Sekunden ausatmen) über einen Zeitraum von 5 Minuten. Du kannst die Sekunden im Kopf mitzählen oder Hilfsmittel in Browser-Anwendungen oder in Apps auf Mobilgeräten nutzen. Für eine optimale Atemtechnik kombiniere die Herzkohärenz-Atmung mit der yogischen Vollatmung (siehe S. 82).

Haltungen des Stuhl-Yoga

Tägliche Bewegung ist für Vielsitzer wichtig, sie bekämpft Bewegungsmangel und fördert die Gesundheit von Organen, Muskeln, Knochen usw. Dynamische Yoga-Haltungen und Drehungen, kombiniert mit einer tiefen, ruhigen Atmung (um den Stressmechanismus in Schach zu halten), sind hervorragend dazu geeignet, um den Körper zur Kalorienverbrennung und Ausscheidung anzuregen. Deine Stuhl-Yoga-Einheiten sollten daher zwar körperlich fordernd sein, dich zugleich aber innerlich beruhigen!

Stuhl-Yoga in der Praxis

Auf Seite 120 findest du eine detaillierte Yoga-Übung auf dem Stuhl, die dir hilft, deine Silhouette schöner zu formen, deinen Körper zu kräftigen, die Verdauung und Ausscheidung anzuregen sowie die Kalorienverbrennung zu unterstützen. Wenn dir diese Übung für den Anfang zu anstrengend ist, empfehlen wir dir als Einstieg die *Übungen zur Verbesserung der Verdauung* (S. 66).

Shaking und Entspannung

Mit dieser Technik wird der Körper ganz natürlich und schnell ausgeschüttelt, um Muskeln und Verspannungen zu lösen. *Shaking* kann außerdem dabei helfen, dich von Stress, körperlichen Blockaden, verdrängten Emotionen und seelischen Traumata zu befreien.

Shaking in der Praxis

Stelle dich gerade hin, am besten barfuß, die Beine stehen hüftbreit auseinander, die Knie sind locker, um den Körper locker zu halten.

Atme ein paar Mal tief ein und aus, um deine Aufmerksamkeit nach innen zu lenken, dich zu zentrieren und deinen Körper zu entspannen.

- Schüttele zuerst sanft deine Hände, als wären sie aus Stoff. Gehe weiter zu den Armen und übertrage die Schüttelbewegungen ganz natürlich weiter auf Schultern, Rücken, Brust, Bauch, Becken, Beine und Füße.

- Lass deinen Körper dabei ganz natürlich seine Art und seinen eigenen Rhythmus finden, sich zu schütteln, ohne deine Bewegungen zu forcieren oder zu kontrollieren.
- Spüre in Körperregionen, die sich nur schwer lockern lassen. Stell dir vor, dass deine Schüttelbewegungen immer tiefer in diese »verhärteten« Körperteile eindringen, um möglichst viele Verspannungen in diesen Bereichen zu lösen.
- Variiere die Bewegungen und Intensitäten – teste einfach deine Möglichkeiten aus!
- Schüttele den Körper weiter und lass deinen Gefühlen freien Lauf: Du kannst lachen, weinen, schreien, laute Vokale ausstoßen, Geräusche machen – erhebe ruhig deine Stimme! Wenn sich dein Körper effektiv schüttelt, werden die Laute, die du von dir gibst, etwas zittrig sein. Lass einfach alles raus, was kommt, ohne etwas zurückzuhalten oder zu bewerten.
- Verlangsame nun das Tempo allmählich, in deinem Rhythmus und ebenso sanft, bis du zum Stillstand kommst.
- Bleib stehen oder setz dich mit geradem Rücken auf eine Stuhlkante. Atme nun wieder langsam und tief ein und aus und lenke deine Aufmerksamkeit nach innen.
- Nimm dir einen Moment Zeit, um den Wirkungen des *Shakings* nachzuspüren.

Shaking hilft dabei, sowohl körperliche als auch emotionale Anspannungen zu beseitigen. Anschließend kannst du dich sehr gut hinsetzen und die Entspannungsübung »Runterzählen« praktizieren (S. 87).

Surya Mudra

Mudras sind symbolische und heilige Handgesten, die Energie lenken und den Energiefluss im Körper anregen können. Laut dem Ayurveda verstärkt das Surya Mudra das Element Feuer (Energie und Wärme) im Körper und fördert damit seine Kraft zur Umwandlung von Materie, insbesondere die des Verdauungsfeuers. Verdauung und Ausscheidung beeinflussen das Element Erde, das die Struktur des Körpers bildet und für Wachstum sowie die Entwicklung von Muskel- und Fettgewebe zuständig ist.

Vorteile des Surya Mudra

- kurbelt einen trägen Stoffwechsel an
- bringt Hungergefühl, Heißhunger und das Verlangen nach Knabbereien unter Kontrolle
- reguliert die Leber, den Magen und fettige Haut
- stärkt das Selbstvertrauen und die Wandlungsfähigkeit
- fördert körperliche (Antriebs)Kraft und vertreibt Trägheit
- bekämpft Stress und Depressionen

Surya Mudra in der Praxis

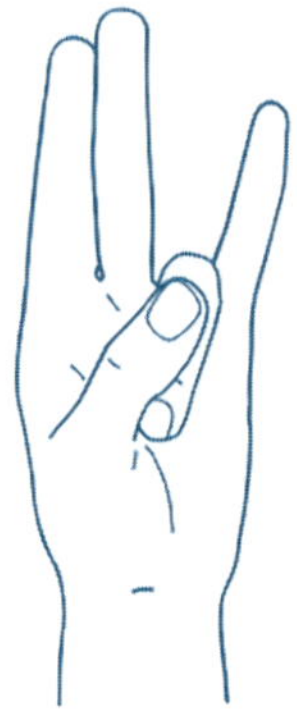

Lege deinen Daumen (das Feuer) auf deinen Ringfinger (die Erde), dessen Spitze soll an der Daumenbasis aufliegen. Die übrigen Finger sind ausgestreckt. Die dominierende Position des Elements Feuer hilft, das Element Erde zu reduzieren, das bei Übergewicht im Übermaß vorhanden ist. Um das Element Feuer zu verstärken, kannst du mit dem Daumen sanft mehr Druck auf den Ringfinger ausüben.

Anfangs wird dieses Mudra in einer bequemen Sitzhaltung auf einem Teppich, Kissen oder Stuhl praktiziert (vermeide jedoch den direkten Kontakt mit der Erde). Die Hände ruhen auf den Oberschenkeln, deine Augen sind geschlossen, und du konzentrierst dich ganz auf deine Atmung. Wenn du mit der Übung besser vertraut bist, kannst du sie auch im Liegen, im Stehen oder sogar im Gehen anwenden.

Wann sollte Surya Mudra praktiziert werden?

Vor dem Essen oder 45 bis 60 Minuten danach.

Die Sonne ist das Feuerelement schlechthin, deswegen wirkt dieses Mudra bei Sonnenaufgang besonders stark.

Wie lange soll das Mudra gehalten werden?

Diese Handgeste kann anstrengen. Beginne daher mit nur 5 Minuten. Mit etwas Übung kannst du die Dauer auf bis zu 25 Minuten steigern oder das Mudra drei- bis viermal täglich für jeweils 10 bis 15 Minuten halten. Die empfohlene Dauer sollte nicht überschritten werden. Im Sommer solltest du zudem vorher ausreichend Wasser trinken und die Übung abzukürzen.

Kontraindikationen

Bei körperlicher Schwäche, Sodbrennen, gastroösophagealem Reflux, Fieber, Hitzewallungen sowie bei Neigung zu Reizbarkeit und Aufbrausen, innerer Unruhe oder bei Untergewicht solltest du dieses Mudra nicht anwenden.

Achtsam spazieren gehen

Gehst du im Alltag nur selten spazieren? Du hast gelesen, dass es gleich 10 000 Schritte am Tag sein müssen und hältst das für unrealistisch? Tatsächlich entspricht das 7,5 Kilometern am Tag – eine Zahl, auf die viele Menschen nur schwer kommen. Doch keine Sorge, Studien haben gezeigt, dass bereits 15 Minuten Spazierengehen am Tag reichen und das Risiko für Herz-Kreislauf-Erkrankungen um 14 % senken können.[11] Auf lange Sicht fördert es außerdem die kognitiven Fähigkeiten.[12] Auch die Empfehlungen der staatlichen Gesundheitsbehörden [13] gehen in diese Richtung und raten zu insgesamt 150 Minuten körperlicher Aktivität in der Woche, darunter auch Laufen, was nur 20 Minuten am Tag entspricht.

Spazierengehen kann im Prinzip (fast) jeder, und es wirkt ganz besonders gesundheitsfördernd: Es erhöht den täglichen Kalorienverbrauch und ist dabei auch noch sehr einfach und preiswert [14] in der Umsetzung!

»Bei einem 30-minütigen Spaziergang legst du etwa 2,0 bis 2,5 Kilometer zurück und verbrennst rund 125 Kalorien (520 Kilojoules). Auf den ersten Blick mag das wenig erscheinen. Doch wer fünfmal pro Woche spazieren geht, verbraucht in einem Jahr volle 32 000 Kalorien, wodurch über 5 Kilogramm Fett verbrannt werden!«

Die Vorteile des Spazierengehens[15]

- es senkt den Blutdruck und den Cholesterinspiegel
- fördert die Herz-Kreislauf-Gesundheit
- erhöht die Knochendichte, versorgt die Gelenke mit Feuchtigkeit und entlastet sie
- lindert Rückenschmerzen
- verbessert die körperliche und die seelische Gesundheit, fördert den Genesungsprozess und verlängert die Lebenserwartung

Die Natur ist deine Verbündete! Studien [16] zufolge berichten Menschen, die jede Woche zwei oder mehr Stunden in der Natur verbringen, sie seien gesünder und verspürten ein größeres Wohlbefinden. Außerdem wurde nachgewiesen, dass das Stresshormon Cortisol schon nach 20 bis 30 Minuten in der Natur besonders effektiv sinkt.[17]

---

11 I-Min Lee, Professor für Medizin an der Harvard School of Public Health, basierend auf einer Studie des National Health Research Institute in Taiwan. (2011)

12 Reportage »Les innombrables bienfaits de la marche«, Radio-Canada. Dr. Jean-Pierre Després, 18. August 2017.

13 Empfehlungen der französischen und kanadischen Regierungen sowie der Weltgesundheitsorganisation (WHO).

14 Laut dem Kanadischen Zentrum für Hygiene und Sicherheit am Arbeitsplatz (CCHST)

15 Physical Activity and Health: A Report of the Surgeon General. US Department of Health and Human Services, 1996 und National Service Framework for Coronary Heart Disease. UK Department of Health, 2000.

16 Studie der Organisation Ramblers and Macmillan Cancer Support, 2013.

17 Analysis of Individual Variations in Autonomic Responses to Urban and Forest Environments. Hiromitsu K. et al. Altern Med 2015, 671 094, 2015.

Vorteile des Aufenthalts in der Natur [18]

- fördert Gedächtnisleistung und Kreativität
- reduziert Stress und Angstgedanken
- senkt das Risiko für Herz-Kreislauf-Erkrankungen

Tägliche Spaziergänge in der Natur sind also ein Garant für eine robuste Gesundheit – und es ist nie zu spät, damit zu beginnen!

Achtsam spazieren gehen in der Praxis

Wenn du nicht sehr oft spazieren gehst, fang mit 10 Minuten an. Steigere allmählich die Dauer, bis du 30 Minuten in zügigem Tempo schaffst – so schöpfst du die vielfältigen Vorteile des Gehens optimal aus. Du bist schon eine begeisterte Spaziergängerin oder ein leidenschaftlicher Spaziergänger? Dann lauf, solange du magst und es dir guttut!

- Such dir einen geeigneten Ort in deiner Nähe (idealerweise in der Natur), an dem du während deiner Gesundheits-Challenge täglich spazieren gehen kannst.
- Geh der Einfachheit halber jeden Tag an denselben Ort – das vereinfacht die Organisation und spart dir gleichzeitig auch mentale Energie.
- Ziehe dein am besten geeignetes Paar Schuhe an und los geht's!
- Wenn dein Geist hyperaktiv ist und deine Gedanken kreisen, versuche ihn zu beruhigen, indem du deine Schritte deiner Atmung anpasst, dadurch bleibt dein Geist während des Gehens präsent. Atme über 4 Schritte ein, halte die Atmung für 2 Schritte, atme über 4 Schritte wieder aus, halte sie erneut für 2 Schritte. Gönn dir Zeit, um in diesen Rhythmus hineinzufinden.
- Wenn du dich innerlich bereits ruhig fühlst, brauchst du deine Schritte nicht zu zählen und kannst dich in einen kontemplativen Zustand versetzen: Beobachte die Natur, nimm ihre Gerüche wahr, lausche dem Wind in den Blättern und dem Zwitschern der Vögel, spüre den Boden unter deinen Füßen. Du kannst bewusst langsamer gehen, dabei deinen Atemrhythmus verlangsamen und so deinen Körper auf natürliche Weise beruhigen.

18 Prescri-Nature, eine Initiative der BC Parks Foundation

Nichtstun lernen mit *Niksen*

Unsere modernen Gesellschaften sind von Hyperproduktivität, Leistungsdruck, Überbeschäftigung, Stress und Hyperkonnektivität geprägt. Umso wichtiger ist es für unsere körperliche und seelische Gesundheit, zu lernen, bewusst abzuschalten und sich auch mal Pausen zu gönnen. Im Zusammenhang mit der Achtsamkeitsbewegung und dem *Slow Living* wurde 2019 durch einen Artikel in der New York Times [19] die alte niederländische Methode des *Niksen* wiederentdeckt: Die Lösung ist das Nichtstun!

Die Vorteile von *Niksen*

- ermöglicht es dem Körper, Energie zu tanken und neue Kraft zu schöpfen
- löst körperliche Verspannungen
- hilft gegen chronische Müdigkeit
- stoppt den kontinuierlichen Informationsfluss
- schafft Abstand zu Alltagsproblemen
- reduziert die seelische Belastung
- hilft gegen Angstgedanken
- hilft dabei, Druck zu relativieren und zu vermindern
- hilft dabei, Überlastung und chronischen Stress zu bewältigen
- klärt und schärft den Geist
- fördert die Selbstreflexion
- eröffnet neue Perspektiven auf das eigene Leben

Niksen in der Praxis (zwischen 5 Minuten und 1 Stunde)

Geh das Nichtstun ganz bewusst und »vorsätzlich« an!

Hör auf zu »machen« und »sei« einfach. Sei im Hier und Jetzt, genieße dein Leben – ohne dich deswegen im Geringsten schlecht zu fühlen!

- Spüre beim Frühstücken, wie die Wärme der Kaffeetasse deine Hände durchdringt, während dein Blick ins Leere geht.

- Du bist vor allen anderen im Büro? Nimm dir 5 Minuten Zeit zum Durchatmen und genieße die morgendliche Stille vor der Ankunft deiner Kollegen.

- Schalte bei der Arbeit stündlich 5 Minuten ab: Lass den Blick auf der Wand vor dir ruhen oder schaue aus dem Fenster, beobachte die herabfallenden Regentropfen oder die vorbeiziehenden Wolken am Himmel. Versuche, die Umgebungsgeräusche nach und nach auszublenden.

---

19 The Case for Doing Nothing, Stop being so busy, and just do nothing. Trust us. Olga Mecking. NYT 29.04.2019.

- Mach eine richtige Mittagspause: Gehe in einen Park, beobachte die Ameisen, das Lichtspiel im Wasserbecken, lausche dem Rauschen des Windes in den Bäumen.
- Du sitzt in einem Wartezimmer? Blicke ins Leere/in die Weite, atme tief durch und nimm mit deinen Sinnen deine Umgebung wahr, ohne dich auf etwas Bestimmtes zu konzentrieren. Das Handy bleibt in der Tasche!
- Lass am Abend vor dem Einschlafen deine Gedanken schweifen und überlege: Was tut dir gut? Was macht dich glücklich? Was macht dich zu dem Menschen, der du bist?

Die *Niksen*-Methode eignet sich besonders gut, wenn der Verstand sich langsam verabschiedet, anfängt zu blockieren, nicht mehr effizient arbeitet oder einfach überfordert ist. Der Einstieg ins Nichtstun kann eine Herausforderung darstellen, da man mit sich selbst konfrontiert wird. Mit etwas Übung wirst du die Vorteile aber schnell erkennen.

Auch wenn du scheinbar nichts tust, tust du etwas. Die Gesellschaft mag es nicht als »produktiv« ansehen – und genau das macht es umso erholsamer.

Eine gute Schlafhygiene

Erholsamer Schlaf ist wichtig, da er die Reinigung von Körper und Kopf ermöglicht. Schlafmangel verringert unsere Lebensenergie. Oft versucht der Körper, dies durch den Konsum fettiger und zuckerhaltiger Lebensmittel auszugleichen, die jedoch die Fetteinlagerung erhöhen. Schlaf ist ein wichtiger Verbündeter im Umgang mit den Unwägbarkeiten des täglichen Lebens. Doch Schlaf lässt sich nicht erzwingen. Statt Kontrolle braucht es gesunde Gewohnheiten, mit deren Hilfe der Körper zu innerer Ruhe findet und die so das Einschlafen erleichtern.

Eine gute Schlafhygiene in der Praxis

Wir empfehlen dir, Rituale zu etablieren, die du vor oder nach der letzten Mahlzeit des Tages begehst, die dein Nervensystem beruhigen und Körper und Geist signalisieren, dass du auf dem Weg ins Bett bist:

- Halte einen regelmäßigen Schlafrhythmus ein – auch an deinen freien Tagen.
- Minimiere die Bildschirmzeit vor dem Schlafengehen und verzichte idealerweise auf Bildschirme im Schlafzimmer.
- Dimme abends das Licht, um die Melatoninproduktion zu begünstigen.
- Mach im Bett vor dem Einschlafen die Entspannungsübung *Körperscan* (S. 88), die du gut im Liegen durchführen kannst.

UND WEITER GEHT'S MIT DEINER GESUNDHEITS-CHALLENGE

Auf den vorangegangenen Seiten hast du alle Methoden und Techniken kennengelernt, an denen du dich in den nächsten 21 Tagen versuchen darfst. Die Übungen zielen ganz besonders auf den Umgang mit Stress sowie auf Verdauung und Ausscheidung ab. Sie wurden in einer bestimmten Reihenfolge zusammengestellt, die du täglich einhalten solltest, um innerhalb der drei Wochen den maximalen Nutzen aus dem Programm zu ziehen. Über den Tag verteilt nehmen die Übungen täglich etwa eine Stunde Zeit in Anspruch. Die Gesundheits-Challenge wird dir dabei helfen, am Ball zu bleiben. Du hast dich dafür entschieden und solltest dir dementsprechend auch die notwendige Zeit dafür einräumen. Am besten planst du die Übungen im Voraus und trägst die Zeiten in deinen Kalender ein.

FRAGEBOGEN ZUR SELBSTREGULATION

Übe dich in Selbstreflexion, indem du die folgenden Fragen beantwortest:

1. Beobachten: Welches ungesunde Verhalten erschwert mir das Abnehmen?

Beispiel: Ich nasche oft, treibe keinen Sport, bin wegen jeder Kleinigkeit gestresst ...

---

2. Verhalten verstehen: Wann und warum lege ich dieses Verhalten an den Tag?

---

3. Selbstkenntnis: Kann ich einen Zusammenhang zwischen meinen Antworten auf die Fragen 1 und 2 herstellen?

Beispiel: Ich nasche oft, wenn ich meine Buchhaltung machen muss. Daran erkenne ich, dass diese Tätigkeit mich stresst.

---

4. Meine Selbstregulationswerkzeuge entdecken: Ich erstelle eine Liste mit allen Aktivitäten, die mir guttun, die mich beruhigen und mir Freude bereiten.

Beispiel: Spaziergänge in der Natur, Fahrrad fahren, im Garten arbeiten, Lesen, Freunde auf einen Kaffee treffen, Musik hören, Malen, Singen, Schreiben, Meditieren, Yoga praktizieren.

---

5. Das richtige Werkzeug zum richtigen Zeitpunkt einsetzen: Mit Blick auf meine Antworten auf die Fragen 3 und 4: Wenn es einen Auslöser für mein ungesundes/schädliches Verhalten gibt – mit welchen Werkzeugen kann ich dem entgegensteuern?

Beispiel: Wenn ich die Buchhaltung machen muss, steigt mein Stresslevel an. Würde es mir helfen, wenn ich, statt zu naschen, vorher ein paar Minuten an die frische Luft gehe und dadurch meinen Kopf frei bekomme? Und warum nicht meine Lieblingsmusik einschalten, während ich die Aufgabe erledige?

LOS GEHT'S

Hake an jedem Tag die Übungen ab, die du geschafft hast. So siehst du deine Fortschritte auf einen Blick.

Und vergiss nicht: Wohlwollen dir selbst gegenüber ist auch Teil der Gesundheits-Challenge! Es macht überhaupt nichts, wenn du nicht immer alle Kästchen abhaken kannst.

Vormittags

A. Nach dem Aufstehen Wasser trinken

B. Herzkohärenz

C. Stuhl-Yoga-Übungen (S. 120)

D. *Shaking* und Entspannung

Tagsüber

E. Herzkohärenz

F. Surya Mudra

G. Achtsam spazieren gehen

Abends

H. Herzkohärenz

I. Nichtstun!

J. Für gute Schlafhygiene sorgen

DIE 21-TAGE-GESUNDHEITS-CHALLENGE

TAGE	A	B	C	D	E	F	G	H	I	J
1	✓									
2										
3										
4										
5										
6										
7										
8										
9										
10										
11										
12										
13										
14										
15										
16										
17										
18										
19										
20										
21										

YOGA-ÜBUNGEN FÜR EINE TOLLE FIGUR

1. Atmung und Bewegung koordinieren

Stelle dich hin, die Füße stehen parallel und hüftbreit auseinander. Atme ein und strecke deine Arme zur Decke. Atme aus, spanne die Bauchmuskeln an und lege deine Handflächen auf die Stuhllehne. Führe diesen Bewegungsablauf 5 bis 10 Atemzüge lang durch.

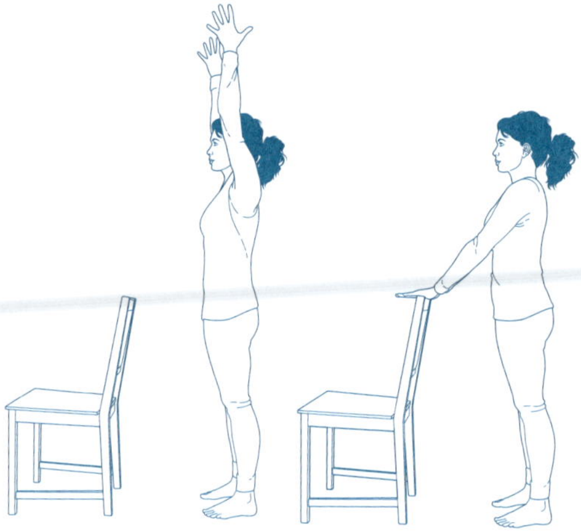

Führe die folgenden beiden Übungen abwechselnd und im Einklang mit deiner Atmung aus.

2a. Der Stuhl (im Stehen)

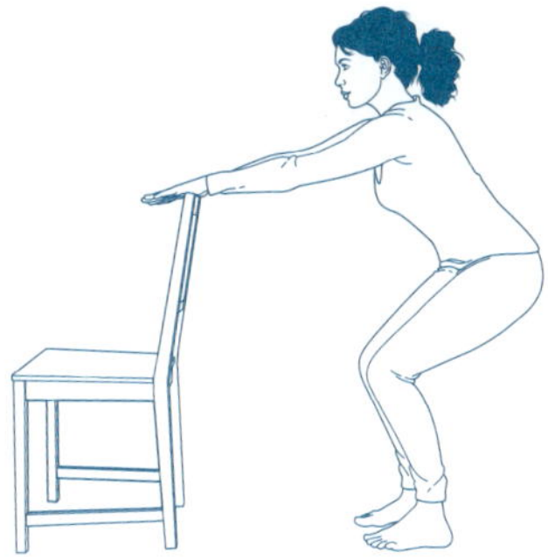

EINATMEN
Stelle dich hin, die Füße stehen parallel und hüftbreit auseinander, die Handflächen liegen auf der Stuhllehne. Atme aus, spanne deine Bauchmuskeln an und winkle die Knie so an, als wolltest du dich hinsetzen. Wenn du nach unten schaust, solltest du deine Zehen sehen können. Halte diese Position 3 bis 5 Atemzüge lang. Dein Rücken ist dabei gerade und der Nacken bildet eine Linie mit der Wirbelsäule.

2b. Der herabschauende Hund

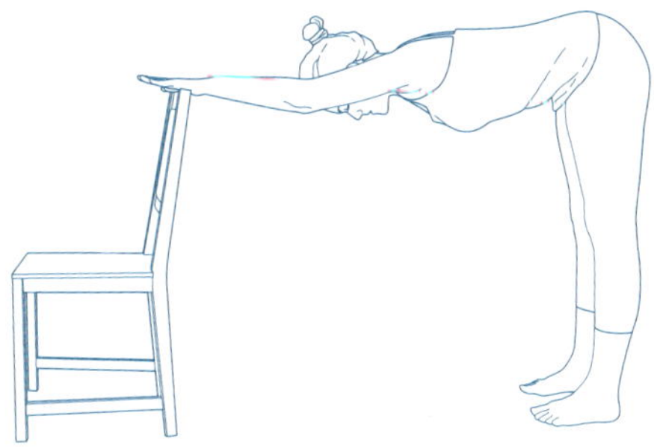

AUSATMEN
Stelle dich hin, die Füße stehen parallel und hüftbreit auseinander. Atme aus und beuge deinen Oberkörper aus der Hüfte nach vorn, sodass die Handflächen in schulterbreitem Abstand auf der Stuhllehne aufliegen. Dein Rücken ist gerade, die Oberschenkel sind angespannt. Strecke die Gesäßknochen (das Sitzbein) nach oben zur Decke und zieh deinen Nabel vom Brustbein weg. Spanne deine Bauchmuskeln an. Halte diese Position 3 bis 5 Atemzüge lang.

3. Der Krieger III

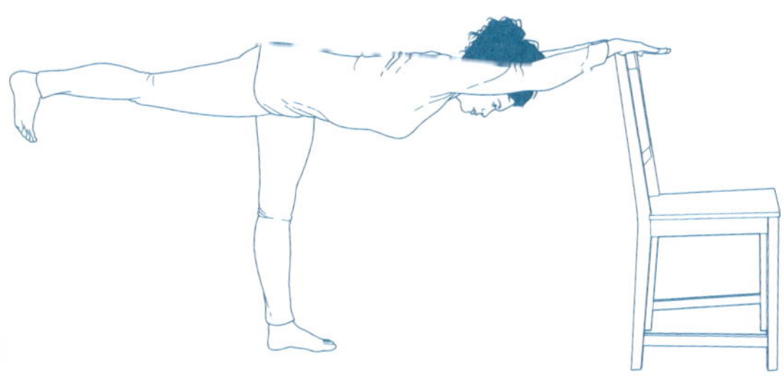

Stelle dich ein Stück hinter den Stuhl, die Beine sind geschlossen. Atme aus und beuge dich aus der Hüfte nach vorne, der Rücken ist gerade, die Hände liegen in schulterbreitem Abstand auf der Lehne. Atme ein und strecke das rechte Bein nach hinten hoch, der Fuß ist geflext. Halte diese Position 3 Atemzüge lang. Bringe den Fuß mit der Ausatmung wieder auf den Boden. Bei der nächsten Ausatmung streckst du das linke Bein hoch. Halte diese Position für 3 Atemzüge.

4. Die Waage

Stelle dich zwischen zwei Stühle, die Handflächen liegen auf den Sitzflächen, die Finger zeigen nach vorne. Atme aus, spanne die Bauchmuskeln an, ziehe die Knie an, und kreuze dabei den linken Knöchel über den rechten. Die Arme sind gestreckt, die Hände drücken in die Stühle. Halte die Position so lange, wie es sich gut für dich anfühlt. Atme aus und entspanne dich. Wiederhole die Übung mit andersherum gekreuzten Beinen.

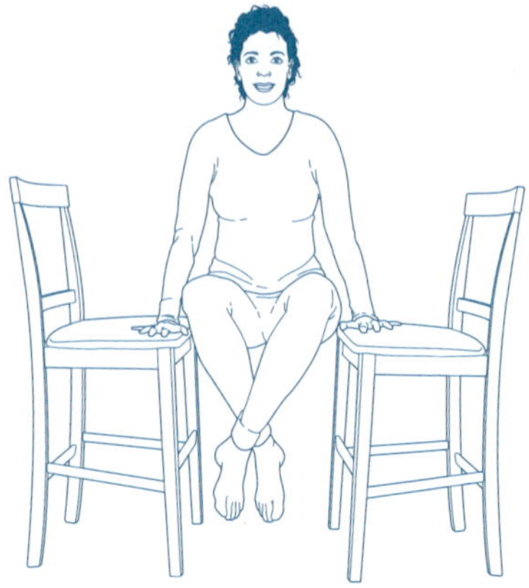

5. Der Halbmond

Stelle dich links neben den Stuhl, das rechte Bein steht auf Höhe der vorderen Sitzkante und ist gestreckt, die rechte Hand liegt etwa mittig auf der Sitzfläche. Atme ein und hebe das linke Bein, wenn möglich, auf Höhe deiner Hüften. Das rechte Bein ist gestreckt. Strecke den linken Arm zur Decke. Halte diese Position 3 bis 5 Atemzüge lang. Wiederhole die Übung auf der anderen Seite.

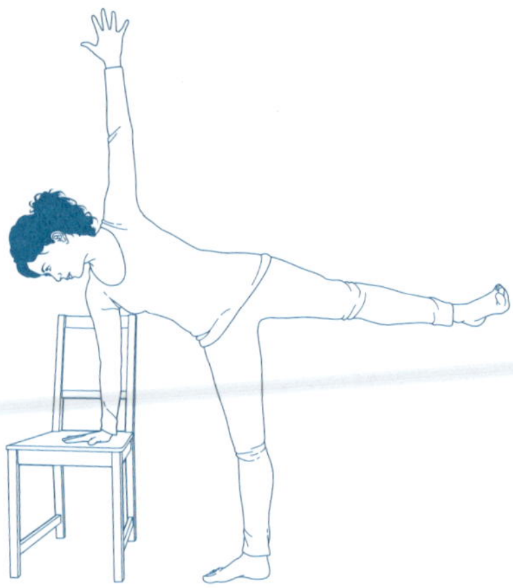

6. Der Tisch

Setze dich auf die Stuhlkante, streck die Beine lang aus und spreize sie hüftbreit auseinander. Halte dich mit den Händen seitlich am Stuhl fest, die Arme sind gestreckt. Atme aus, spanne die Bauchmuskeln an und bringe die Schultern nach hinten. Atme ein und hebe Becken und Oberkörper hoch, die Knie sind über den Knöcheln. Der Blick ist zum Himmel gerichtet. Halte die Position so lang, wie es sich für dich gut anfühlt.

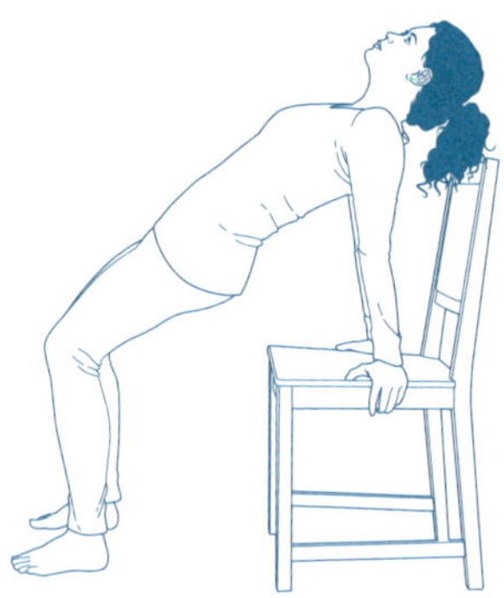

7. Die gedrehte Stuhlhaltung

Setze dich auf die Stuhlkante und stelle die Füße direkt nebeneinander. Winkle die Arme an und führe die Handflächen vor deiner Brust zusammen, der Rücken bleibt dabei gerade und lang. Atme aus und beuge dich erst nach vorne und drehe dich dann nach rechts, sodass der linke Ellbogen die Außenseite des rechten Oberschenkels berührt. Dein Blick richtet sich zur Decke. Halte diese Position 3 Atemzüge lang. Wiederhole die Übung auf der anderen Seite.

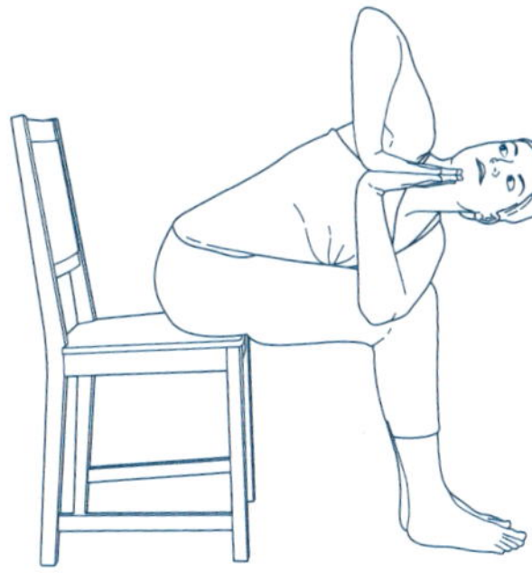

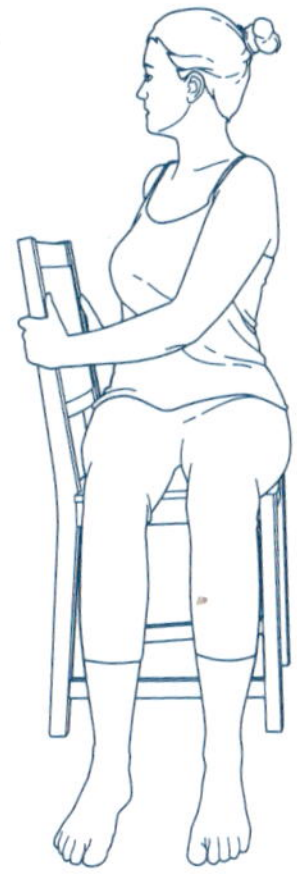

Sanfte Variante: Die Füße stehen hüftbreit auseinander. Atme aus und drehe deinen Oberkörper nach rechts, um mit beiden Händen seitlich nach der Stuhllehne zu greifen. Der Po wird dabei nicht angehoben.

8. Zu Ehren des Weisen Marichi III

Setze dich auf dem Stuhl ganz nach hinten und winkle das rechte Bein so an, dass dein rechter Fuß auf der Sitzfläche steht. Atme ein und strecke die Wirbelsäule zur Decke. Atme aus, umarme mit deinem linken Arm das rechte Knie und ziehe den Oberschenkel an deinen Körper, dabei drehst du deine Schultern nach rechts, um mit dem angewinkelten rechten Arm die Stuhllehne zu umfassen. Hebe nun das linke Bein auf Beckenhöhe, der Oberschenkel ist angespannt, der Fuß ist geflext, die Ferse drückt nach vorne. Atme ein und strecke deine Wirbelsäule. Atme aus und drehe dich noch weiter nach rechts, richte den Blickhinter dich in den Raum. Führe die Übung 3 Atemzüge lang aus, dann wechsle die Seite.

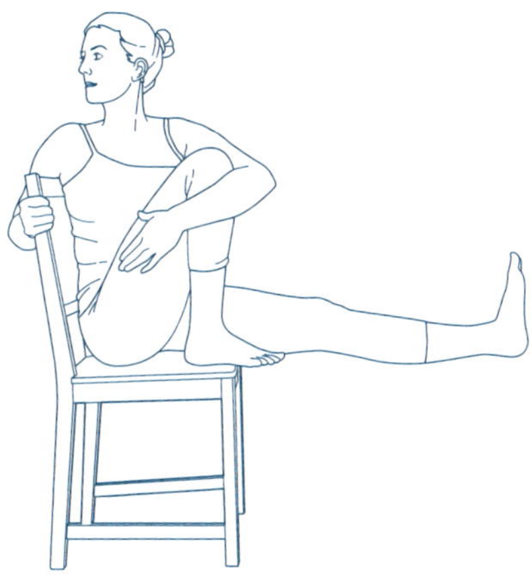

9. Der Schulterstand

Lege dich mit dem Rücken auf den Boden, schieb dir eine zusammengefaltete Decke unter die Schultern, das Kinn hast du zur Brust eingezogen, deine Beine sind angewinkelt, die Füße stehen mit den Fersen auf der Stuhlkante. Halte dich mit beiden Händen unten an den Stuhlbeinen fest. Lege beide Fußgewölbe auf die Stuhlkante. Atme ein, drücke mit den Füßen in den Stuhl, um das Becken und die Knie so zu heben, dass der Rücken gerade wird. Halte diese Position 3 bis 8 Atemzüge lang.

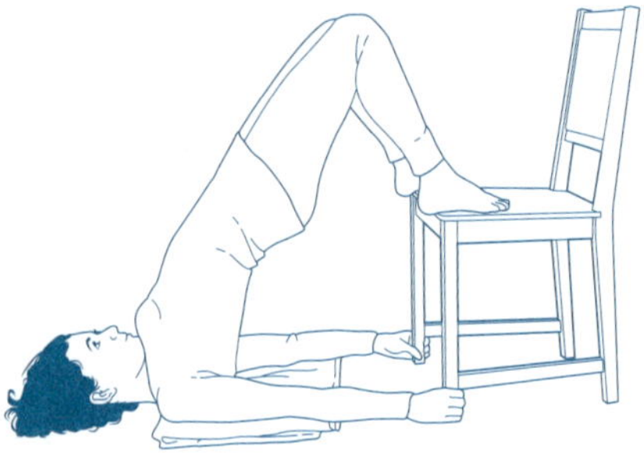

10. Das Kind (umgekehrte Variante)

Lege dich mit dem Rücken auf den Boden, winkle deine Beine an und ziehe sie zur Brust. Umarme die Beine mit deinen Armen oder halte sie an den Knien fest. Drücke sanft die Oberschenkel gegen deine Brust. Schaukle dich langsam von links nach rechts, um Spannungen in deinem unteren Rücken zu lösen, dann bleibe einfach liegen. Halte diese Position 5 Atemzüge lang.

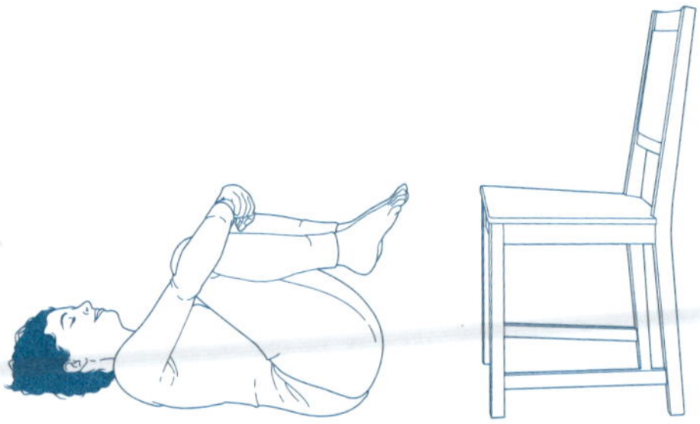

11. Die sanfte Umkehrhaltung

Lege dich mit dem Rücken auf den Boden, die Beine sind angewinkelt, die Unterschenkel ruhen auf dem Stuhl (auf einem Kissen). Hebe das Becken an und lege dir ein Kissen unter das Kreuzbein, um es 10 bis 15 Zentimeter über den Boden zu bringen. Strecke die Arme über dem Kopf nach hinten und löse die Spannung wieder. Entspanne deinen Körper bewusst von den Füßen bis zum Kopf, indem du ihn im Geist durchgehst. Widme jeder Körperregion ein paar Sekunden und spüre, wie dein Körper sich mit jeder Ausatmung weiter entspannt.

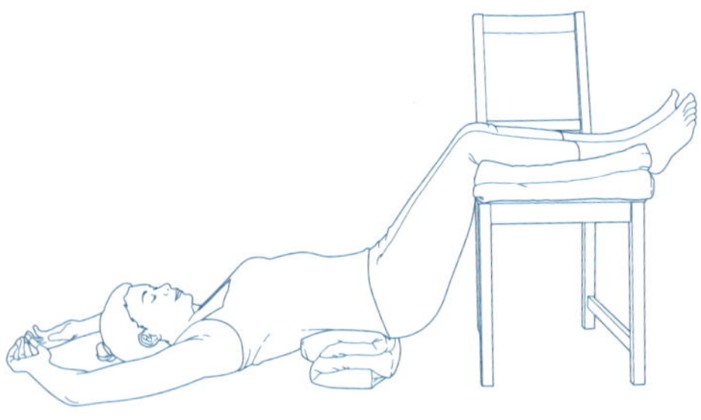

YOGA-ÜBUNGEN FÜR EINE TOLLE FIGUR: JETZT HEISST ES DRANBLEIBEN!

Wenn du deine 21-Tage-Gesundheits-Challenge gemeistert hast, kannst du deine eigenen Übungen ganz nach Lust und Laune gestalten. Lass dich dabei von den anderen Kapiteln in diesem Buch inspirieren. Vertraue auf deine Kreativität: Die Einheiten sollen, unabhängig von Jahreszeiten und Lebensphasen, wahre Freude in deinen Alltag bringen und dir Momente der Selbstfürsorge schenken.

ALLE
EINHEITEN
AUF EINEN BLICK

PSYCHOLOGISCHE ÜBUNGSEINHEITEN

ÜBUNGEN GEGEN UNRUHEZUSTÄNDE

1. Katze und Kuh

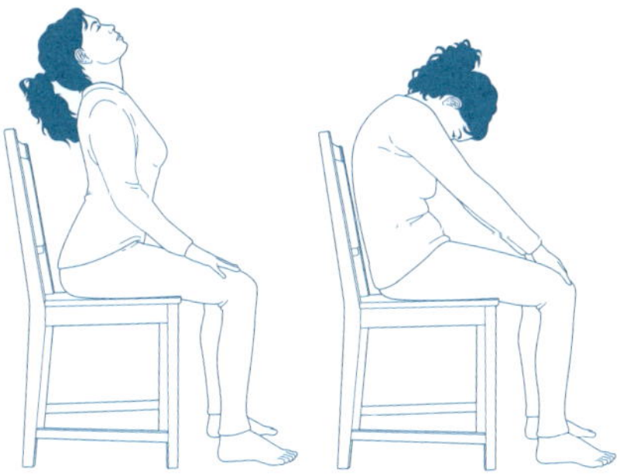

2. Das Tor

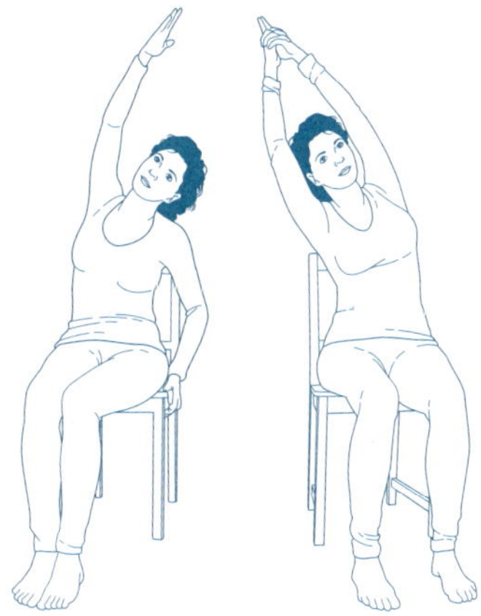

3. Der Baum

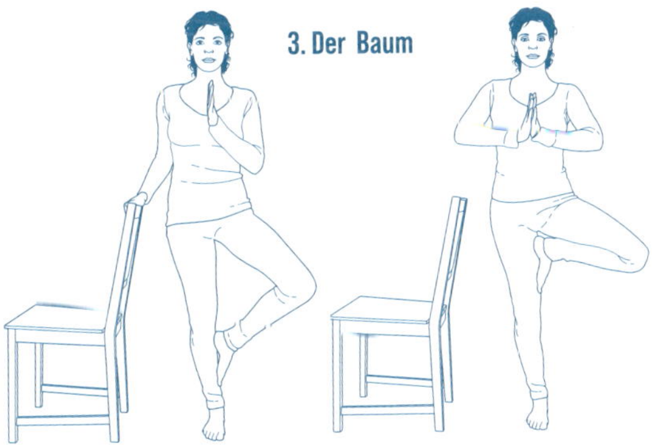

4. Die stehende Vorwärtsbeuge

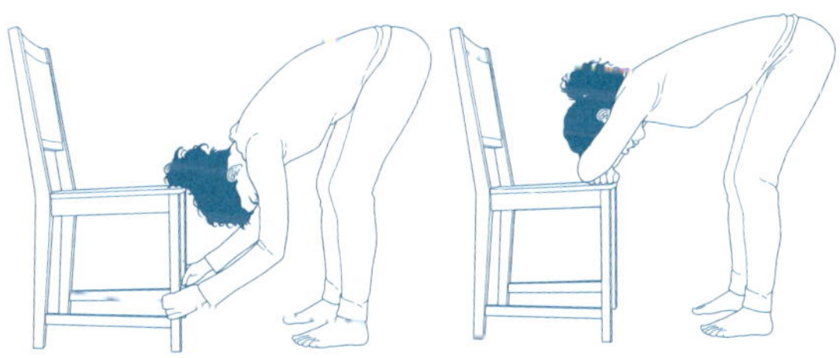

5. Der Tänzer

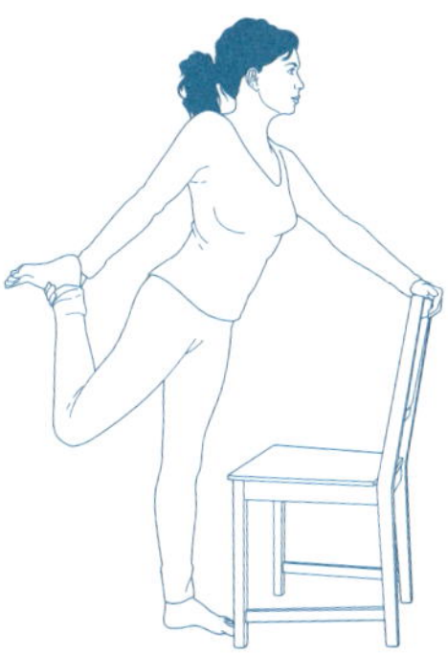

6. Der doppelte Winkel

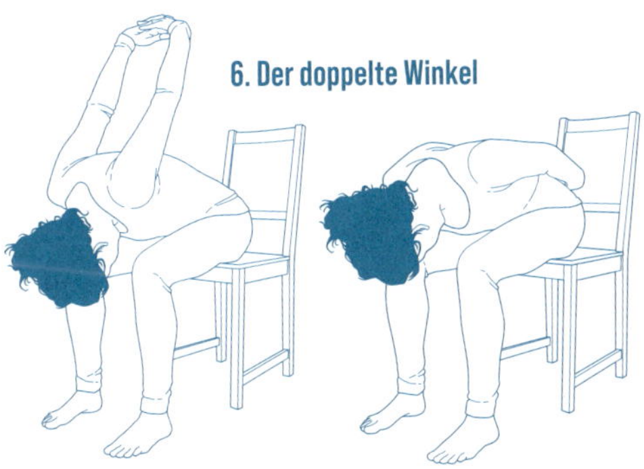

7. Entspannung

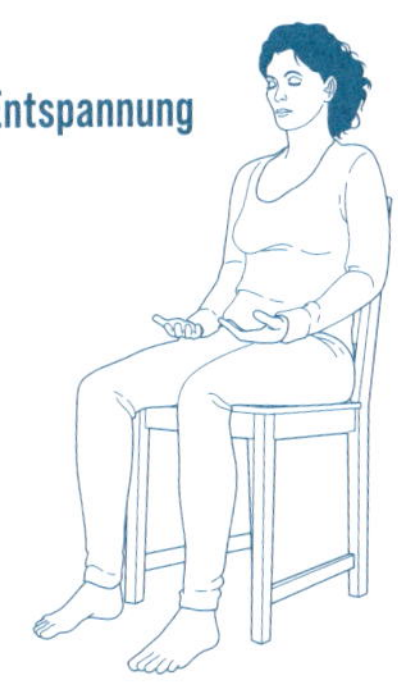

ÜBUNGEN GEGEN ANGSTZUSTÄNDE

1. Atmung und Bewegung koordinieren

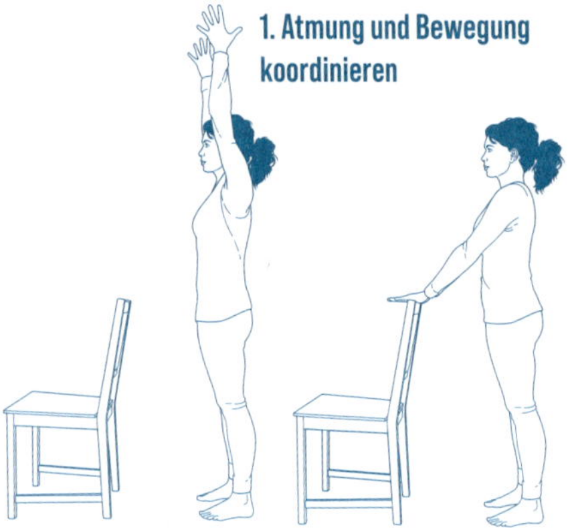

2. Gestreckte Großzeh-Haltung (Variante mit Knie)

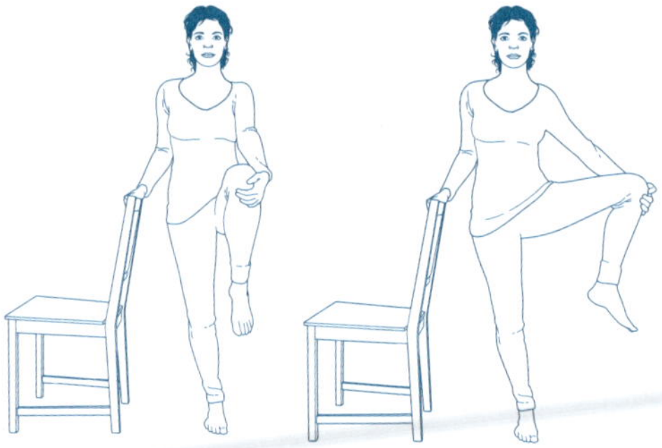

3. Die Heuschrecke (im Stehen)

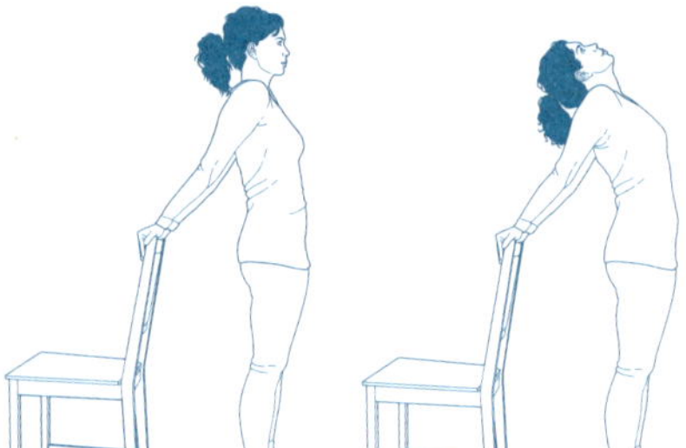

4. Der Frosch

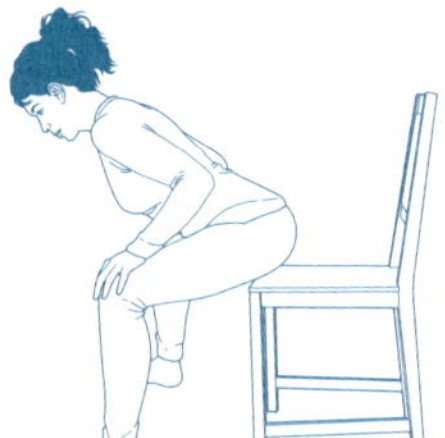

5. Entspannung des Oberkörpers

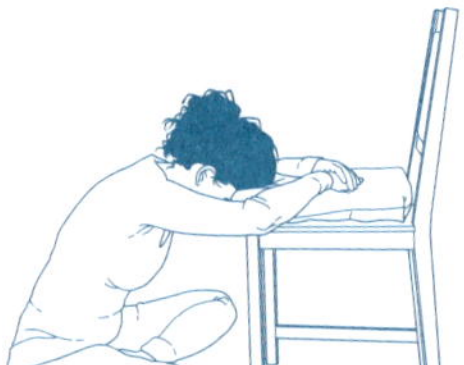

ÜBUNGEN FÜR EINE HÖHERE KONZENTRATION, EIN BESSERES GEDÄCHTNIS UND INNERE RUHE

1. Der Stuhl (im Stehen)

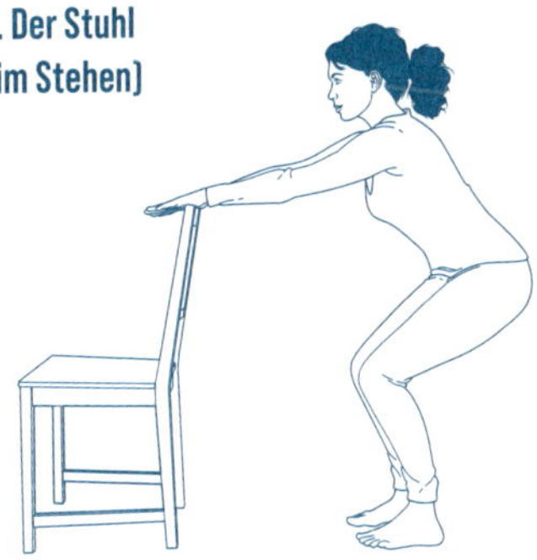

2. Der Halbmond

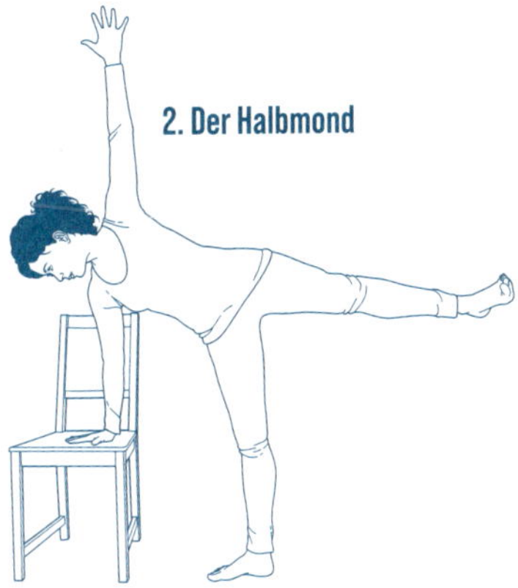

3. Der Tisch

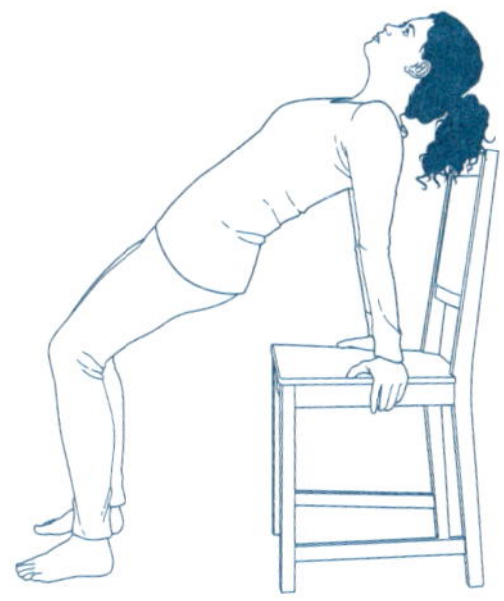

4. Die Waage

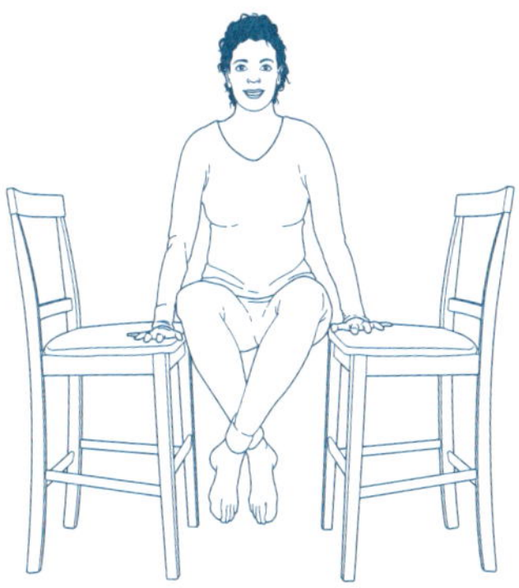

5. Die sitzende Vorwärtsbeuge

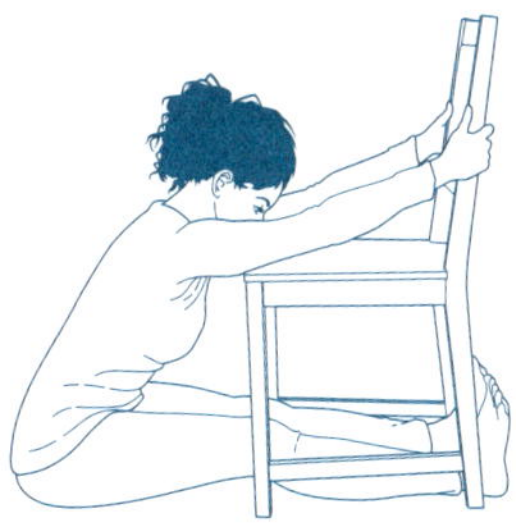

6. Entspannung »Erdung«

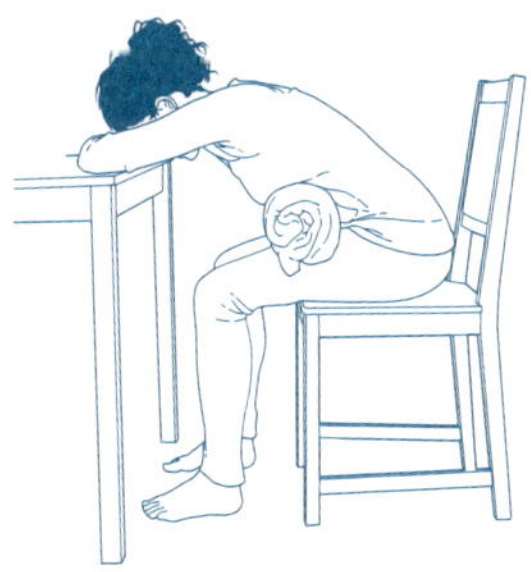

ÜBUNGEN GEGEN SCHLAFLOSIGKEIT, SCHLAFSTÖRUNGEN UND CHRONISCHE MÜDIGKEIT

1. Einrollen – Ausrollen

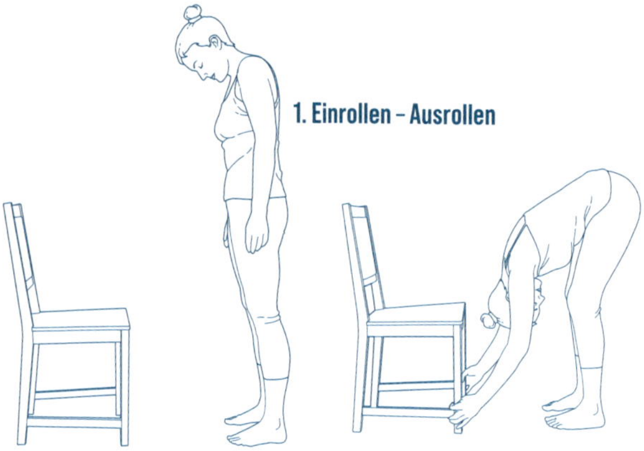

2. Der gebundene Winkel

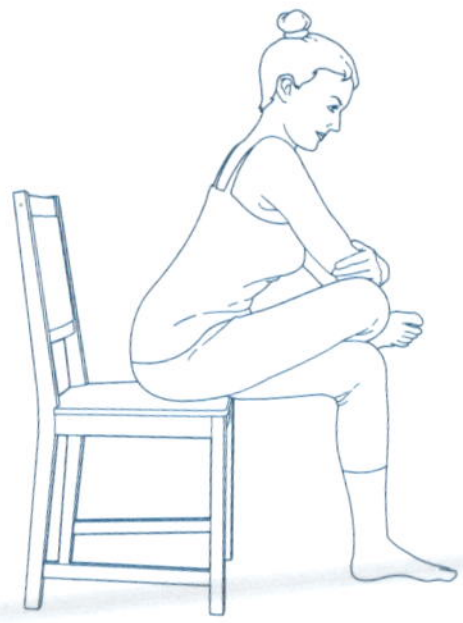

3. Zu Ehren des Weisen Marichi I

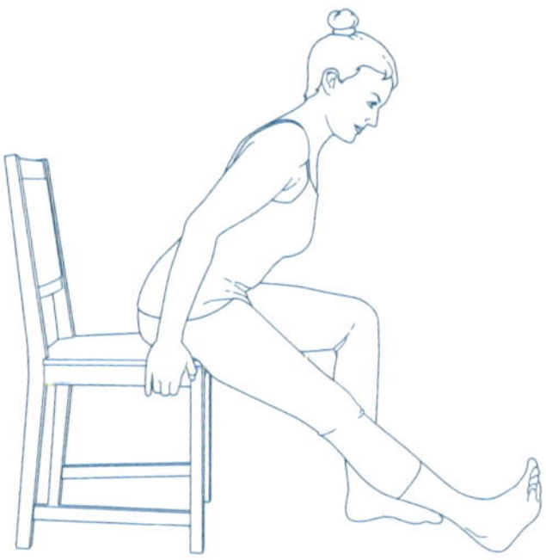

4. Das gestreckte Dreieck

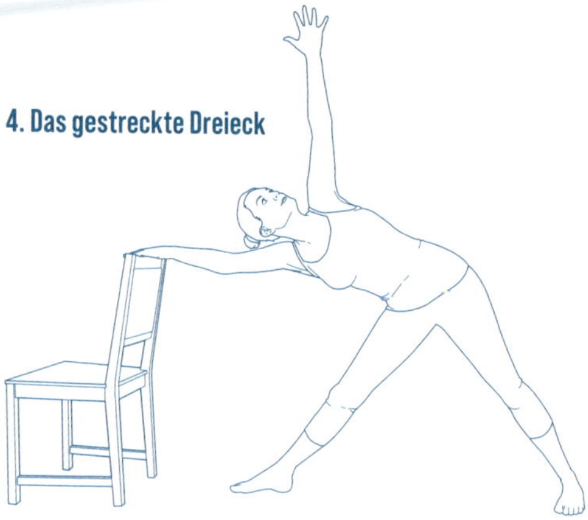

5. Das Kind

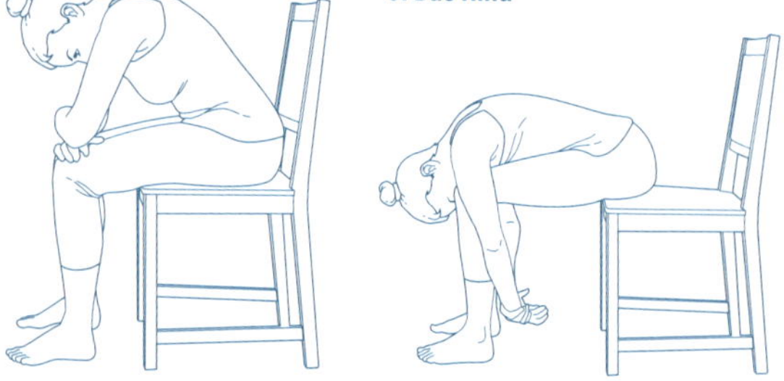

6. Die sanfte Umkehrhaltung

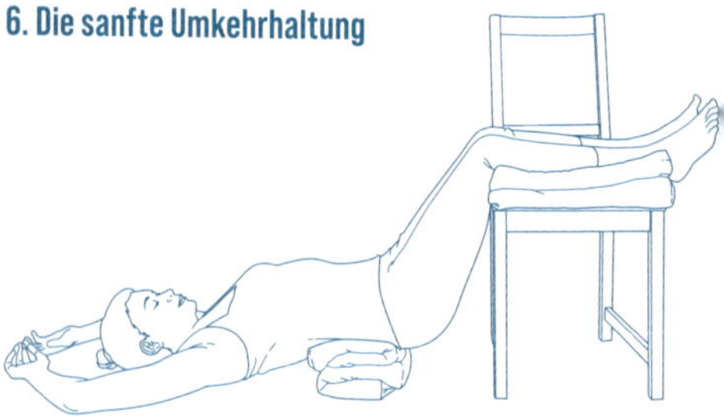

ÜBUNGEN GEGEN SYMPTOME DER DEPRESSION

1. Vorwärtsbeuge mit gespreizten Beinen

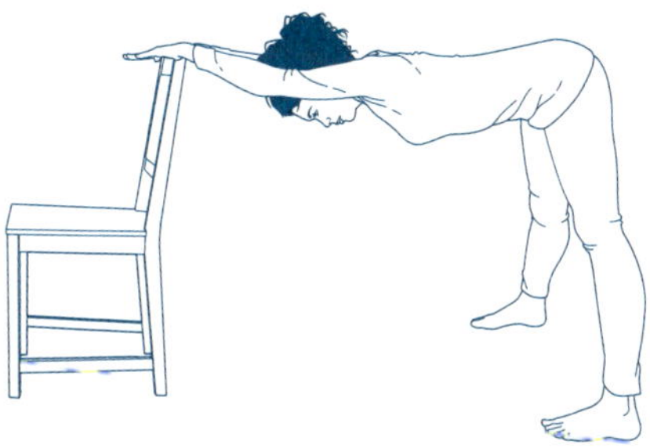

2. Der Krieger I

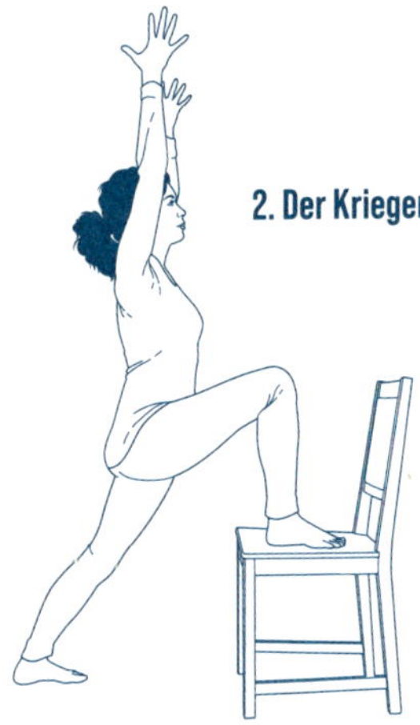

3. Der Krieger III

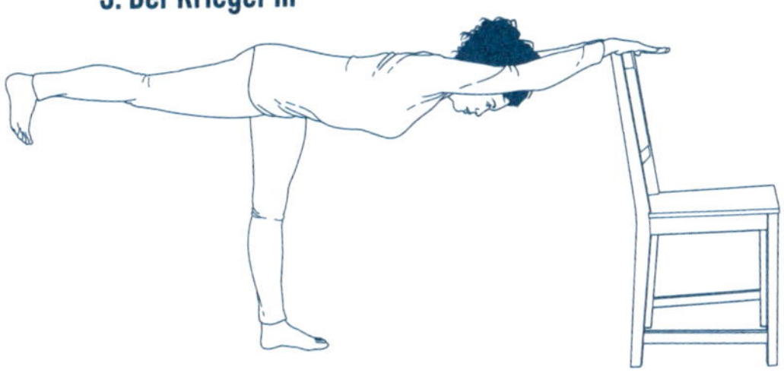

4. Das Kamel

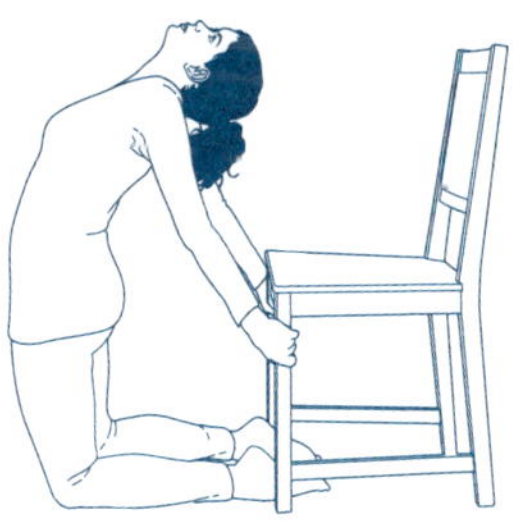

5. Der Schulterstand

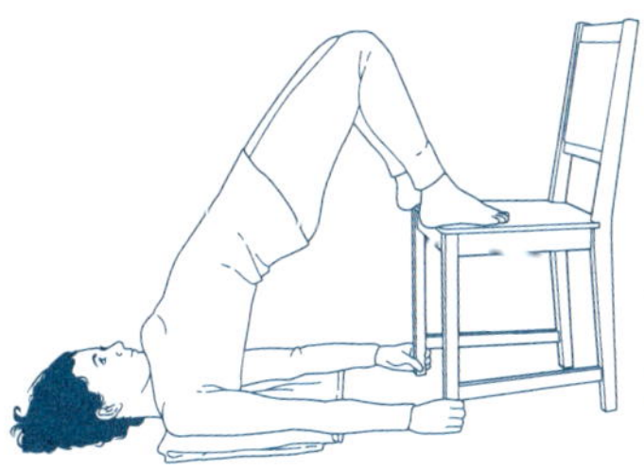

6. Das Kind (umgekehrte Variante)

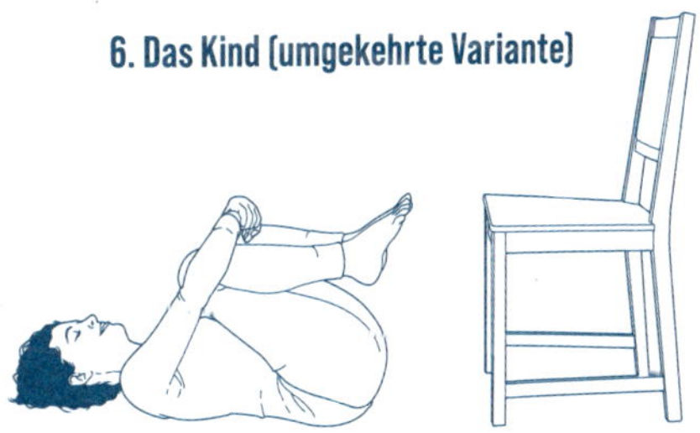

7. Einfache Sitzhaltung
+ Meditation »Flamme beobachten«

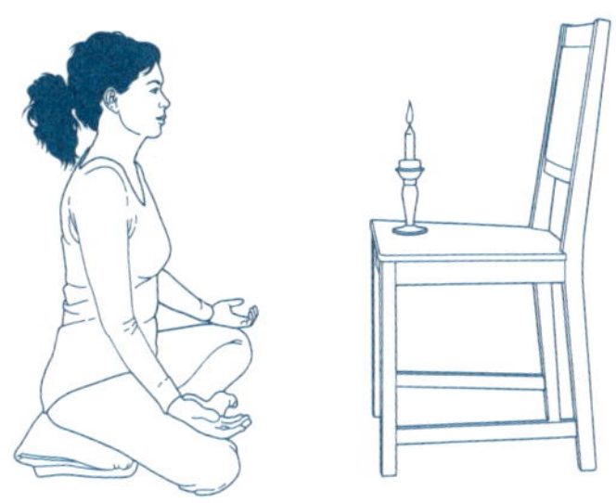

KÖRPERLICHE ÜBUNGEN

ÜBUNGEN FÜR DEN OBEREN RÜCKEN, DIE SCHULTERN UND DEN NACKEN

1. Nacken-Dehnung

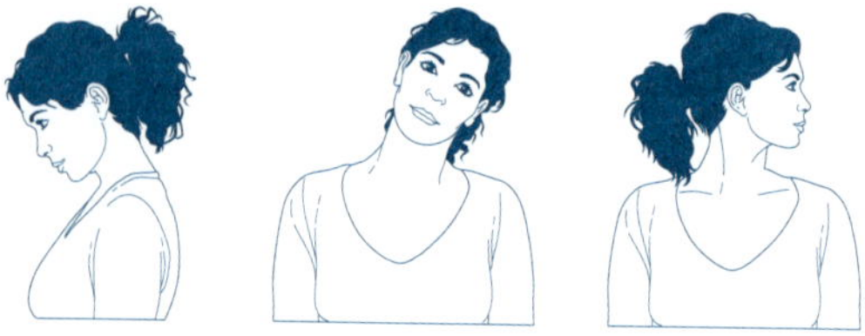

2. Das Kamel (im Sitzen)

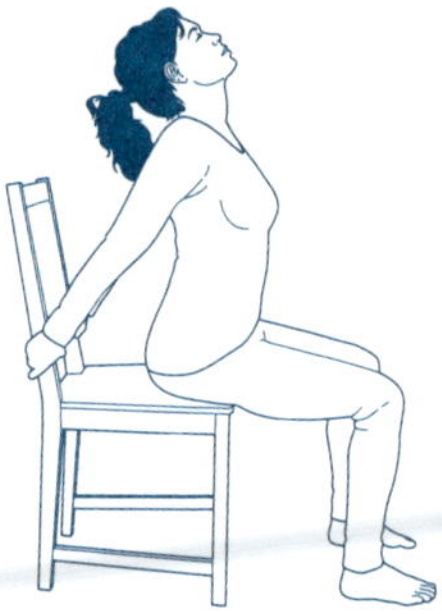

3. Der Adler

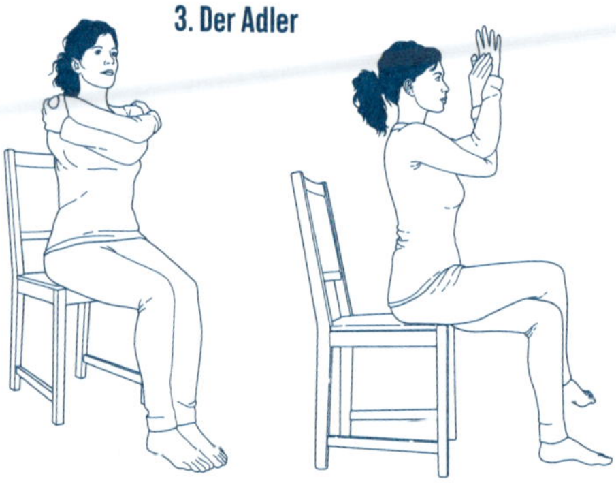

4. Das Kind

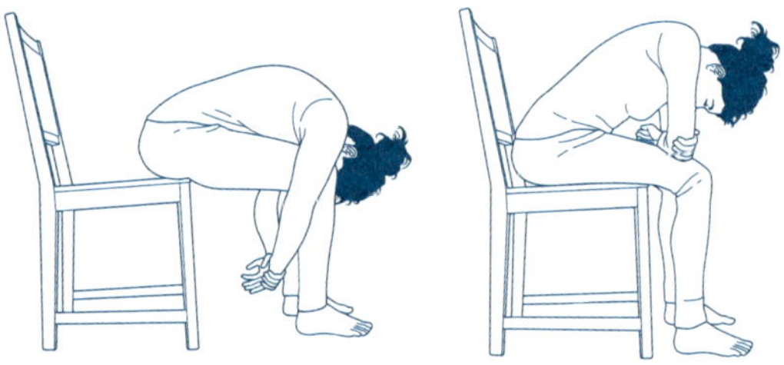

5. Der halbe Drehsitz

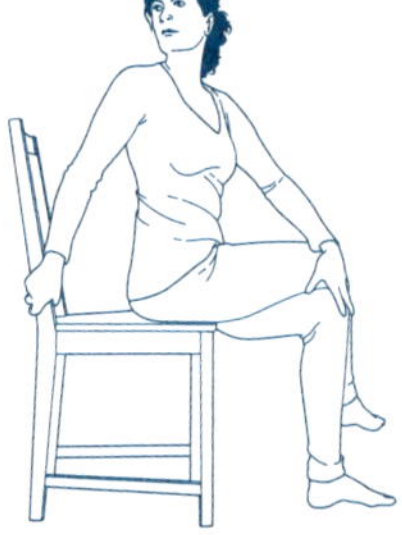

6. Entspannung

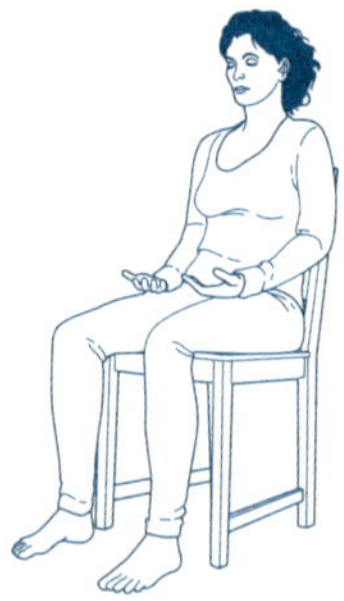

ÜBUNGEN GEGEN SCHMERZEN IM UNTEREN RÜCKEN UND ISCHIASSCHMERZEN

1. Der herabschauende Hund

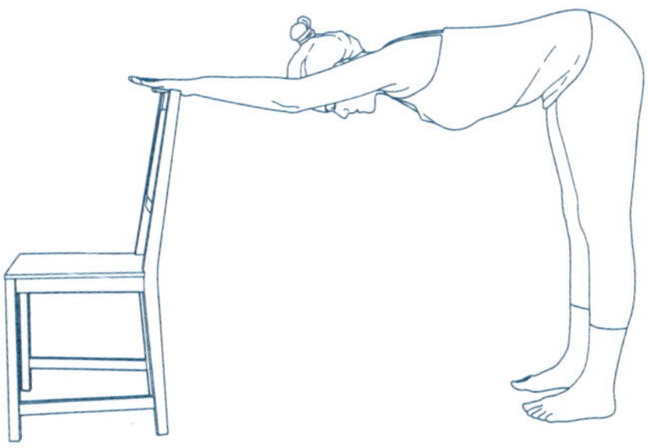

2. Intensive Flankendehnung

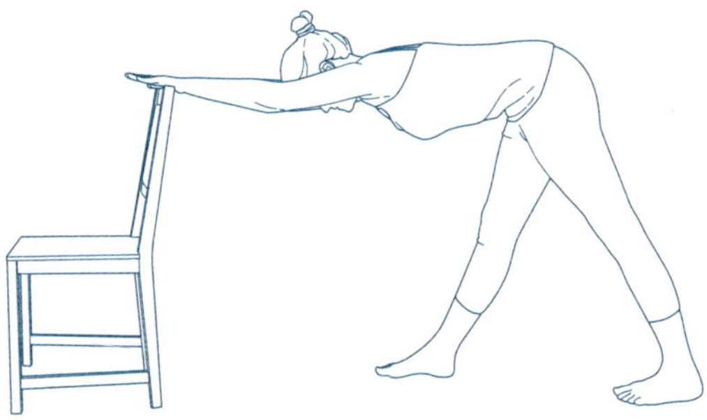

3. Der gestreckte seitliche Winkel

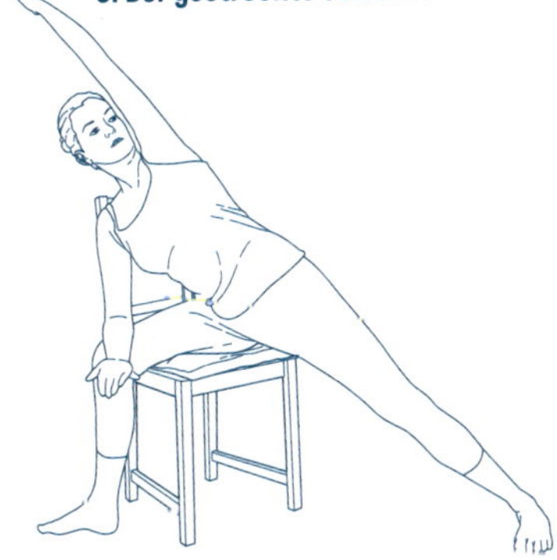

4. Der Stuhl (im Sitzen)

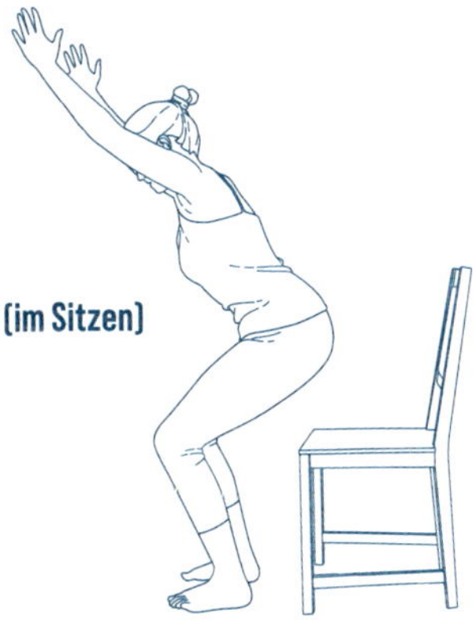

5. Der gebundene Winkel

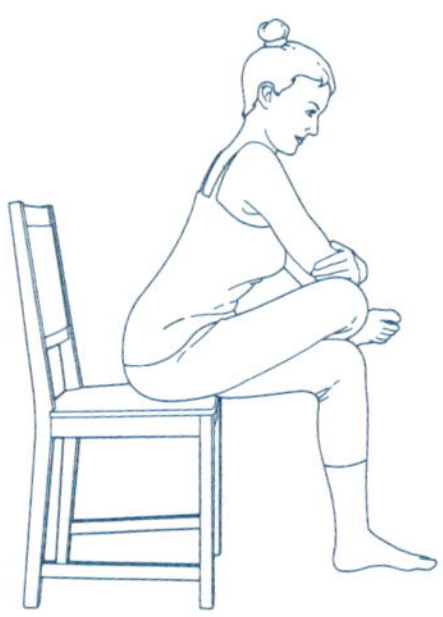

6. Der halbe Drehsitz

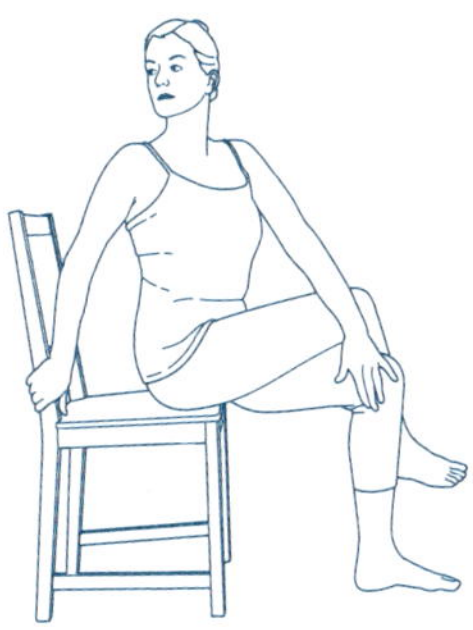

7. Die sanfte Umkehrhaltung

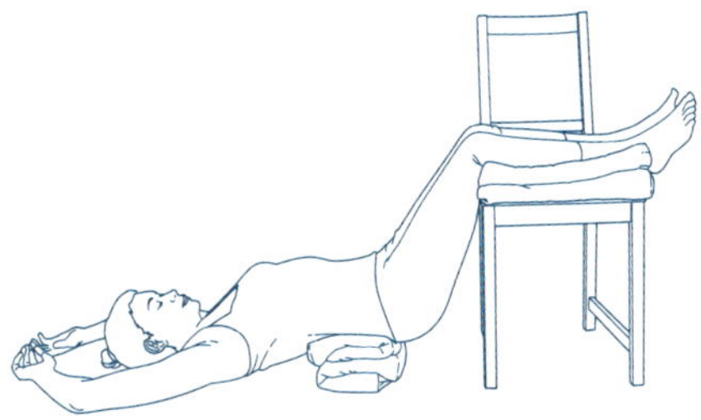

ÜBUNGEN GEGEN GELENKSCHMERZEN

1. Zehen und Knöchel lockern

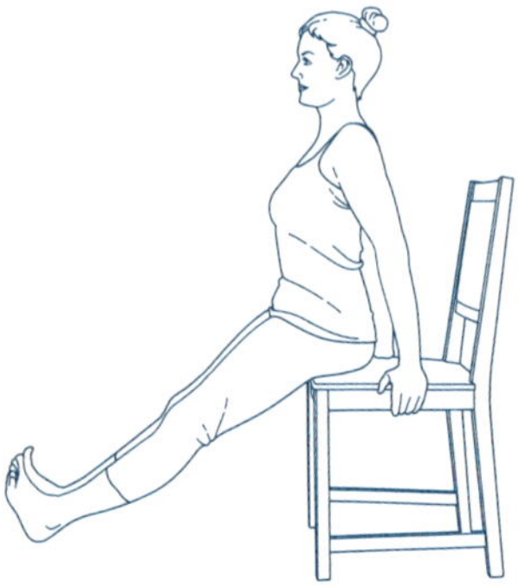

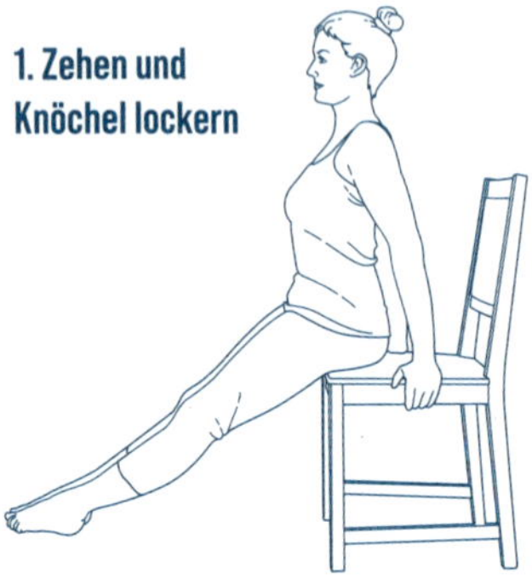

2. Knöchel kreisen

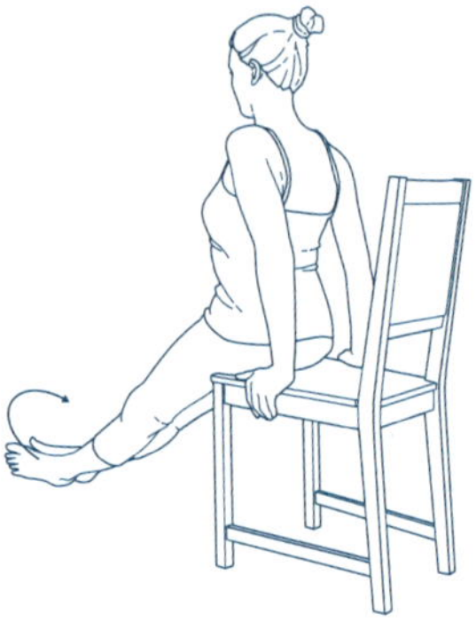

3. Knie und Hüften lockern

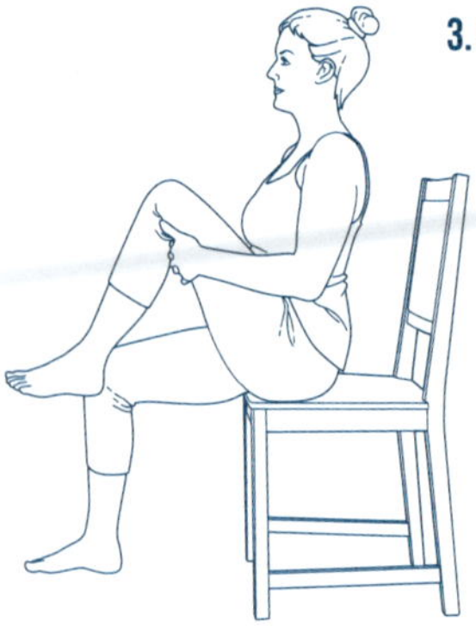

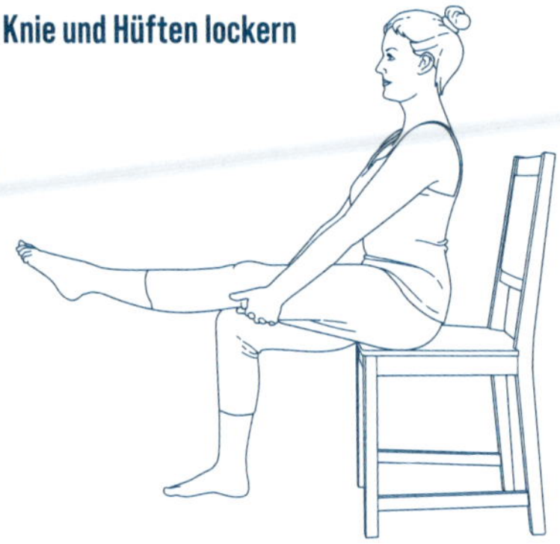

4. Gelenke wahrnehmen

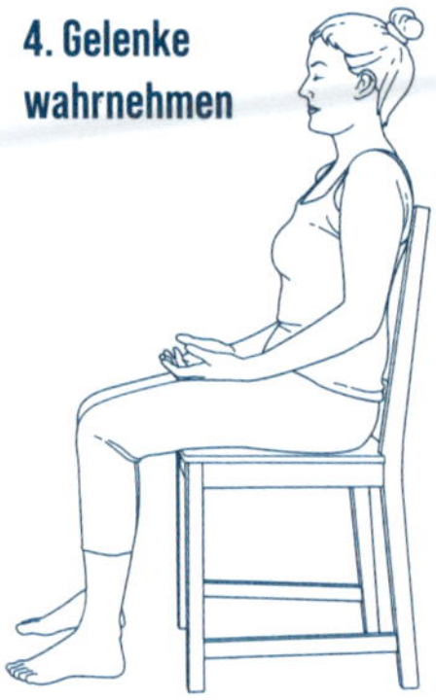

5. Finger lockern

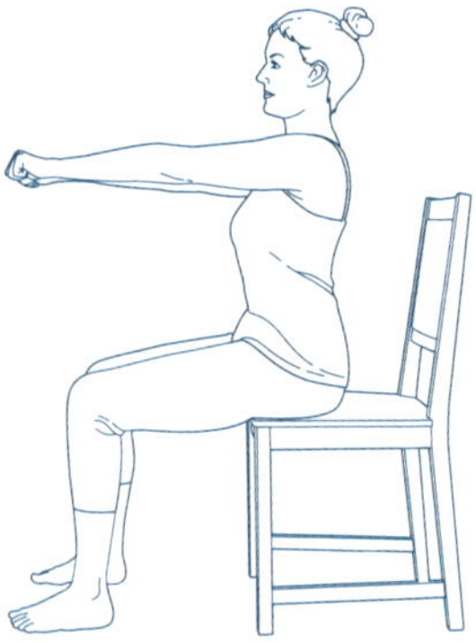

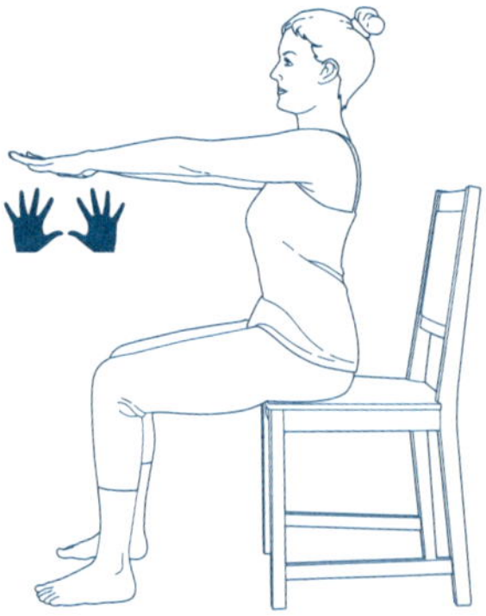

6. Handgelenke dehnen

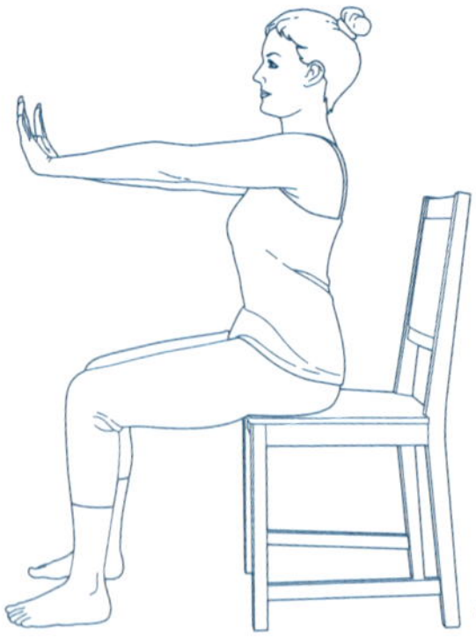

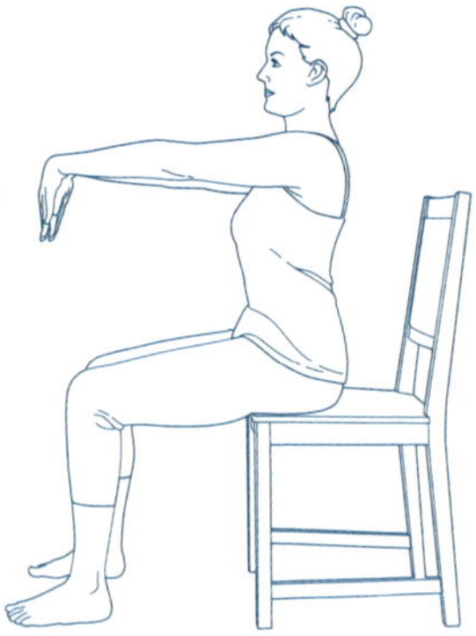

7. Mit den Handgelenken kreisen

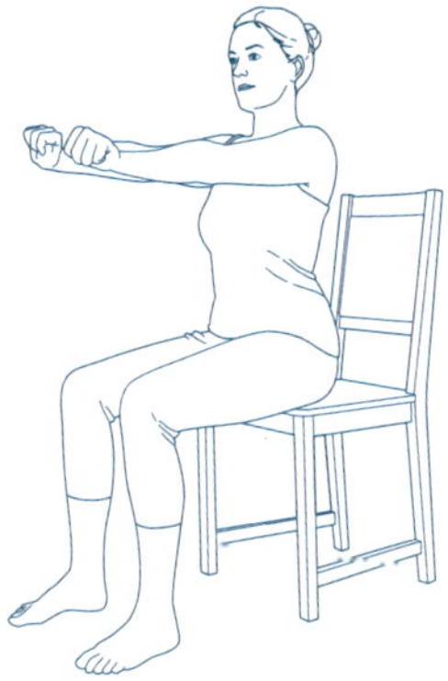

8. Ellbogen lockern, Schultern öffnen

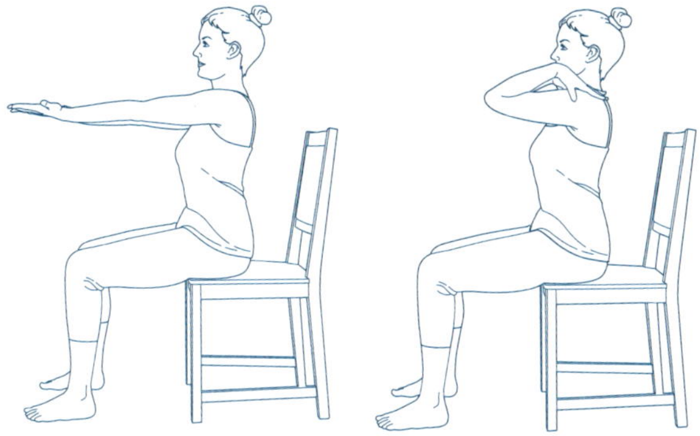

9. Schultern kreisen

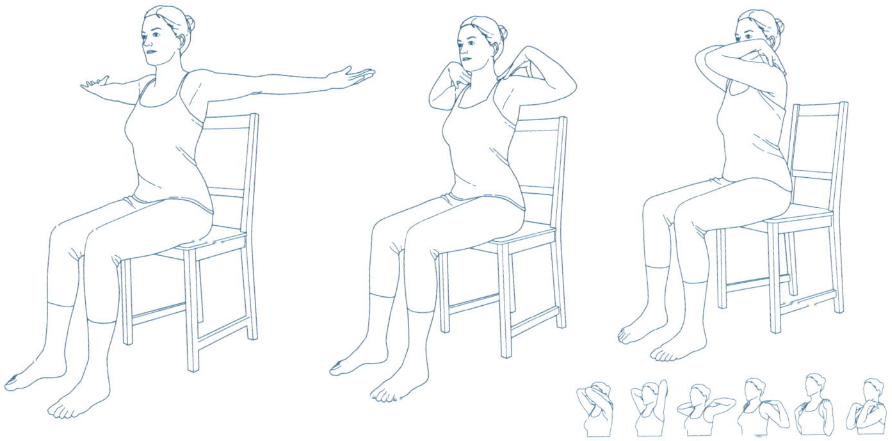

10. Nacken lockern

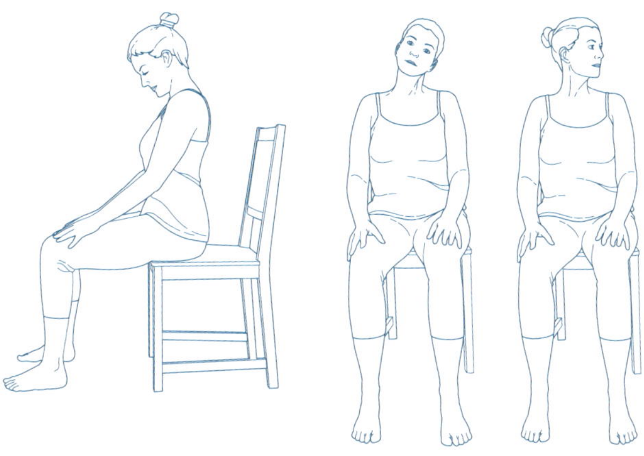

11. Gelenke wahrnehmen

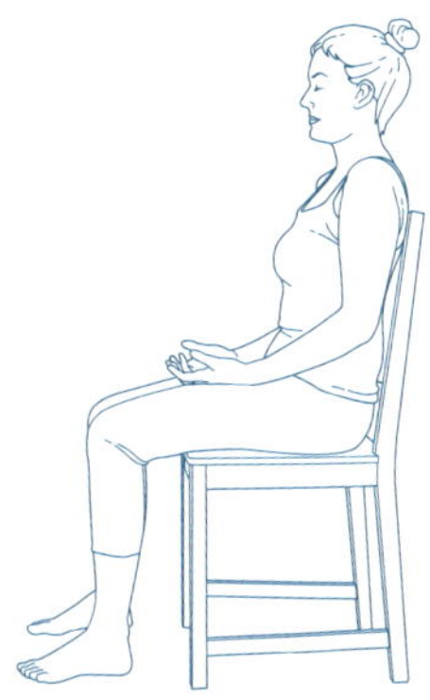

ÜBUNGEN ZUR VERBESSERUNG DER VERDAUUNG

1. Das Tor

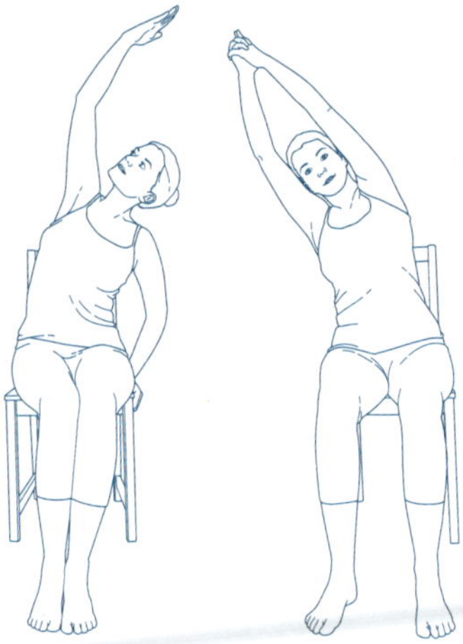

2. Der Delfin

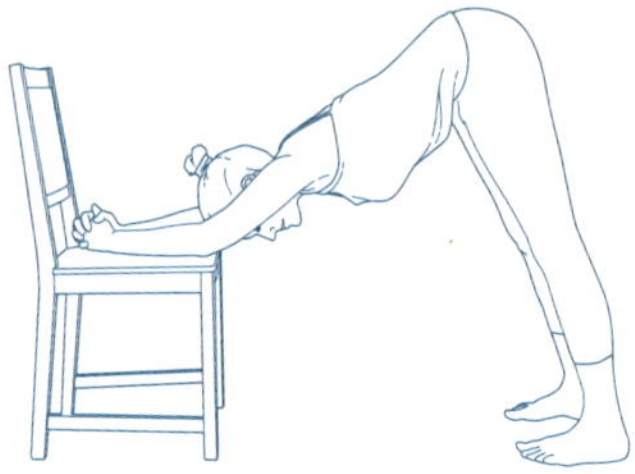

3. Der Krieger II und der umgekehrte Krieger II

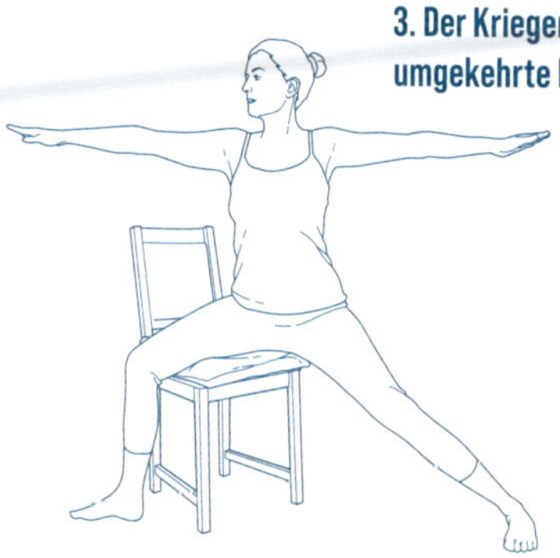

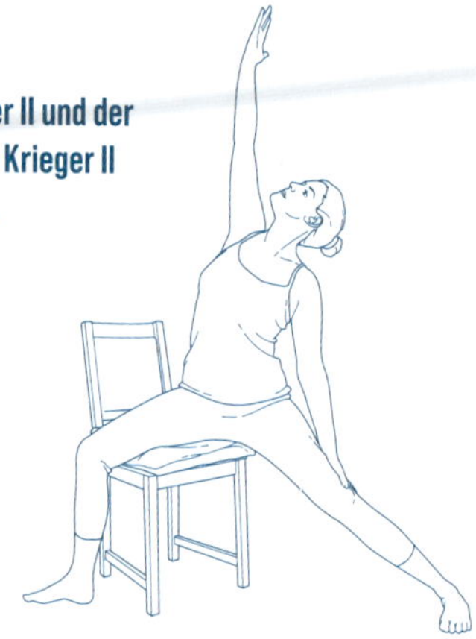

4. Die gedrehte Stuhlhaltung

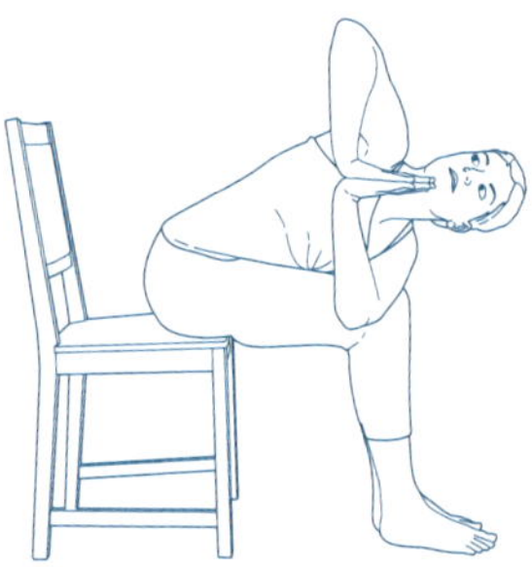

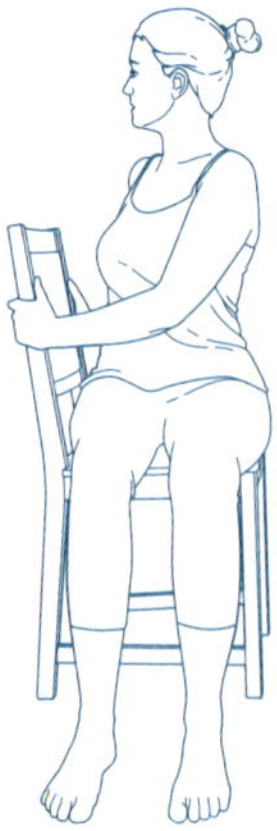

5. Entspannung »Erdung«

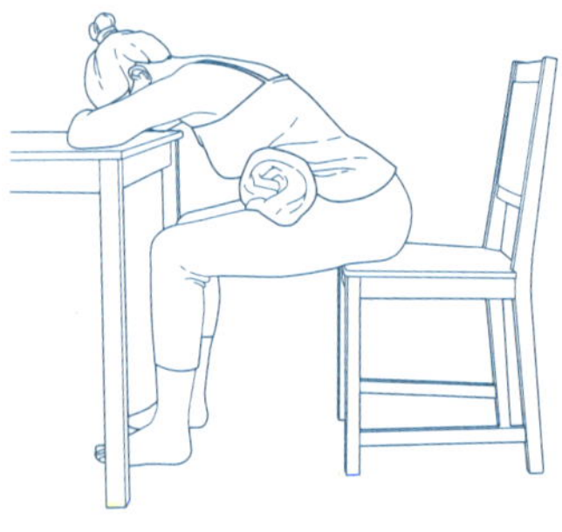

ÜBUNGEN GEGEN KOPFSCHMERZEN UND MIGRÄNE

1. Nacken-Dehnung

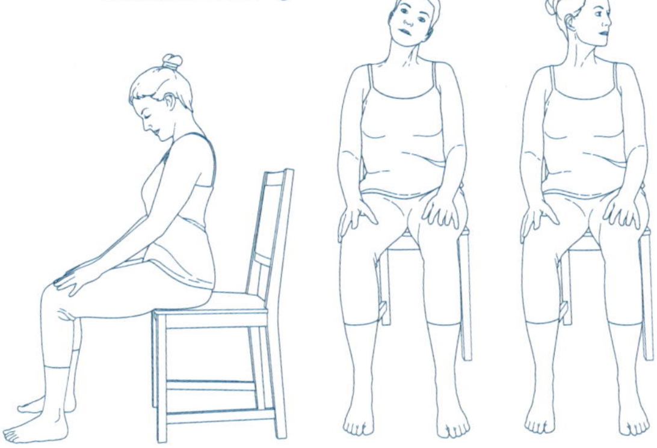

2. Der Berg

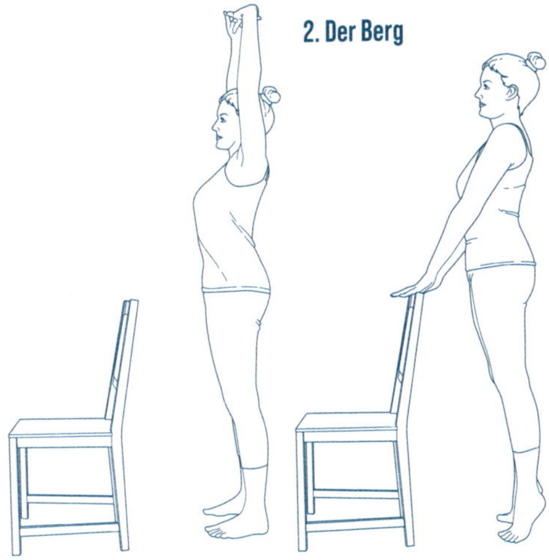

3. Der gestreckte Welpe

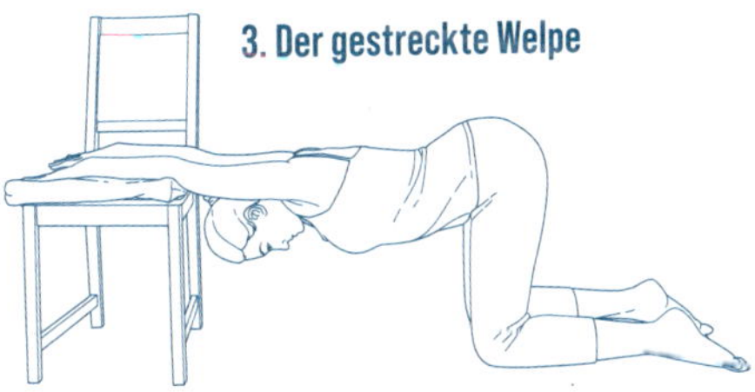

4. Das Kuhgesicht

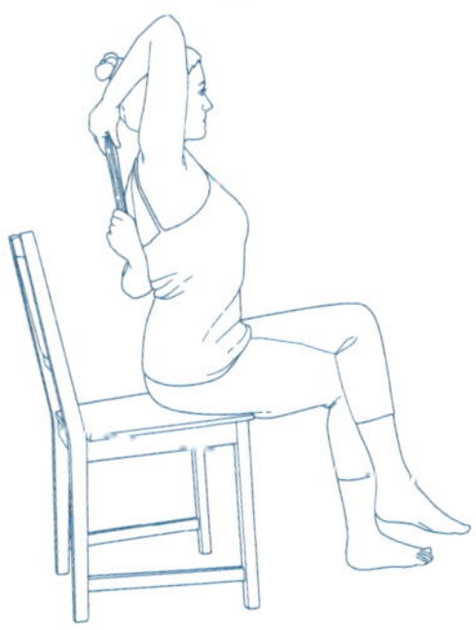

5. Zu Ehren des Weisen Marichi III

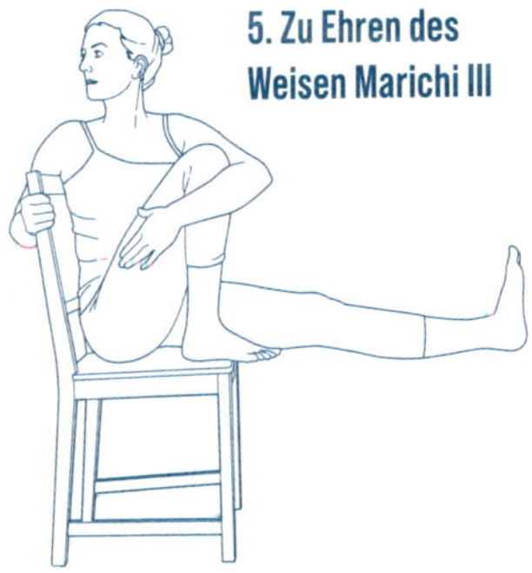

6. Entspannung des Oberkörpers

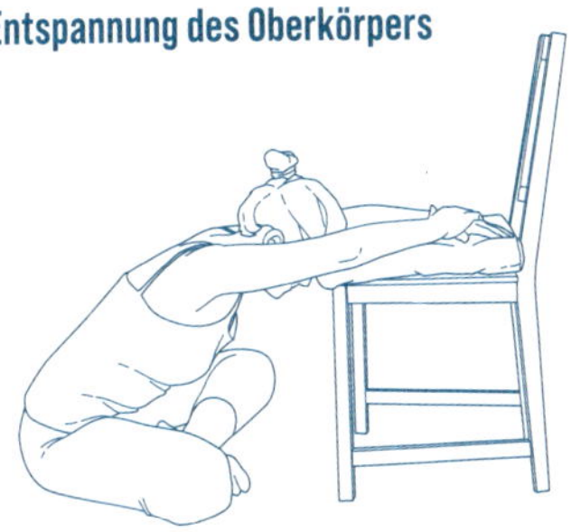

ÜBUNGEN ZUR GEWICHTSREGULIERUNG

1. Atmung und Bewegung koordinieren

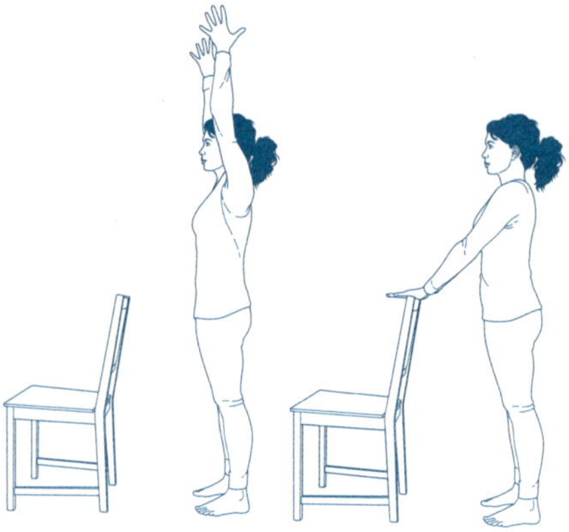

2a. Der Stuhl (im Stehen)

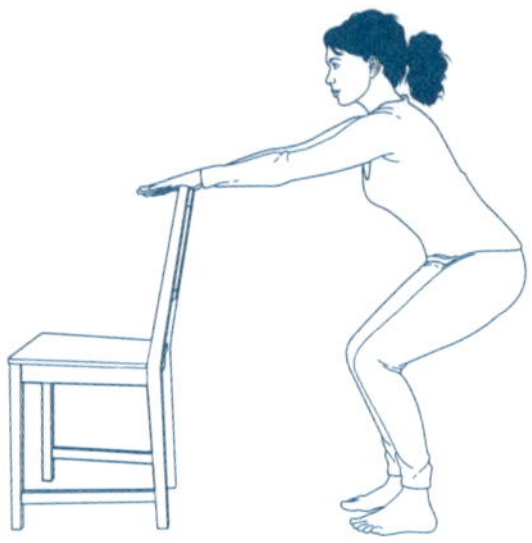

2b. Der herabschauende Hund

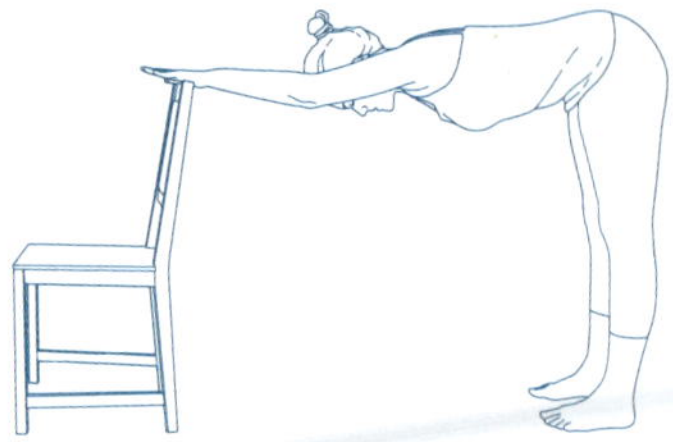

3. Der Krieger III

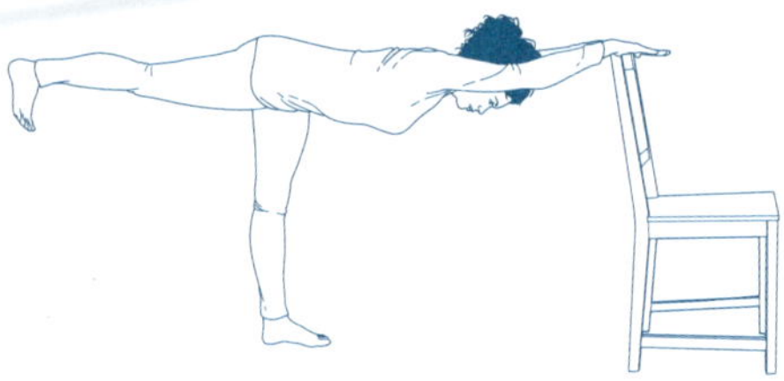

4. Die Waage

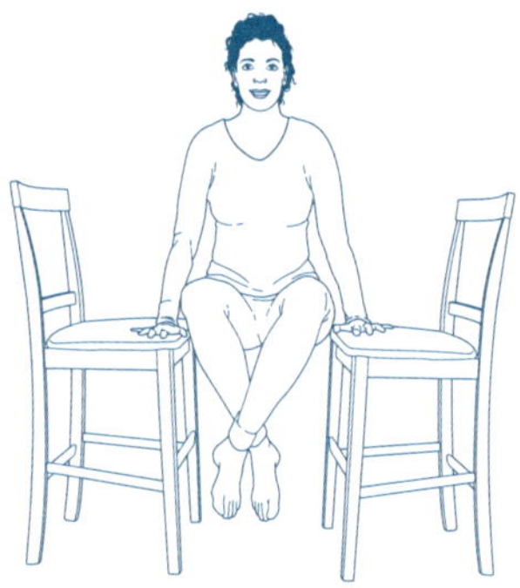

5. Der Halbmond

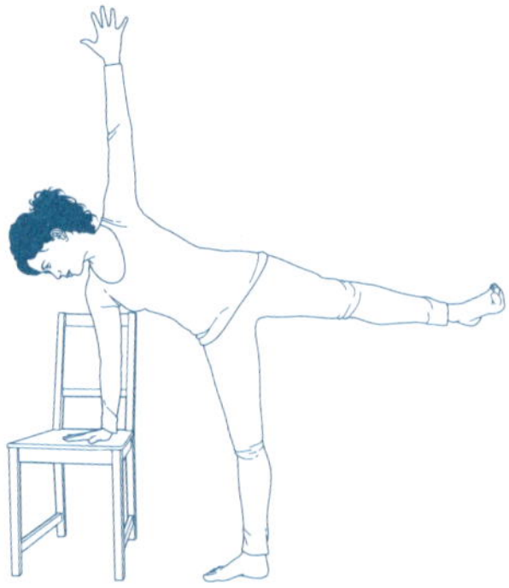

6. Die umgekehrte Tischhaltung

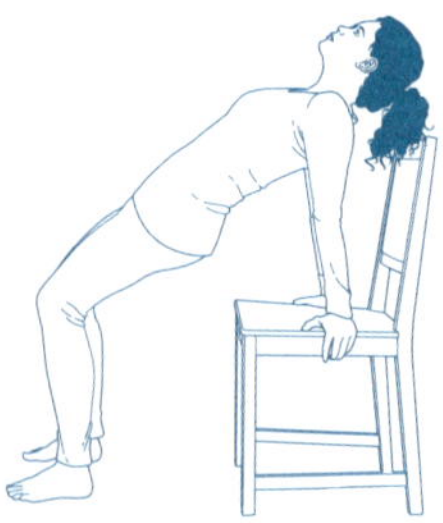

7. Die gedrehte Stuhlhaltung

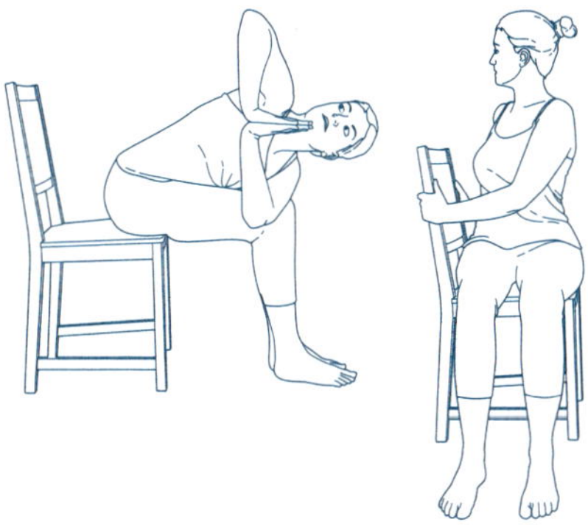

8. Zu Ehren des Weisen Marichi III

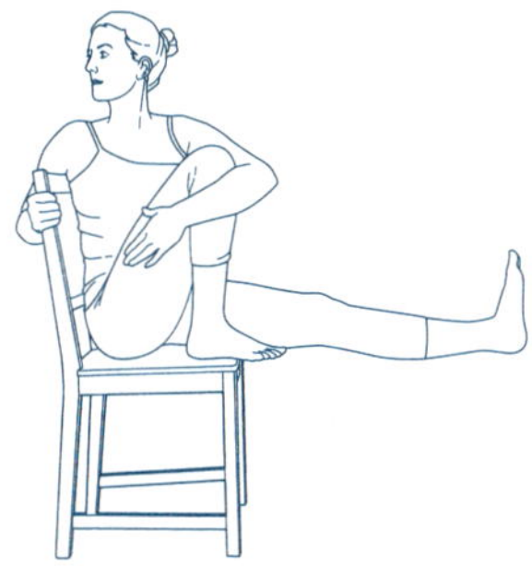

9. Der Schulterstand

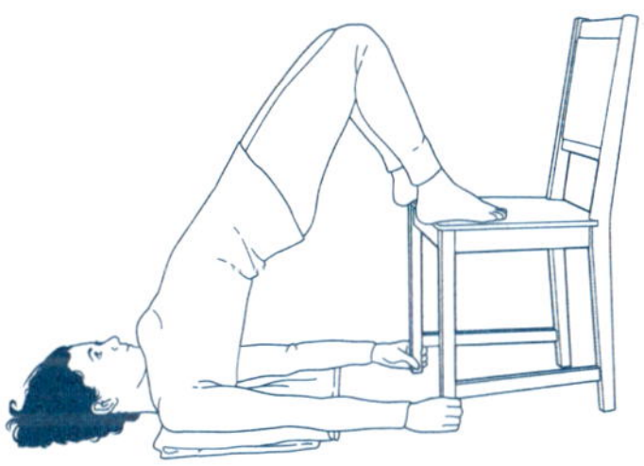

10. Das Kind (umgekehrte Variante)

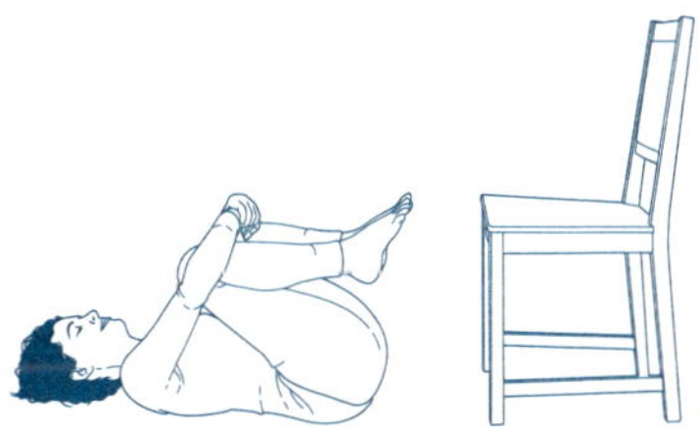

11. Die sanfte Umkehrhaltung

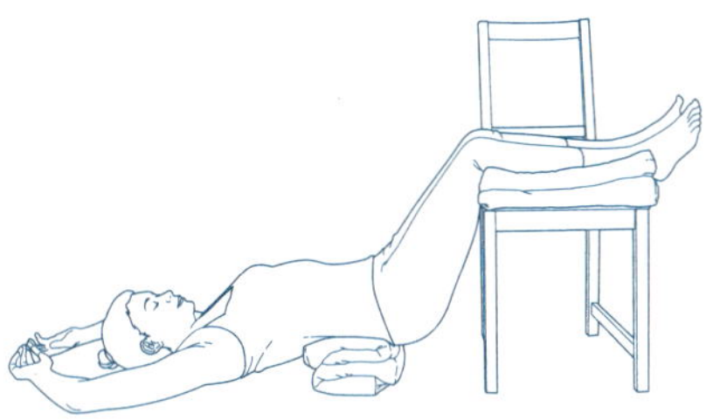

GANZHEITLICHE ÜBUNG FÜR DEN GESAMTEN KÖRPER
DER SONNENGRUSS *(SŪRYA NAMASKĀR)*

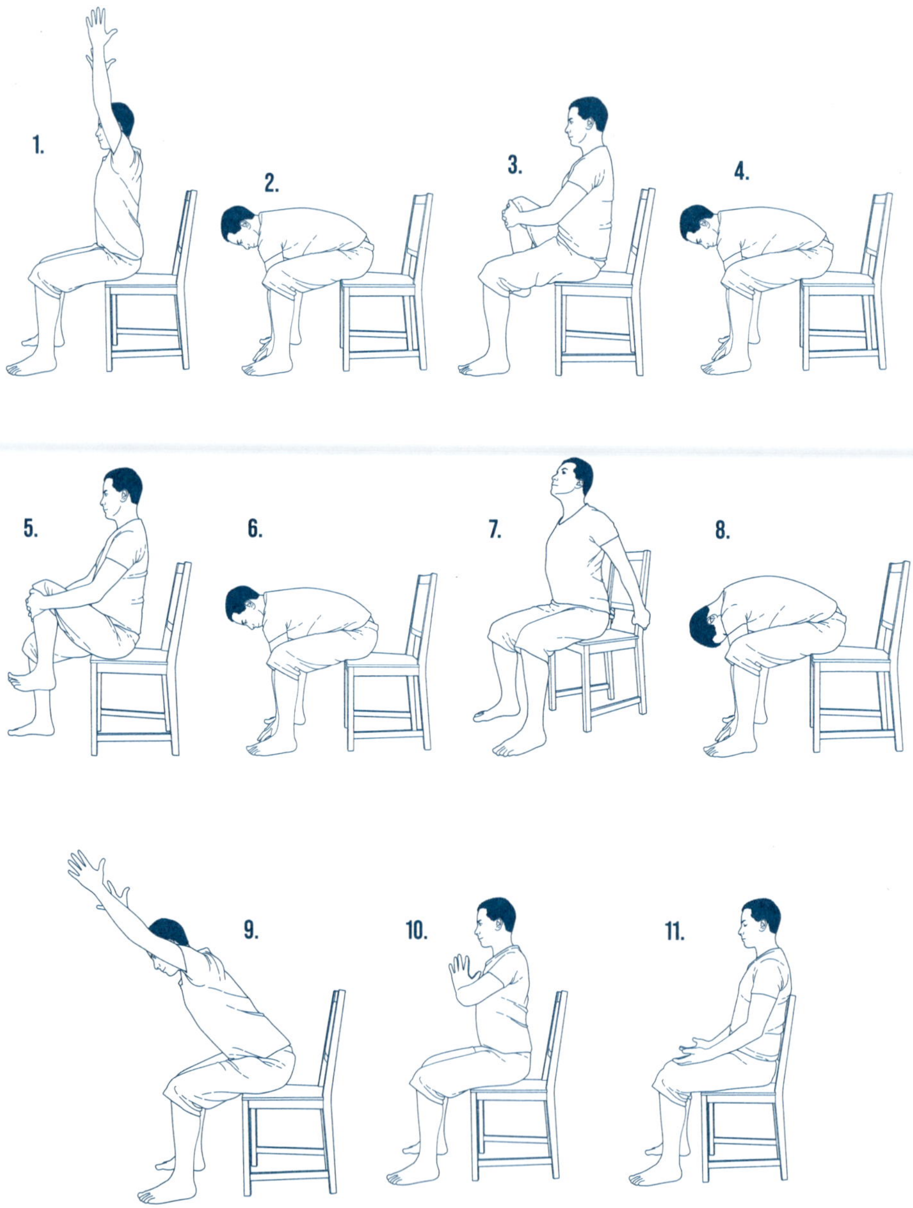

GLOSSAR:

DIE TECHNIKEN IM ÜBERBLICK

HALTUNGEN

BEWEGEN, VERSPANNUNGEN LÖSEN, BESSER LEBEN!

Im Sanskrit, der Ursprache des Yoga, heißen die Körperhaltungen *Asanas*, übersetzt: »eine stabile und bequeme Körperhaltung«. Daher sollte eine Yogahaltung niemals schmerzhaft sein. Praktiziere die Übungen mit dem Wunsch, dich zu verbessern, ohne dich unter Druck zu setzen. Respektiere dabei immer deine eigenen Grenzen.

KATZE UND KUH

MĀRJĀRĪĀSANA ET BITILĀSANA

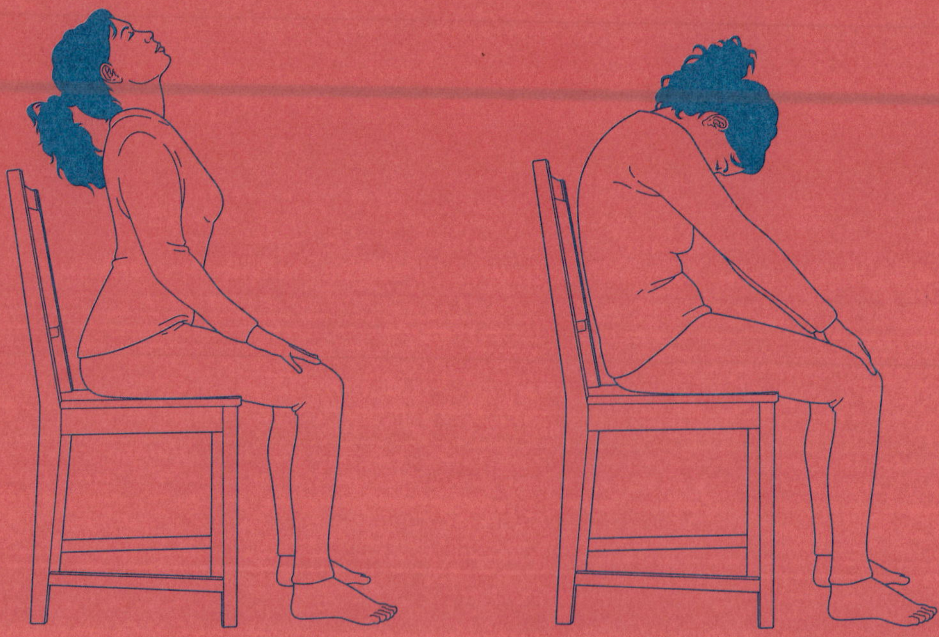

GIBT ES KONTRAINDIKATIONEN?

Falls deine Halswirbelsäule empfindlich ist, halte den Kopf ruhig und bewege nur den Rücken.
Ist deine Lendenwirbelsäule empfindlich, krümme den Rücken nur sanft.
Bei Epilepsie wird von dieser Übung abgeraten.

DARAUF SOLLTEST DU ACHTEN

- Konzentriere dich auf deine Wirbelsäule.
- Nimm die Bewegung, die Beweglichkeit der Wirbel und den Raum zwischen deinen einzelnen Wirbeln wahr.
- Achte darauf, nicht nur die Brustwirbelsäule, die Schultern und den Nacken zu bewegen, sondern die gesamte Wirbelsäule zu mobilisieren, indem du das Becken mit der Bewegung immer nach außen oder nach innen kippst.
- Der gesamte Oberkörper wird bewegt.

WAS BRINGT DIR DIE ÜBUNG?

- reduziert Stress
- erhöht die Konzentration und verbessert die Wahrnehmung der eigenen Person sowie die Atmung, was dich zu einem gesunden Atemrhythmus hinführt
- fördert die Beweglichkeit der gesamten Wirbelsäule
- entlastet den Rücken
- kräftigt die Bauch- und die Brustmuskulatur
- dehnt Hals und Nacken
- regt die Schilddrüsenfunktion an
- massiert die Bauchorgane

SCHRITT FÜR SCHRITT

1. Setze dich mittig auf den Stuhl. Die Beine sind etwas mehr als hüftbreit auseinander, die Knöchel stehen unter den Knien. Die Füße sind leicht nach außen gerichtet und bilden eine Linie mit den Oberschenkeln.
2. Richte Wirbelsäule und Nacken gerade auf und lege deine Hände mit den Handflächen nach unten auf die Oberschenkel.
3. Atme ein: Gehe ins Hohlkreuz und kippe dabei das Becken nach außen, sodass Steißbein und Gesäßknochen nach hinten und oben gedrückt werden. Schultern und Arme bleiben entspannt. Der Nacken ist locker. Richte deinen Blick zur Decke.
4. Atme aus: Ziehe das Kinn zum Brustbein, indem du deinen Rücken möglichst weit rundest und das Becken nach innen kippst, sodass Steißbein und Gesäßknochen nach vorne zeigen. Drücke die Hände mit durchgestreckten Armen auf die Knie, um die Schulterblätter nach außen und nach vorne zu drücken und den Abstand zur Wirbelsäule zu vergrößern. Ziehe die Schultern nach vorne und nach unten. Spanne die Bauchmuskeln an.
5. Atme 5 Mal ein und 5 Mal aus und achte dabei auf deinen Atemrhythmus.
Beende die Übung mit einer Ausatmung.

DAS TOR

PARIGHĀSANA

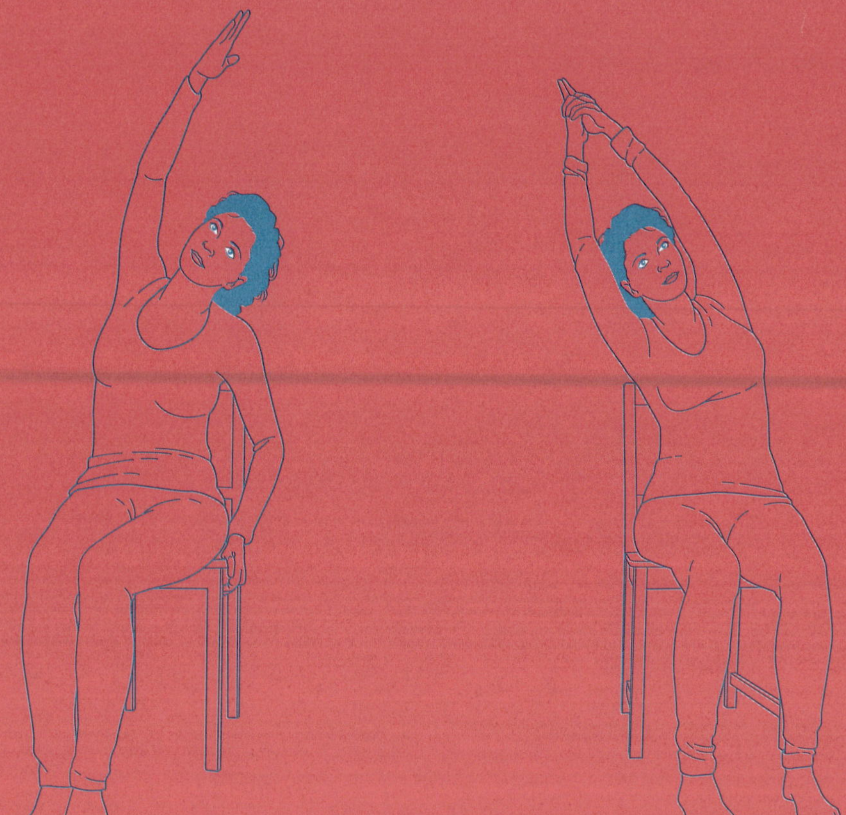

GIBT ES KONTRAINDIKATIONEN?

Bei einem Bandscheibenvorfall raten wir unbedingt von dieser Übung ab. Dasselbe gilt für die Fortgeschrittenen-Variante, wenn du eine Schulterverletzung hast.

DARAUF SOLLTEST DU ACHTEN

- Spüre die Dehnung, die von der Hüfte bis zu den Fingerspitzen reicht.
- Intensiviere mit jeder Ausatmung die Dehnung.
- Verkrampfe deine Schultern nicht.
- Lass den Kopf nicht herabhängen: Dein Nacken soll eine Linie mit der Wirbelsäule bilden.
- Die äußere Schulter sollte nicht nach vorne gedreht sein: Wir zielen auf eine seitliche Dehnung ab, dafür muss der Oberkörper gerade sein, als würde er von zwei Wänden gehalten.

WAS BRINGT DIR DIE ÜBUNG?

- dehnt die Flanken und die Zwischenrippenmuskulatur, wodurch der Brustkorb entspannt und gelockert wird.
- dehnt die Wirbelsäule, indem die Nervenbahnen befreit werden
- fördert die Beweglichkeit der Taille

SCHRITT FÜR SCHRITT

1. Setze dich mittig auf den Stuhl. Beine und Füße sind geschlossen. Die Knöchel stehen unter den Knien.
2. Halte dich mit der linken Hand seitlich am Stuhl fest.
3. Atme ein: Strecke deinen rechten Arm und den Rücken zur Decke aus. Atme aus: Dehne die gesamte rechte Flanke, indem du den Oberkörper nach links neigst.
4. Halte diese Position mindestens 5 Atemzüge lang.
5. Atme ein: Senke den rechten Arm wieder ab. Atme aus: Löse die Haltung
6. Wiederhole die Übung auf der anderen Seite.

Dynamische Version für Fortgeschrittene (fließende Bewegung)

1. Stelle die Beine hüftbreit auseinander. Leg deine Handflächen zusammen, die Finger sind gefaltet, die Zeigefinger ausgestreckt. Die Daumen kreuzt du am Ansatz der Zeigefinger.
2. Atme ein: Strecke beide Arme zur Decke. Atme aus: Neige Arme und Oberkörper seitlich nach rechts.
3. Atme ein: Kehre wieder in die Ausgangsposition zurück. Atme aus: Neige Arme und Oberkörper seitlich nach links.
4. Atme ein, um dich wieder aufzurichten usw.
5. Wiederhole den Bewegungsablauf 3 Mal auf jeder Seite.

DER BAUM

VRKSĀSANA

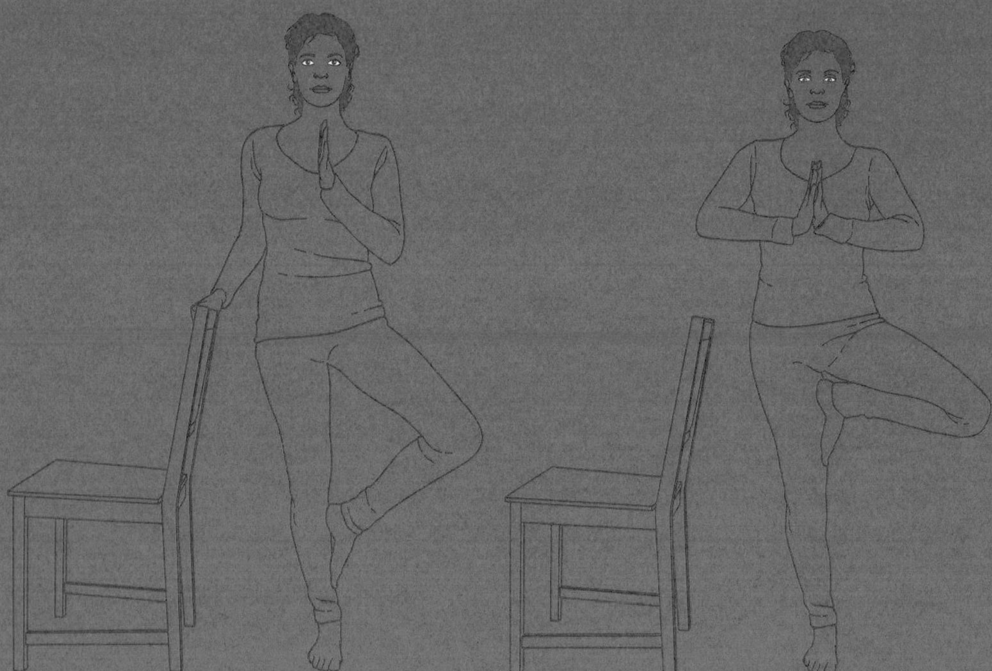

GIBT ES KONTRAINDIKATIONEN?

Wenn deine Gelenke empfindlich sind, beginne mit dem Fuß auf Knöchelhöhe und taste dich dann allmählich die Wade entlang und schließlich zum Oberschenkel hinauf, während dein Körper kräftiger wird.

DARAUF SOLLTEST DU ACHTEN

- Wenn du die Balance nur mit Mühe halten kannst, konzentriere dich auf den Knöchel deines Standbeins.
- Wenn du die Balance gut halten kannst, konzentriere dich auf die Bauchatmung.
- Das Becken ist in der Neutralposition und wird nicht gekippt.
- Senke nicht den Kopf, wenn du nach unten schaust. Dein Nacken bleibt gerade.
- Achte darauf, dass dein Körper sich nicht nach vorne beugt: Der Rücken bleibt gerade. Gesicht und Schultern sind entspannt.

WAS BRINGT DIR DIE ÜBUNG?

- beruhigt den Geist
- verbessert die Balance, Stabilität und die Erdung
- bringt das Nervensystem ins Gleichgewicht
- kräftigt Knöchel, Waden, Knie, Oberschenkel und Wirbelsäule
- lindert Ischiasschmerzen

SCHRITT FÜR SCHRITT

1. Stelle dich aufrecht hin. Deine Beine sind geschlossen, der Rücken ist gerade. Knöchel, Knie, Hüften und Schultern liegen auf derselben vertikalen Achse.
2. Halte dich mit der rechten Hand an der Stuhllehne fest. Verlagere dein Gewicht auf das rechte Bein, indem du die Fußsohle in den Boden drückst.
3. Hebe den linken Fuß und stelle ihn auf den Knöchel oder die Wade des rechten Beins. Das Knie zeigt nach außen.
4. Bringe die linke Hand wie zum Gebet auf Herzhöhe, sie soll den Oberkörper aber nicht berühren.
5. Das Becken ist mittig über dem rechten Fuß ausgerichtet. Das Steißbein zeigt Richtung Boden.
6. Atme langsam, um dich zu erden. Richte deinen Blick auf einen Punkt am Horizont oder am Boden, um die Balance leichter zu halten.
7. Bleibe in dieser Position für 30 Sekunden bis 1 Minute. Wiederhole die Übung auf der anderen Seite.

Für Fortgeschrittene

1. Umfasse mit deiner linken Hand den linken Knöchel und setz die linke Ferse auf die Innenseite des rechten Oberschenkels (oder – wenn du kannst – an die Leiste). Die Zehen zeigen nach unten.
2. Drück Ferse und Oberschenkel fest gegeneinander.
3. Bringe beide Handflächen vor der Brust zusammen und teste dein Gleichgewicht!

DIE STEHENDE VORWÄRTSBEUGE

UTTĀNĀSANA

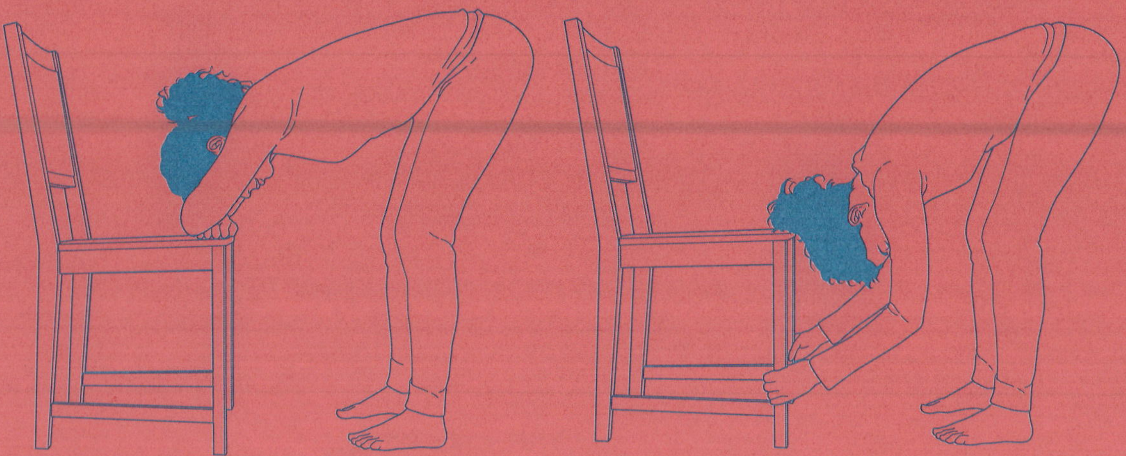

GIBT ES KONTRAINDIKATIONEN?

In den letzten Wochen der Schwangerschaft und bei Durchfall ist von dieser Übung abzuraten. Dasselbe gilt für die Fortgeschrittenenvariante, falls du eine Nasennebenhöhlenentzündung und/oder Bluthochdruck hast.

DARAUF SOLLTEST DU ACHTEN

- Lass deine Atmung nach und nach ruhiger und tiefer werden. Strecke Rücken und Oberkörper im Einklang mit deiner Atmung immer weiter.
- Spüre die Dehnung in Schultern, Wirbelsäule, Rücken und Oberkörper.
- Dein Rücken bleibt gerade.
- Schultern und Nacken sind entspannt.

SCHRITT FÜR SCHRITT

1. Stelle dich aufrecht hin, die Füße hüftbreit auseinander. Umfasse mit den Händen deine Ellbogen. Winkle deine Knie leicht an.
2. Atme aus: Beuge deinen Körper aus der Hüfte mithilfe der Bauch- und Lendenmuskeln nach vorn und lege die Ellbogen auf der Sitzfläche des Stuhls ab. Der Rücken bleibt dabei gerade, lang und gestreckt.
3. Lass deine Stirn auf den Unterarmen ruhen. Die Schultern sind entspannt.
4. Strecke deinen Oberkörper mit jeder Ausatmung ein Stück weiter, sodass sich der Abstand zwischen Bauchnabel und Brustbein vergrößert.
5. Strecke das Sitzbein nach hinten und oben.
6. Halte diese Position für 5 lange Atemzüge.
7. Zum Abschluss der Übung atme ein und stütze dich auf deinen Armen ab, um dich wieder aufzurichten.

Für Fortgeschrittene
1. Umfasse mit den Händen die Stuhlbeine unten.
2. Achte darauf, dass dein Kopf nicht nach unten sinkt und dein Nacken in einer Linie mit der Wirbelsäule bleibt.

WAS BRINGT DIR DIE ÜBUNG?

- hilft gegen Stress und leichte Depressionen, da sie den Geist beruhigt
- sorgt für mehr Energie im gesamten Körper und eine bessere Verdauung
- bekämpft Kopfschmerzen, Schlaflosigkeit, Rückenschmerzen und Müdigkeit
- Die erste Variante wird bei Bluthochdruck, Asthma, Hüftschmerzen und Nasennebenhöhlenentzündung empfohlen.

DER TÄNZER

NATARĀJĀSANA

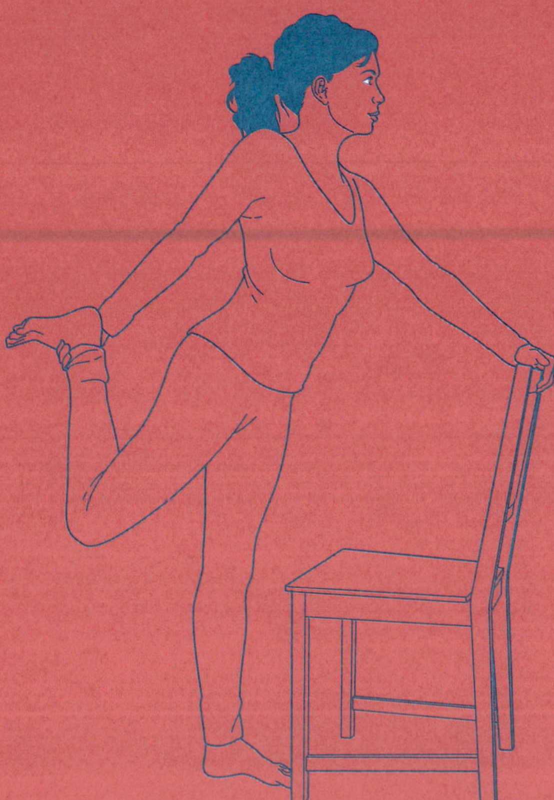

GIBT ES KONTRAINDIKATIONEN?

Bei niedrigem Blutdruck, empfindlichen Lendenwirbeln oder einem Bandscheibenvorfall ist von dieser Übung abzuraten.

DARAUF SOLLTEST DU ACHTEN

- Spüre, wie dein Brustkorb sich öffnet und die gesamte Vorderseite deines Körpers gedehnt wird.
- Achte auf eine langsame und tiefe Bauchatmung, die dir Stabilität verleiht und dich erdet.
- Deine Schultern sind entspannt.

WAS BRINGT DIR DIE ÜBUNG?

- verbessert die Balance
- sorgt für Erdung
- kräftigt Beine und Knöchel
- dehnt Oberschenkel, Leiste, Bauch und Schultern
- öffnet den Brustkorb
- stärkt das Selbstvertrauen

SCHRITT FÜR SCHRITT

1. Stell dich aufrecht hin. Die Beine sind geschlossen. Verlagere das Gewicht auf dein linkes Bein.
2. Winkle das rechte Knie an und zieh deine Ferse zur rechten Pobacke. Greife mit der rechten Hand (Daumen nach oben) von innen um den rechten Fuß oder den Knöchel. Der Fuß ist geflext.
3. Drücke den linken Oberschenkelknochen am Ansatz in das Hüftgelenk, sodass sich die Kniescheibe im Kniegelenk hebt und dein Standbein gerade und stabil bleibt.
4. Drücke das Schambein kräftig in Richtung Bauchnabel und das Steißbein zum Boden, um zu vermeiden, dass dein unterer Rücken zusammengedrückt wird.
5. Atme aus: Beuge dich nach vorne und halte dich mit der linken Hand an der Stuhllehne fest.
6. Atme noch einmal aus: Hebe den rechten Fuß Richtung Decke, um den Abstand der Ferse von Po und Rücken zu vergrößern.
7. Halte diese Position für 10 bis 30 Sekunden und lass dann deinen Fuß los.
8. Wiederhole die Übung auf der anderen Seite.

Für Fortgeschrittene

Ziehe den Fuß des angewinkelten Beins bei jeder Ausatmung immer weiter nach oben, um den Oberschenkel Stück für Stück zu dehnen, bis er parallel zum Boden ausgerichtet ist.

DER DOPPELTE WINKEL

DVIKONĀSANA

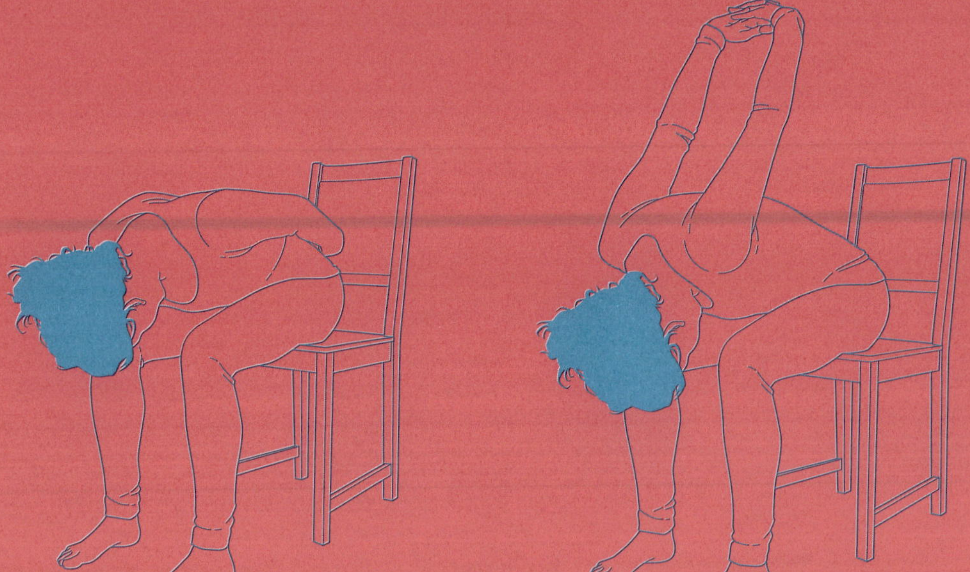

GIBT ES KONTRAINDIKATIONEN?

Bei Migräne, Nasennebenhöhlenentzündung, Leistenbruch, Hüftschmerzen, Bluthochdruck oder Herz-Kreislauf-Problemen ist von dieser Übung abzuraten.

DARAUF SOLLTEST DU ACHTEN

- Spüre, wie die Atembewegung deinen vorderen Oberkörper massiert, während dieser gegen deine Oberschenkel presst.
- Schultern und Nacken sind vollkommen entspannt.
- Nur die Hände üben Druck aus. Der Oberkörper ist dabei entspannt.
- Ist die Dehnung am Kopf zu stark, senke die Hände wieder hinter den Po.

SCHRITT FÜR SCHRITT

1. Setz dich auf die Stuhlkante. Die Knie sind hüftbreit auseinander, die Knöchel stehen unter den Knien.
2. Verschränke die Hände hinter deinem Rücken. Die Handflächen zeigen zum Körper.
3. Atme aus: Strecke die Arme, um die Schulterblätter zur Wirbelsäule zu ziehen.
4. Öffne deinen Brustkorb und drücke ihn nach oben und vorne, sodass sich dein Rücken rundet und die Schultern nach hinten fallen.
5. Zieh den Bauchnabel vom Brustbein weg.
6. Atme aus und beug dich nach vorne, bis dein Oberkörper auf den Oberschenkeln ruht.
7. Lass den Kopf herabhängen. Der Nacken ist entspannt.
8. Halte diese Position mindestens für lange 5 Atemzüge oder so lange du kannst.
9. Beende die Übung, indem du die Arme zum Boden sinken lässt und richte dann deinen Oberkörper langsam auf, indem du den Rücken Wirbel für Wirbel bis zum Nacken wieder ausrollst.

Für Fortgeschrittene

Atme aus und hebe deine Arme zur Decke. Die Handflächen zeigen zum Körper.

WAS BRINGT DIR DIE ÜBUNG?

- löst Verspannungen in Schultern & Nacken und hilft Stress abzubauen, der sich oft im Schulter- und Nackenbereich festsetzt
- beruhigt den Geist
- fördert die Verdauung

ATMUNG UND BEWEGUNG KOORDINIEREN

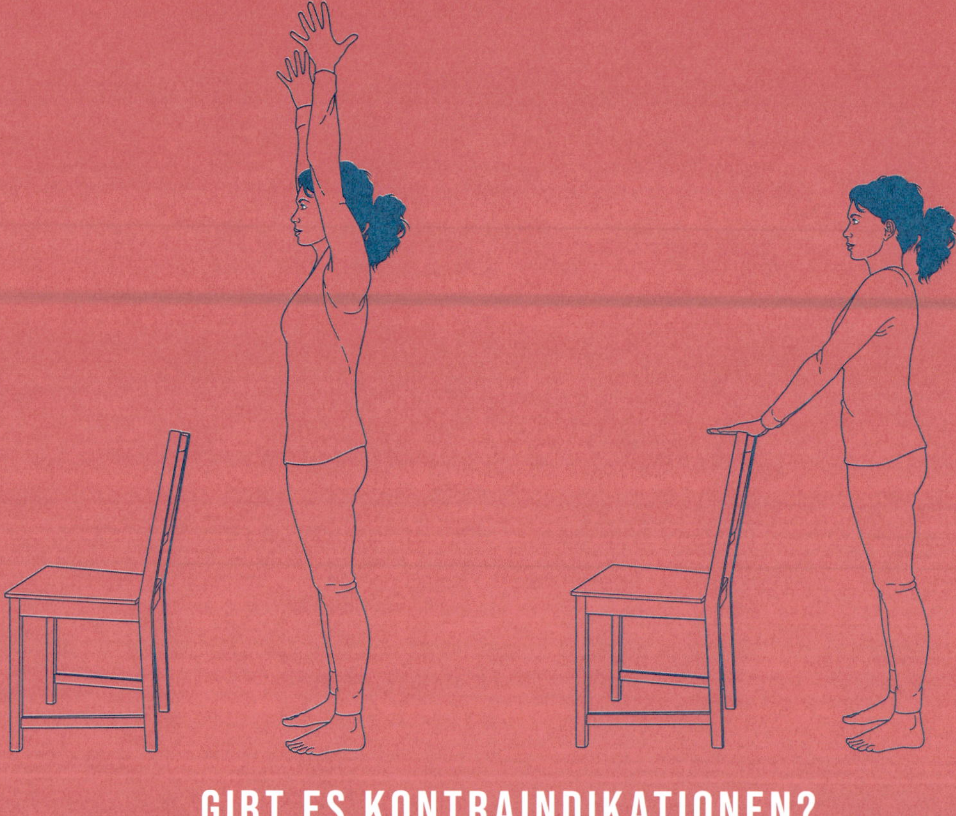

GIBT ES KONTRAINDIKATIONEN?

Bei Hyperventilation, erhöhter Herzfrequenz oder Schwindel brich die Übung sofort ab und atme wieder normal weiter. Wiederhole die Übung einfach beim nächsten Mal weniger oft, damit sich dein Körper langsam daran gewöhnen kann. Es kann einige Zeit dauern, bis du deine Atmung beherrschst.

DARAUF SOLLTEST DU ACHTEN

- Einatmung: Spüre, wie dein Brustkorb sich weitet, die Lungen sich füllen, die Wirbelsäule sich streckt. Du bist offen, aufnahmefähig und voller Selbstvertrauen.
- Ausatmung: Deine Handflächen und Fußsohlen erden sich immer stärker. In dir breitet sich ein Gefühl von Stabilität und innerem Frieden aus.

SCHRITT FÜR SCHRITT

1. Stelle dich mit dem Gesicht zur Stuhllehne. Die Füße stehen parallel und hüftbreit auseinander. Die Arme hängen seitlich neben dem Körper, die Handflächen zeigen nach außen.
2. Atme ein: Öffne beide Arme seitlich neben dem Körper und strecke sie Richtung Decke aus. Ziehe die Schulterblätter zum Boden, während die Schulterblätter entspannt bleiben. Sobald deine Arme senkrecht sind, zeigen die Handflächen zueinander.
3. Strecke deine Wirbelsäule, die Flanken und die Arme.
4. Atme aus und senke die gestreckten Arme vor dir gerade herunter und lege die Handflächen gerade auf die Stuhllehne. Spanne leicht die Bauchmuskeln an, um die Ausatmung zu intensivieren. Die Finger sind gestreckt und geschlossen. Die Handflächen drücken in die Stuhllehne, ohne sich daran festzuhalten.
5. Atme ein und hebe die Arme wieder zur Decke, die Handflächen zeigen nach innen.
6. Atme aus und lege die Handflächen wieder auf die Stuhllehne.
7. Mach die Übung für 5 bis 10 Atemzüge weiter und folge dabei dem Rhythmus deiner Atmung. Sie sollte dabei möglich langsam und tief sein.

WAS BRINGT DIR DIE ÜBUNG?

- lockert den Brustkorb, dehnt die Wirbelsäule und entspannt die Schultern
- regt den Energiefluss an
- hilft dir, dein Bewusstsein für deine Atmung zu entwickeln, die Atmung zu verlangsamen und tiefer, bewusster und aufmerksamer zu atmen
- beruhigt und erdet

DIE GESTRECKTE GROSSZEH-HALTUNG (VARIANTE MIT KNIE)

UTTHITA HASTA PĀDĀNGUSTHĀSANA

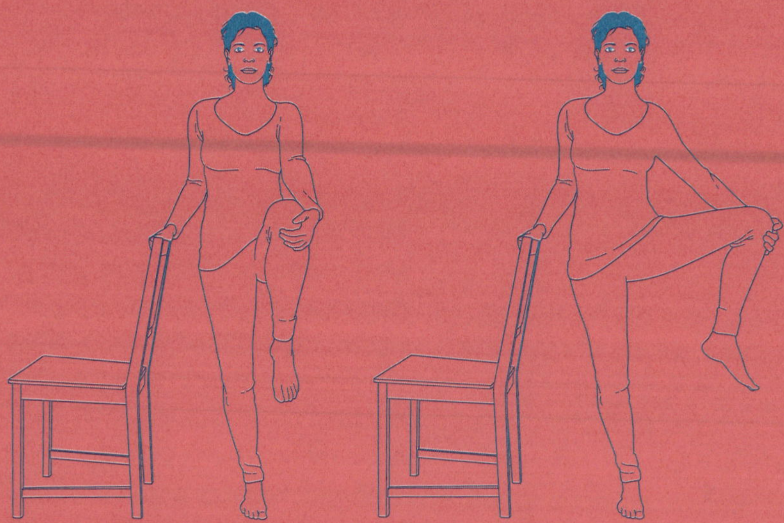

GIBT ES KONTRAINDIKATIONEN?

Kürzliche Verletzungen der Hüft-, Knöchel- oder Kniegelenke. Außerdem bei Übergewicht, da die Gelenke bei der Verlagerung des Gewichts auf ein Bein belastet und zusammengedrückt werden. Halte die Position gegen Ende der Schwangerschaft weniger lange und versuche dich nicht an der Variante für Fortgeschrittene (lass deine Hand weiterhin an der Stuhllehne und halte dich fest).

DARAUF SOLLTEST DU ACHTEN

- Entspanne dein Hüftgelenk durch besonders langes Ausatmen.
- Halte die Wirbelsäule stets gerade und den Bauchnabel vom Brustbein entfernt.
- Lass dich durch die Einatmung zum Himmel heben und durch die Ausatmung im Boden verankern.
- Fühle dich stabil, kraftvoll und ausgeglichen.

WAS BRINGT DIR DIE ÜBUNG?

- öffnet die Hüftgelenke
- regt die Blut-, Lymph- und Energiezirkulation an
- stärkt die stabilisierende Muskulatur für ein besseres Gleichgewicht

Mit etwas Übung bekommst du ein Gefühl der Erdung und Stabilität, was wiederum das Selbstbewusstsein stärkt.

SCHRITT FÜR SCHRITT

1. Stelle den Stuhl rechts neben dich. Halte dich mit der rechten Hand an der Stuhllehne fest. Verlagere dein Körpergewicht auf das rechte Bein.
2. Atme ein: Ziehe das linke Knie hoch und umfasse es mit der linken Hand. Das rechte Bein bleibt gestreckt. Der Rücken ist gerade, der Brustkorb geöffnet. Die Schultern sind entspannt.
3. Atme aus: Spanne die Bauchmuskeln an und öffne das linke Bein nach links, indem du an deinem Knie ziehst.
4. Atme ein: Strecke deine Wirbelsäule und dehne den Bereich zwischen Bauchnabel und Brustbein.
5. Statische Variante: Halte diese Position und atme dabei normal weiter oder gehe zum nächsten Schritt, der dynamischen Variante, über.
6. Atme aus: Bringe dein linkes Knie wieder nach vorne auf eine Linie mit deiner Hüfte und kehre zu Schritt 3 zurück oder lass dein linkes Bein los.
7. Dynamische Variante: Wiederhole den Ablauf 3 bis 5 Mal auf jeder Seite. Für die statische Variante machst du die Übung nur 1 Mal pro Seite.

Für Fortgeschrittene:
Sobald deine stabilisierenden Muskeln gestärkt sind, kannst du dein Gleichgewicht testen: Lass bei Schritt 5 die Stuhllehne los und leg deine rechte Hand mit dem Daumen nach hinten auf die rechte Hüfte. Drehe nun den Kopf nach rechts.

DIE HEUSCHRECKE

(IM STEHEN)

SALABHĀSANA

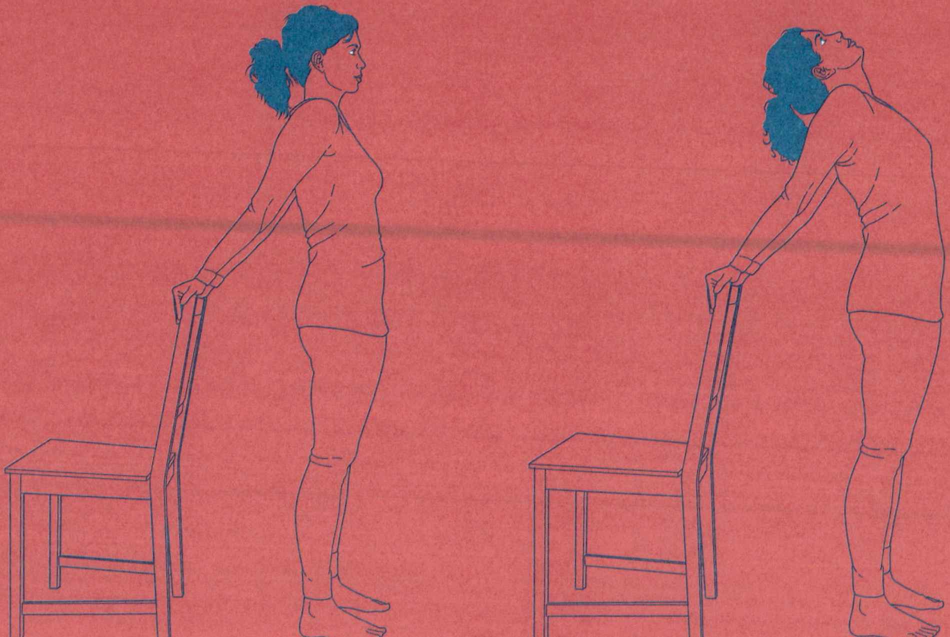

GIBT ES KONTRAINDIKATIONEN?

Bei Verletzungen oder einem Bandscheibenvorfall wird von dieser Übung abgeraten. Bei Herzflattern/Herzklopfen, Herzrasen oder Schwindel brich die Übung ab. Wiederhole die Übung beim nächsten Mal weniger oft, damit sich dein Körper in seinem eigenen Tempo an die tiefe Atmung gewöhnen kann. Zum Ende der Schwangerschaft und bei Schmerzen im unteren Rücken ist von dieser Übung abzuraten.

DARAUF SOLLTEST DU ACHTEN

- Nimm dir die Zeit, zu spüren, wie sich dein Brustkorb öffnet und ausdehnt und spüre auch die Ausdehnung deines Herzens.
- Wenn du die Übung beherrschst, spüre bei jeder Einatmung die Dehnung nach oben und bei jeder Ausatmung die Wurzeln deiner Füße im Boden.
- Halte während der gesamten Übung die Bauchmuskeln angespannt, um deinen unteren Rücken zu schützen.

WAS BRINGT DIR DIE ÜBUNG?

- lockert Wirbelsäule und Brustkorb und schärft das Bewusstsein,
- fördert die Atmung
- streckt die Wirbelsäule
- regt den Energiefluss im Oberkörper an
- energetisiert und erdet

SCHRITT FÜR SCHRITT

1. Stelle dich mit dem Rücken vor den Stuhl. Die Beine stehen parallel und hüftbreit auseinander.
2. Strecke die Arme nach hinten und greife mit den Händen die Seiten oder die Oberkante der Stuhllehne. Atme aus und spanne die Bauchmuskeln an.
3. Rolle beim Einatmen die Schultern nach hinten und ziehe die Schulterblätter in Richtung Wirbelsäule, wobei du deinen Rücken krümmst, also ins Hohlkreuz gehst. Zieh dein Brustbein vom Bauchnabel weg und öffne deinen Brustkorb.
4. Spanne die Oberschenkel an, hebe deine Kniescheiben in den Kniegelenken nach oben und drücke deine Fersen in den Boden.
5. Schau an die Decke oder, bei empfindlichem/schwachem Nacken, geradeaus in die Ferne.
6. Löse beim Ausatmen langsam das Hohlkreuz und richte deine Wirbelsäule sanft wieder auf, um in die Ausgangsposition zurückzukehren. Entspanne Schultern und Nacken.
7. Kehre beim Einatmen zu Schritt 3 zurück, indem du wieder ins Hohlkreuz gehst.
8. Führe den Bewegungsablauf für 5 lange Atemzüge aus.
9. Atme aus und löse die Haltung, indem du die Wirbelsäule wieder aufrichtest und Hände und Arme lockerst.

DER FROSCH

MANDUKĀSANA

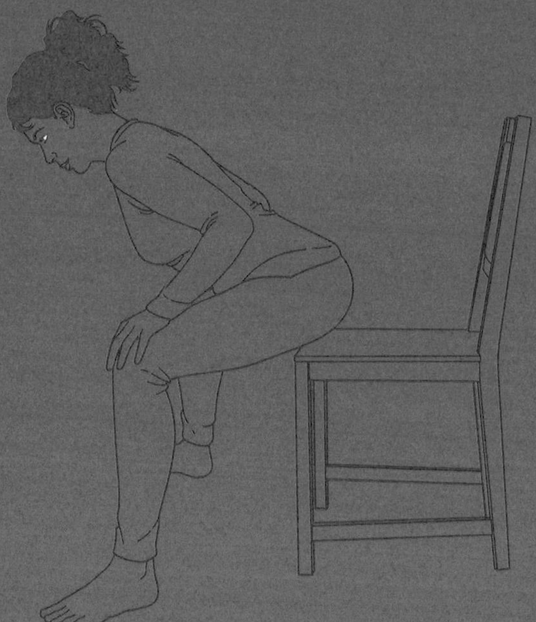

GIBT ES KONTRAINDIKATIONEN?

Bei einer Verletzung der Hüften beuge dich nicht ganz so weit nach vorne.

DARAUF SOLLTEST DU ACHTEN

- Wenn du in der Haltung bist, rolle deine Schultern bei jeder Ausatmung von den Hüften weg, spanne die Bauchmuskeln an und nutze sie, um deine Wirbelsäule nach oben zu strecken. Konzentriere dich dann darauf, deine inneren Oberschenkel zu dehnen und dabei gleichzeitig die Hüftgelenke zu entspannen.
- Wenn du dich in der Haltung wohlfühlst, lenke deine Aufmerksamkeit auf den Druck deiner Fußsohlen in den Boden und spüre deine Erdung. Fokussiere dich dann auf den Bereich über deinem Schambein und spüre, wie er sich beim Einatmen weitet und beim Ausatmen zusammenzieht.

WAS BRINGT DIR DIE ÜBUNG?

- entlastet die Beckenregion durch die Entspannung der Hüftgelenke und Oberschenkelinnenseiten (Adduktoren)
- dehnt und kräftigt den Rücken
- stärkt das Bewusstsein für die eigene Erdung und den eigenen Körperschwerpunkt.

SCHRITT FÜR SCHRITT

1. Setze dich auf die Stuhlkante, die Beine möglichst weit auseinandergespreizt. Die Füße bilden eine Linie mit den Oberschenkeln.
2. Lege die Handflächen auf deine Knie.
3. Atme aus und beuge deinen Oberkörper aus der Hüfte nach vorne. Halte dabei den Rücken gerade und deinen Nacken auf einer Linie mit der Wirbelsäule.
4. Halte diese Position für 4 tiefe Atemzüge und verlängere dabei allmählich deine Atmung.
5. Um die Haltung zu lösen, atme ein und richte deinen Rücken wieder gerade auf.

Für Fortgeschrittene

Wenn dein Rücken immer länger und die Hüften elastischer werden, versuche, deinen Oberkörper parallel zum Boden so weit hinunterzusenken, dass du die Hände zwischen den Füßen und unter den Schultern auf dem Boden ablegen kannst, ohne dabei den Rücken zu krümmen.

DER STUHL
(IM STEHEN)

UTKATĀSANA

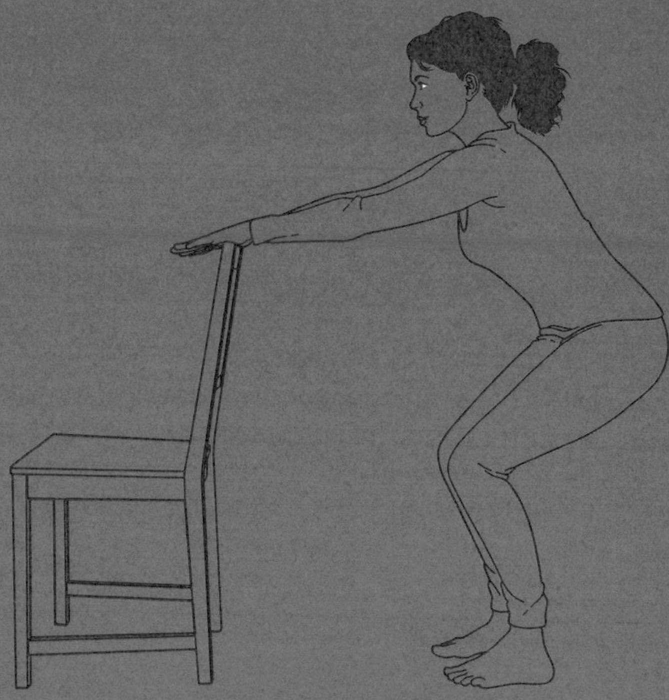

GIBT ES KONTRAINDIKATIONEN?

Bei Herz-Kreislauf-Problemen, niedrigem Blutdruck, Schlaflosigkeit und/oder Kopfschmerzen ist von dieser Übung abzuraten. Und auch nicht während der Schwangerschaft praktizieren.

DARAUF SOLLTEST DU ACHTEN

- Konzentriere dich auf die Haltung deines Rückens: Spüre, wie er sich nach oben streckt und lass den unteren Rücken gerade.
- Atme gleichmäßig weiter.
- Halte dich nicht an der Stuhllehne fest, lass die Finger gestreckt.
- Straffe deine Bauchmuskeln, indem du sie mit jeder Ausatmung mehr anspannst. Dadurch stärkst du auch deinen Rücken.
- Sobald du dich in der Haltung wohlfühlst: Konzentriere dich auf die Mitte deines Fußgewölbes und auf die Erdung.

WAS BRINGT DIR DIE ÜBUNG?

- eine der besten Übungen zur Kräftigung der Kniegelenke, der Oberschenkelrückseiten, der Waden, der Quadrizeps, der Gesäßmuskeln sowie der stabilisierenden Muskeln. Sie sorgt für mehr Kraft, Balance und Stabilität.
- erhöht die Wahrnehmung des eigenen Körperschwerpunkts und fördert aktiv die Konzentration
- harmonisiert den Energiefluss in den Beinen
- regt das Zwerchfell und die Bauchorgane an
- stärkt Herz und Lungen

SCHRITT FÜR SCHRITT

1. Stelle dich mit dem Gesicht zur Stuhllehne. Die Beine stehen parallel und hüftbreit auseinander. Die Arme sind gestreckt, die Handflächen liegen auf der Stuhllehne.
2. Atme aus, spanne dabei die Bauchmuskeln an und beuge deine Knie. Halte deinen Rücken gerade und lehne dich leicht nach vorne (um ca. 45 Grad), als säßest du auf einem Stuhl!
3. Ziehe dein Steißbein sanft in Richtung Bauchnabel, um den unteren Rücken zu strecken. Spanne den Beckenboden an.
4. Wenn du nach unten schaust, solltest du deine Zehen sehen können. Falls nicht, bewege die Knie ein bisschen weiter nach hinten. Richte dann deinen Blick auf einen Punkt vor dir in der Ferne.
5. Strecke die Arme zu den Händen aus. Ziehe deinen Bauchnabel vom Brustbein weg. Spanne Bauch-, Oberschenkel- und Gesäßmuskeln an. Dein Körpergewicht ruht auf den Fersen.
6. Halte diese Position 3 bis 5 (oder mehr) tiefe Atemzüge lang und achte dabei stets auf deinen Herzschlag. Atme aus und kehre wieder in die Ausgangsposition zurück.

Für Fortgeschrittene
Hebe hierfür deine Arme höher, sodass deine Handflächen nicht mehr auf der Stuhllehne aufliegen.

DER HALBMOND

ARDHA CHANDRĀSANA

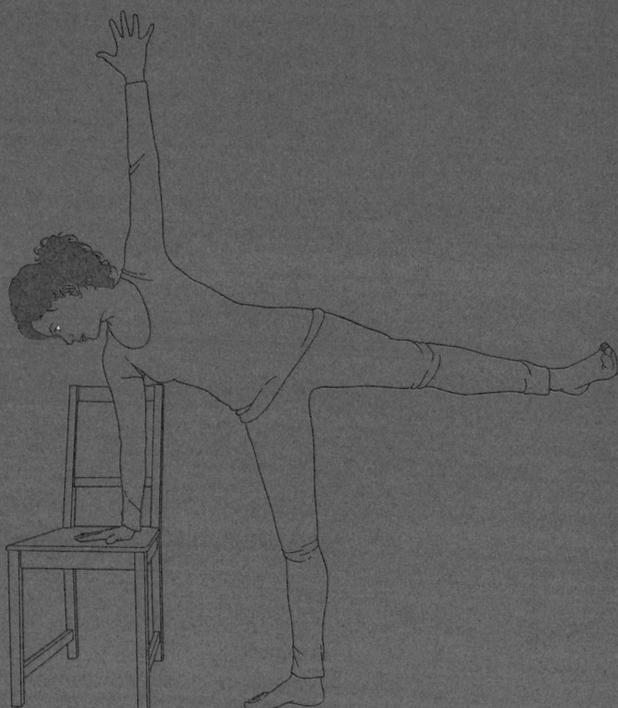

GIBT ES KONTRAINDIKATIONEN?

Bei Migräne, Kopfschmerzen, niedrigem Blutdruck, Durchfall oder Schlaflosigkeit ist von dieser Übung abzuraten.
Bei Nackenbeschwerden raten wir von der Variante für Fortgeschrittene ab. Bei Schulterproblemen halte deine linke Hand mit dem Daumen nach hinten auf der Hüfte.
Diese Übung in der Schwangerschaft nur sparsam (also selten) praktizieren und zum Ende der Schwangerschaft überhaupt nicht mehr.

DARAUF SOLLTEST DU ACHTEN

- Achte auf deine Fortschritte: Schultern und Arme bilden eine vertikale Linie. Der Nacken bildet eine Linie mit der Wirbelsäule. Der Rücken ist gerade, die Flanken sind symmetrisch. Dehne den Bereich zwischen Bauchnabel und Brustbein. Hebe das Bein auf Hüfthöhe und konzentriere dich darauf, diese Ausrichtungen bestehen zu lassen. Stell dir vor, wie dein Körper von zwei Mauern gehalten wird. Dein Körpergewicht ruht hauptsächlich auf dem Standbein und nur ganz leicht auf deiner rechten Hand.

WAS BRINGT DIR DIE ÜBUNG?

- verbessert Koordination und Gleichgewichtssinn
- fördert die Konzentration und das Durchhaltevermögen. Der Geist muss zur Ruhe kommen, damit du konzentriert bleiben und das Gleichgewicht halten kannst.
- stärkt Knöchel, Oberschenkel, Gesäßmuskeln, Wirbelsäule und Bauch, dehnt die Leisten, die Oberschenkelrückseiten, die Waden, die Schultern, die Brust und die Wirbelsäule.
- baut Stress ab
- regt die Verdauung an

SCHRITT FÜR SCHRITT

Vorsicht

Wenn du diese Übung mit einem Stuhl auf Rollen ausführen möchtest, lehne die rechte Seite des Stuhls gegen eine Wand. So verhinderst du ein Wegrutschen, solange du noch nicht stabil in deiner Position bist.

1. Stelle dich links neben den Stuhl, sodass dein rechter Fuß eine Linie mit der Sitzkante bildet. Lege die rechte Hand mittig auf die Sitzfläche, damit sie nicht in einer Linie mit dem Fuß, sondern leicht seitlich davon liegt.
2. Atme ein und hebe sachte das linke Bein an, halte es gestreckt und den Fuß geflext. Die Seiten sollen möglichst gerade und symmetrisch sein.
3. Strecke den linken Arm zur Decke und richte dabei deinen Blick auf die rechte Hand.
4. Halte diese Position 3 bis 5 Atemzüge lang. Wiederhole die Übung auf der anderen Seite, indem du dich diesmal rechts neben den Stuhl stellst.

Für Fortgeschrittene

Dein Blick ist auf den Daumen deiner ausgestreckten linken Hand gerichtet, der nach oben zeigt.

DIE UMGEKEHRTE TISCHHALTUNG

ARDHA PURVOTTANĀSANA

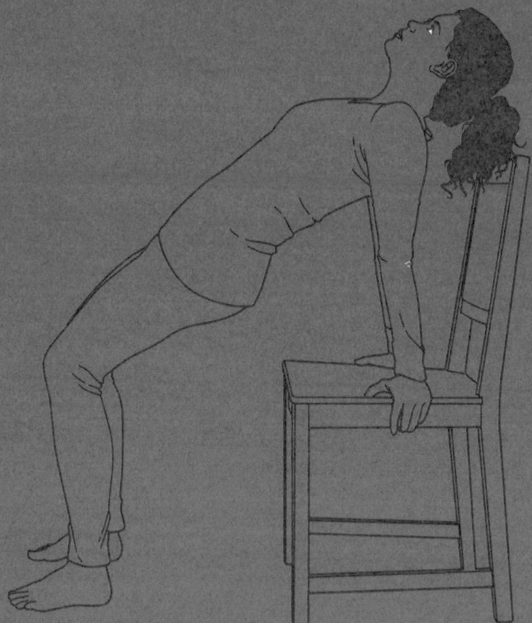

GIBT ES KONTRAINDIKATIONEN?

Bei Karpaltunnelsyndrom, Bluthochdruck, Verletzungen an Nacken, Handgelenken, Ellbogen oder Schultern oder einer Sehnenentzündung wird von dieser Übung abgeraten.
Bei empfindlichem Nacken hältst du den Blick nach vorne gerichtet.
Diese Übung in der Schwangerschaft lieber weniger praktizieren und zum Ende der Schwangerschaft lieber überhaupt nicht mehr.

DARAUF SOLLTEST DU ACHTEN

- Achte darauf, dass deine Beine fest und aktiv sind. Versuche, deine Gesäßmuskeln möglichst wenig anzuspannen.
- Strecke die Vorderseite deines Körpers vom Becken bis zum Scheitel und drücke dabei die Füße in den Boden.
- Lass deine Hüften nicht zum Boden absinken und deine Schultern nicht zu den Ohren ziehen.
- Lass deinen Kopf nicht nach hinten herabhängen, um einen »Genickbruch« zu vermeiden. Versuche, Schultern, Oberkörper, Becken, Oberschenkel und Knie möglichst auf einer Linie zu halten.

SCHRITT FÜR SCHRITT

Vorsicht

Wenn du diese Übung mit einem Stuhl auf Rollen ausführen möchtest, schiebe ihn mit der Lehne gegen eine Wand, um etwaiges Wegrollen zu verhindern.

1. Setze dich auf die Stuhlkante. Die Beine sind vor dir ausgestreckt und stehen hüftbreit auseinander. Halte dich mit gestreckten Armen seitlich an der Sitzfläche fest.
2. Atme aus und spanne die Bauchmuskeln nach innen an. Rolle die Schultern nach hinten.
3. Atme ein und hebe Becken und Oberkörper Richtung Decke. Die Fußsohlen liegen flach auf dem Boden.
Bei dieser Haltung sollten deine Knie senkrecht über den Knöcheln stehen. Falls nicht, rücke deine Füße entsprechend nach vorne oder nach hinten.
4. Richte deinen Blick zur Decke.
5. Halte diese Position mehrere Atemzüge lang und respektiere dabei deine Grenzen. Oder atme aus und löse die Position, indem du dich mit dem Po auf dem Stuhl niederlässt.

WAS BRINGT DIR DIE ÜBUNG?

- spendet Energie, vertreibt Stress und Müdigkeit
- sorgt für eine intensive Dehnung des Oberkörpers, öffnet Schultern, Brustkorb und Bauch.
- stärkt die Muskeln entlang der Wirbelsäule, die Handgelenke, die Arme, die Beine und den Rücken
- verbessert die Konzentration
- fördert das Durchhaltevermögen und die Fähigkeit der Zielerreichung

DIE WAAGE

TOLĀSANA

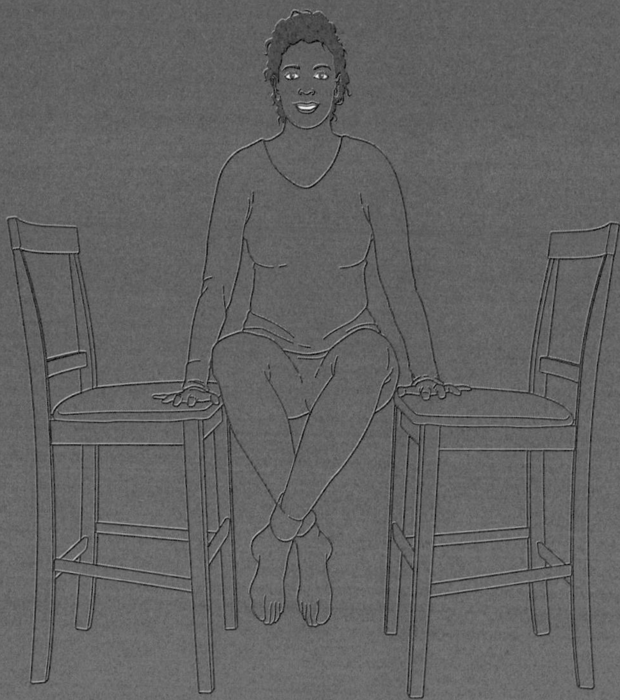

GIBT ES KONTRAINDIKATIONEN?

Bei Herzproblemen, Bluthochdruck, Beschwerden an Handgelenken, Ellbogen oder Schultern, Karpaltunnelsyndrom oder Übergewicht ist von dieser Übung abzuraten.
Dasselbe gilt in der Schwangerschaft.
Diese Variante ist intensiv und anstrengend, achte also auf deinen Puls.

DARAUF SOLLTEST DU ACHTEN

- Lass deinen Atem während der gesamten Übung fließen.
- Spanne bei jeder Ausatmung die Bauchmuskeln und Oberschenkel ein bisschen mehr an und bringe dabei die Knie zur Brust. Beachte, dass durch die starke Anspannung in der Bauchregion das Einatmen erschwert wird. Das Ausatmen ist dagegen leichter und du solltest es möglichst in die Länge ziehen.
- Achte auf deinen Körperschwerpunkt, der sich zwischen dem oberen Schambein und dem Bauchnabel befindet. Spüre, wie die Energie sich dort konzentriert.

WAS BRINGT DIR DIE ÜBUNG?

- fördert die Konzentration, das Gleichgewicht, die Koordination und stärkt die Willenskraft
- kräftigt Bauchmuskeln, Arme, Handgelenke und Rücken
- dehnt die oberen Schultern und die Hände
- regt die Funktion der Bauchorgane an
- unterstützt das eigene Körperbewusstsein

SCHRITT FÜR SCHRITT

Vorsicht
Für diese Übung brauchst du zwei stabile und robuste Stühle, die dein gesamtes Körpergewicht tragen können.

1. Stelle dich zwischen die beiden Stühle und lege deine Handflächen auf die Sitzflächen. Die Finger zeigen nach vorne.
2. Atme aus und spanne dabei die Bauchmuskeln stark Richtung Wirbelsäule an. Zieh deine Knie an und überkreuze dabei deine Beine, sodass die linke Wade über der rechten liegt. Die Arme sind gestreckt und deine Hände drücken gegen die Stuhlsitzflächen. Zieh die Schultern von den Ohren weg.
3. Dein Oberkörper darf leicht nach vorne gebeugt sein, doch der Rücken muss gerade bleiben.
4. Halte die Position, solange du möchtest. Atme aus und löse die Position.
5. Wiederhole die Übung und kreuze die Waden dieses Mal rechts über links.

DIE SITZENDE VORWÄRTSBEUGE

PASCHIMOTTANĀSANA

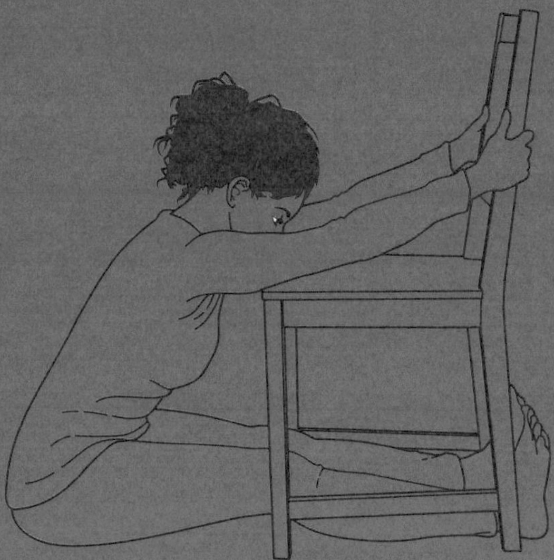

GIBT ES KONTRAINDIKATIONEN?

Bei Asthma, Durchfall oder Rückenverletzungen ist von dieser Übung abzuraten.
Erzwinge nichts: Es ist völlig normal, dass du zu Beginn nicht sehr tief kommst. Wichtig ist, dass dein Rücken gerade bleibt. Ist die Dehnung an der Oberschenkelrückseite oder am Rücken zu intensiv, kannst du die Knie leicht beugen, um die Spannung zu verringern.

DARAUF SOLLTEST DU ACHTEN

- Drücke die Oberschenkelrückseiten in den Boden.
- Ziehe bei jeder Ausatmung dein Brustbein vom Bauchnabel weg, indem du die Wirbelsäule nach oben streckst.
- Strecke beim Einatmen das Steißbein nach hinten und in Richtung Boden.
- Wenn du dich in der Position wohlfühlst, kannst du Schultern und Ellbogen zu den Händen führen, um mehr Raum für die Gelenke und Schulterblätter zu schaffen. Verkrampf die Schultern nicht.

WAS BRINGT DIR DIE ÜBUNG?

- beruhigt den Geist, lindert Kopfschmerzen, Angstzustände, Stress und leichte Depressionen
- vertreibt Müdigkeit
- dehnt Wirbelsäule, Schultern und die rückseitige Oberschenkelmuskulatur
- regt die Verdauung sowie Leber, Nieren, Eierstöcke und Gebärmutter an
- unterstützt die Gewichtsabnahme
- Die Übung wird bei Bluthochdruck, Unfruchtbarkeit, Schlaflosigkeit und Nasennebenhöhlenentzündung empfohlen.

SCHRITT FÜR SCHRITT

1. Setze dich vor dem Stuhl auf den Boden. Die Beine sind geschlossen und unter der Sitzfläche ausgestreckt. Die Füße sind geflext.
2. Der Rücken ist gerade. Spanne die Bauchmuskeln zur Wirbelsäule hin an.
3. Atme ein und hebe beide Arme zur Decke, um deine Wirbelsäule zu strecken.
4. Atme aus und beuge deinen Oberkörper aus der Hüfte nach vorn. Die Taille wird nicht gekrümmt, der Rücken ist gerade.
5. Halte dich mit gestreckten Armen beidseitig an der Stuhllehne fest.
6. Der Nacken bildet eine Linie mit der Wirbelsäule.
7. Halte diese Position 5 tiefe Atemzüge lang. Atme ein und richte deinen Rücken wieder auf.

Für Fortgeschrittene
Wenn dein Rücken es zulässt, kannst du dich noch weiter vorbeugen, indem du die Hände an der Stuhllehne hinuntergleiten lässt, mit dem Po nach hinten rückst und die Stirn auf die Sitzfläche legst.

EINROLLEN – AUSROLLEN

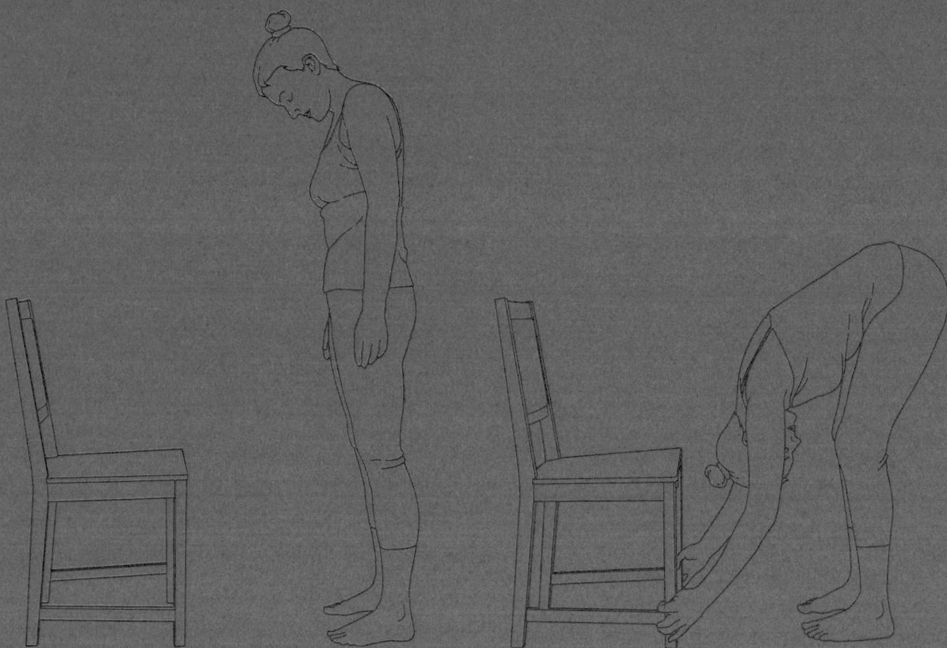

GIBT ES KONTRAINDIKATIONEN?

Bei Leistenbruch oder Nabelbruch ist unbedingt von dieser Übung abzuraten. Sei besonders vorsichtig, wenn du an einem Bandscheibenvorfall oder anderen Rückenproblemen leidest: In diesem Fall winkle die Knie an und achte genau auf deine Grenzen. Bei Bluthochdruck solltest du dich nicht so weit vorbeugen, sondern stattdessen den Kopf parallel zum Boden halten und die Knie durchgehend angewinkelt lassen.

DARAUF SOLLTEST DU ACHTEN

- Bei dieser Haltung ist der Bewegungsablauf langsam und synchron mit deiner Atmung.
- Sobald du den tiefsten Punkt der Vorwärtsbeuge erreicht hast, spüre, wie die Schwerkraft deine Wirbelsäule dehnt und streckt. Konzentriere dich zugleich auf das Gewicht deines Kopfs, deiner Arme und deiner Schultern, die nach unten ziehen und so die Verlängerung der Muskelkette an der Rückseite deines Körpers kräftigen.

SCHRITT FÜR SCHRITT

1. Stell dich mit einem Abstand von ca. 50 Zentimetern vor den Stuhl, die Beine stehen parallel und hüftbreit auseinander.
2. Denke von Anfang an daran, deinen Rücken gut zu strecken und den Scheitelpunkt deines Kopfes nach oben zu richten.
3. Atme tief ein und beuge beim Ausatmen leicht deine Knie. Rolle nun deinen Körper ein: Beginne mit dem Kopf, indem du dein Kinn zur Brust ziehst. Wölbe dann die Schultern nach vorn. Lass dich von deinen lockeren Armen hinunterziehen. Runde deine Wirbelsäule weiter, bis du die Stuhlbeine unten mit den Händen erreichst.
4. Bleibe für einen vollen Atemzug in der gebeugten Haltung mit leicht angewinkelten Knien und vollkommen entspannt herunterhängendem Kopf.
5. Atme wieder ein, rolle die Wirbelsäule ab und richte dich wieder auf. Spüre, wie sich die einzelnen Rückenwirbel wieder übereinanderheben. Ganz zum Schluss kehren auch die Schultern und der Kopf wieder in die Ausgangsposition zurück.
6. Wiederhole den Bewegungsablauf 3 Mal, indem du beim Einrollen ausatmest und beim Ausrollen einatmest.

WAS BRINGT DIR DIE ÜBUNG?

- löst Verspannungen in Nacken und Schultern sowie im oberen Rücken
- dehnt Beine und Muskeln entlang der Wirbelsäule
- Die Schwerkraft dehnt die Wirbelsäule, schafft damit mehr Raum zwischen den Wirbeln und sorgt für mehr Beweglichkeit.
- Das Ein- und Ausrollen im Einklang mit der Atmung fördert den internen Fluss von Körperflüssigkeiten.
- fördert die innere Ruhe

DER GEBUNDENE WINKEL (AUCH »DER SCHMETTERLING«)

BADDHA KONĀSANA

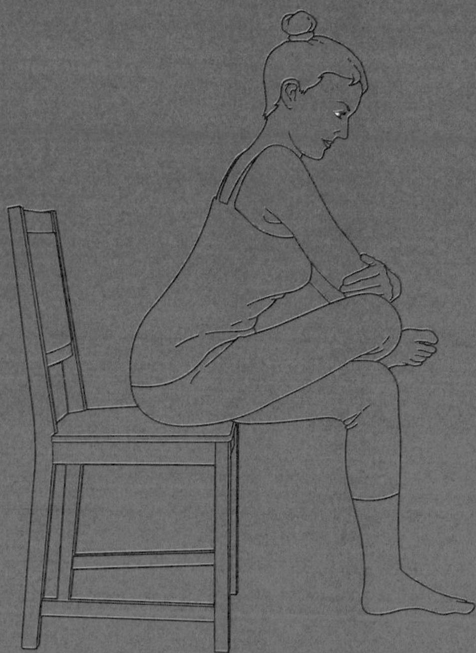

GIBT ES KONTRAINDIKATIONEN?

Bei einer Verletzung an Hüfte oder Knie ist von dieser Übung abzuraten. Bei einem Leisten- oder Nabelbruch solltest du von der Variante für Fortgeschrittene Abstand nehmen.

DARAUF SOLLTEST DU ACHTEN

- Achte darauf, dass dein Rücken durchgehend gerade ist.
- Ziehe bei jeder Ausatmung dein Brustbein vom Bauchnabel weg, strecke zugleich deine Wirbelsäule nach oben und versuche, dabei außerdem die Hüftgelenke zu entspannen.

WAS BRINGT DIR DIE ÜBUNG?

- durch das Öffnen und Lockern der Hüfte sitzt das Becken aufrechter und ruht auf den Sitzbeinhöckern. Das richtet den Rücken auf und beugt einer Fehlhaltung der Wirbelsäule vor.
- entlastet den Rücken, indem mehr Platz zwischen den Wirbeln geschaffen wird und sie in ihre natürliche Position zurückgebracht werden

SCHRITT FÜR SCHRITT

1. Setze dich auf die Stuhlkante. Die Beine stehen parallel und hüftbreit auseinander, die Knie über den Knöcheln.
2. Bringe deinen rechten Knöchel über das linke Knie. Der rechte Fuß ist geflext.
3. Lege deine Unterarme übereinander und umfasse damit die Ellbogen.
4. Atme ein und strecke deine Wirbelsäule nach oben.
5. Atme aus und beuge dich aus der Hüfte nach vorne, bis deine Unterarme auf der rechten Wade ruhen. Der Rücken bleibt dabei gerade.
6. Halte diese Position für 5 tiefe Atemzüge, atme dann wieder ein, drücke die Gesäßknochen in die Sitzfläche und hebe deinen Brustkorb/Oberkörper an. Der Rücken bleibt dabei gerade. Löse dich aus der Haltung und bringe das rechte Bein wieder auf den Boden. Wiederhole die Übung auf der anderen Seite.

Für Fortgeschrittene

Beuge dich weiter vor, bis dein Bauch auf den Oberschenkeln ruht. Die Achseln liegen auf der Wade und dem Knöchel des linken Beins. Lass deine Arme entspannt zum Boden herabhängen.

ZU EHREN DES WEISEN MARICHI I

MARICHYĀSANA I

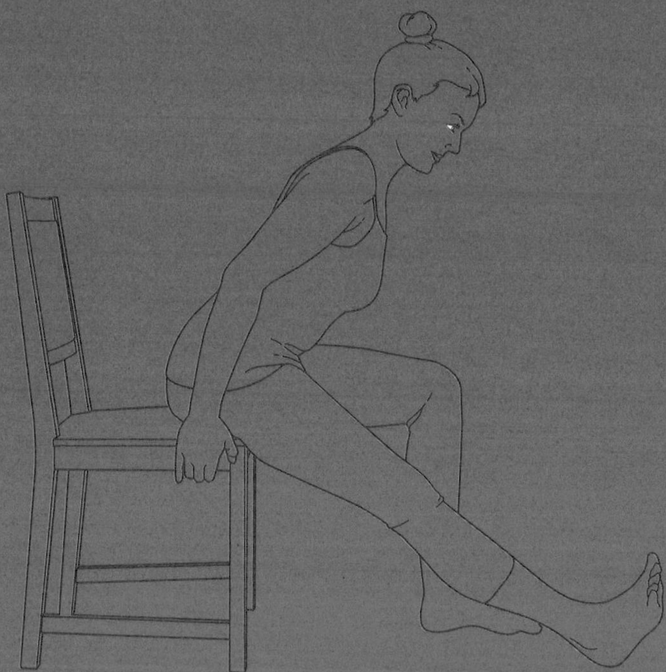

GIBT ES KONTRAINDIKATIONEN?

Wenn du unter Asthma(anfällen) oder Durchfall leidest, ist von dieser Übung abzuraten.

DARAUF SOLLTEST DU ACHTEN

- Bei dieser Übung wird die gesamte Muskelkette auf der Körperrückseite gedehnt.
- Halte das ausgestreckte Bein gerade, ohne das Knie nach unten durchzudrücken.
- Sorge für eine möglichst große Verlängerung der Linie zwischen Steißbein und Scheitel.
- Drücke das Sitzbein (Gesäßknochen) nach hinten, damit dein Rücken gerade bleibt. Stell dir vor, du wirst oben an deinem Kopf nach vorne gezogen.

SCHRITT FÜR SCHRITT

1. Setze dich auf die Stuhlkante und verankere beide Füße fest im Boden. Die Beine bilden einen 90-Grad-Winkel.
2. Das linke Bein bleibt stabil in dieser Position, während du das rechte Bein ganz ausstreckst, die Ferse soll am Boden aufliegen und die Zehen zur Decke zeigen.
3. Halte dich mit beiden Händen seitlich an der Sitzfläche fest und kippe mit der Hüfte in eine Vorwärtsbeuge.
4. Dein Rücken bleibt durchgehend gerade und der Kopf in einer Linie mit der Wirbelsäule.
5. Spüre in die Dehnung auf der Rückseite des rechten Oberschenkels.
6. Halte diese Position 5 tiefe Atemzüge lang. Wiederhole dann die Übung auf der anderen Seite.

WAS BRINGT DIR DIE ÜBUNG?

- hilft bei Schlaflosigkeit, indem sie das Gedankenkarussel zur Ruhe bringt und so zur Entspannung beiträgt
- dehnt und löst Verspannungen in der Wirbelsäule
- regt die inneren Organe an und fördert die Verdauung

DAS GESTRECKTE DREIECK

UTTHITA TRIKONĀSANA

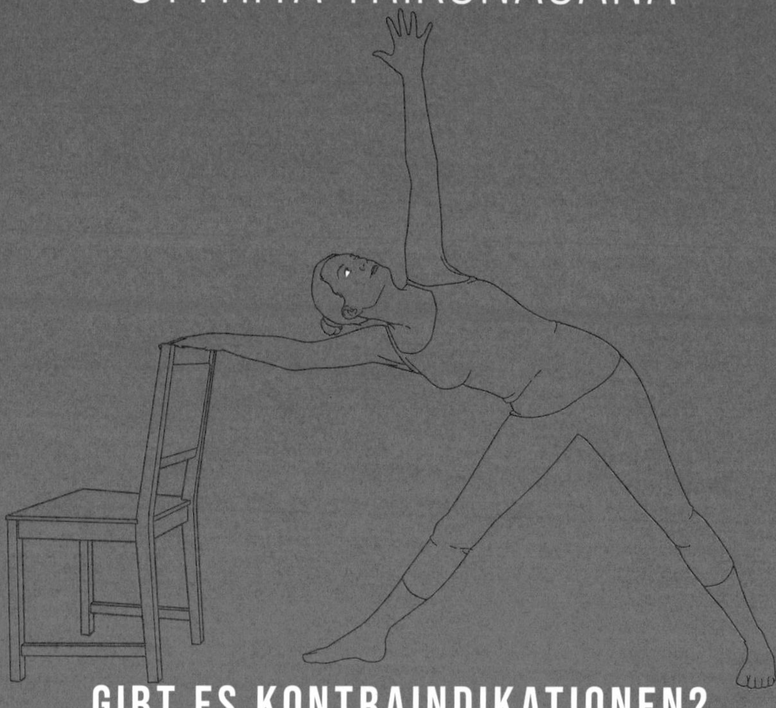

GIBT ES KONTRAINDIKATIONEN?

Wenn du Probleme mit deinem Blutdruck hast, beuge dich weniger weit nach vorn, damit sich dein Kopf auf einer für dich angenehmen Höhe befindet.
Respektiere bei Schmerzen oder Verspannungen im Nackenbereich deine Grenzen, indem du den Kopf gerade lässt oder ihn nach unten zum Boden richtest und deinen Nacken gestreckt hältst.
Wenn die Übung zu anstrengend für deinen Rücken ist, kannst du die Hand auch auf die Hüfte legen, statt sie nach oben zu strecken.

DARAUF SOLLTEST DU ACHTEN

- Spanne die Oberschenkelmuskeln an, um deinen Körper zu stützen.
- Halte die Beine gestreckt, aber achte darauf, die Knie nicht durchzudrücken.
- Drücke die Außenkante des hinteren Fußes in den Boden, um die Fußsohle gut zu verankern.
- Wenn du deinen Kopf drehst und nach oben schaust, sollte das an sich keine zusätzliche Spannung in deinem Nacken verursachen. Ist es aber doch der Fall, neige deinen Kopf nach rechts (wie den Oberkörper) oder nach unten zum Boden.

WAS BRINGT DIR DIE ÜBUNG?

- dehnt und stärkt die Bein-, Rücken-, Becken- und Brustmuskulatur, verbessert damit die Durchblutung und vermindert Verspannungen im Nacken, Rücken und ganz besonders im unteren Rücken (vor allem in der Schwangerschaft)
- regt die inneren Organe an und fördert damit die Verdauung
- reduziert das Stressgefühl, was sich positiv auf die Schlafqualität auswirkt
- lindert Wechseljahrsbeschwerden

SCHRITT FÜR SCHRITT

1. Stelle dich vor die Stuhllehne. Die Füße stehen parallel und hüftbreit auseinander. Halte dich mit ausgestreckten Armen an der Stuhllehne fest.
2. Bringe die linke Hand zur Taille.
3. Mache mit dem linken Bein einen Ausfallschritt nach hinten und stelle den linken Fuß senkrecht zum rechten. Die gesamte Fußsohle liegt am Boden auf.
4. Beuge dich aus der Hüfte seitlich nach rechts und strecke dabei deinen Rücken.
5. Der rechte Arm bleibt gerade und gestreckt. Stütze dich mit der Hand gut auf der Lehne ab.
6. Wenn du die Haltung eingenommen hast, strecke den linken Arm zur Decke.
7. Drehe deinen Kopf und schaue nach oben, dabei bleibt der Nacken in einer Linie mit deiner Wirbelsäule.
8. Halte diese Position 3 tiefe Atemzüge lang. Wiederhole die Übung auf der anderen Seite.

DIE SANFTE UMKEHRHALTUNG
(AUCH »DER HALBE SCHULTERSTAND«)

VIPARĪTA KARANĪ

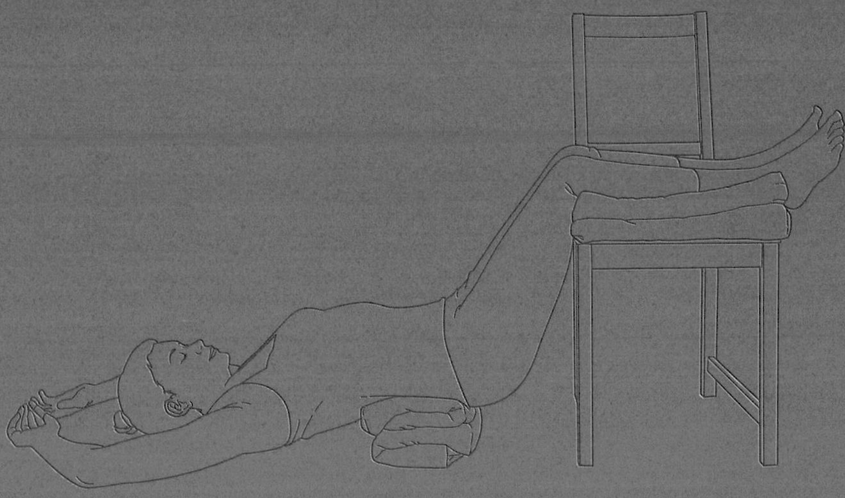

GIBT ES KONTRAINDIKATIONEN?

Viparita Karani ist eine Übung in umgekehrter Haltung und wird daher während der Menstruation nicht empfohlen. Auch wenn du größere Augenprobleme hast, verzichte lieber auf die Übung. Bei Beschwerden im unteren Rücken solltest du das Becken nicht anheben: Lege in diesem Fall ein flaches Kissen unter deinen Kopf, statt unter das Becken. Sollten deine Füße nach einer Weile anfangen zu kribbeln, löse die Position sanft.

DARAUF SOLLTEST DU ACHTEN

- Die Armhaltung sollte bequem für dich sein. Falls dem nicht so ist, kannst du die Arme seitlich neben deinen Körper legen. Achte auf ausreichend Abstand zum Körper, damit deine Schultern und Schulterblätter gut entspannen und in den Boden einsinken können. Spüre, wie dein oberer Rücken auf dem Boden aufliegt.
- Halte deinen Nacken lang, indem du das Kinn näher zur Brust ziehst.
- Die Haltung ist erholsam. Wichtig ist, dass dein Körper sich dabei vollkommen lockert und deine Atmung ruhig ist, damit deine Muskeln und Organe entspannen können.

WAS BRINGT DIR DIE ÜBUNG?

- entspannt den unteren Rücken und lindert Ischiasschmerzen
- entlastet müde Beine und Füße
- beugt Krämpfen in Beinen und Füßen vor
- beruhigt den Geist und stoppt das Gedankenkarussel
- bewirkt eine tiefere Entspannung vor dem Einschlafen

SCHRITT FÜR SCHRITT

Tipp

Mach es dir besonders bequem, indem du ein Kissen auf die Stuhlsitzfläche legst und Beine und Knie darauf ruhen lässt.

1. Lege dich auf den Rücken und deine Beine auf die Sitzfläche. Die Knie sollten einen Winkel von etwas mehr als 90 Grad einnehmen.
2. Schieb dir auf Höhe des Kreuzbeins eine zusammengefaltete Decke oder ein Kissen unter dein Becken. Dein Becken sollte damit idealerweise 10 bis 15 Zentimeter über den Boden kommen.
3. Strecke deine Arme über deinen Kopf und lege sie dann bequem auf den Boden. Ziehe dein Kinn zur Brust, um den Nacken zu dehnen.
4. Schließe die Augen und fühle dich in die Haltung ein. Entspanne deinen gesamten Körper.
5. Bleibe so lange in dieser Position, wie es sich für dich gut anfühlt (und du entsprechend Zeit hast). Deine Atmung ist tief und ruhig.

VORWÄRTSBEUGE MIT GESPREIZTEN BEINEN

PRASARITA PADOTTANĀSANA

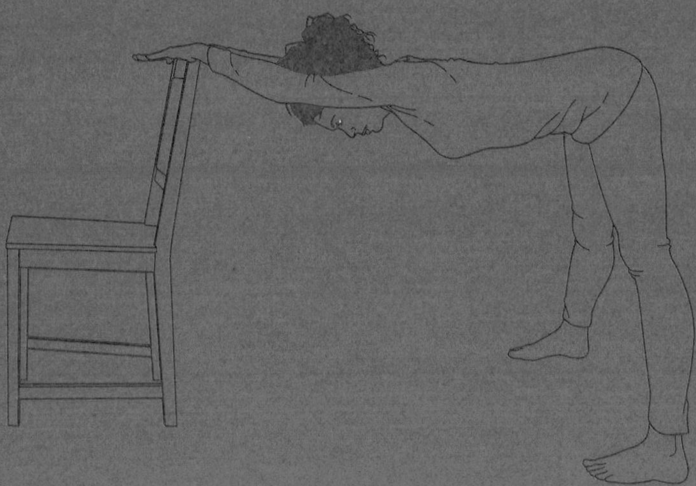

GIBT ES KONTRAINDIKATIONEN?

Bei Ischiasschmerzen oder Beschwerden im unteren Rücken steigere dich langsam, beginne mit einem 45-Grad-Winkel (oder noch tiefer) deines Oberkörpers, um die Wirbelsäule sanft zu dehnen.
Die Fortgeschrittenen-Variante kann bei Augen- oder Zahnbeschwerden sowie Kopfschmerzen ein Druckgefühl in diesen Bereichen auslösen, da sich dort das Blut staut. Lasse die Hände in diesem Fall auf der Stuhllehne.
Hast du einen niedrigen Blutdruck, richte dich langsam auf, um Schwindel zu vermeiden.
Zum Ende der Schwangerschaft ist von dieser Übung abzuraten.

DARAUF SOLLTEST DU ACHTEN

- Atme lang und tief aus, um die Wirbelsäule in Richtung deines Kopfes zu strecken.
- Drücke die Handflächen gegen die Stuhllehne (ohne dich daran festzuhalten), um die Schultern zu aktivieren und damit den Nacken zu schützen.
- Beuge deine Knie nicht: Wenn die Dehnung deiner Beine zu intensiv ist, hebe den Oberkörper an, um die Spannung zu lösen.
- Halte den Nacken durchgehend gestreckt.

WAS BRINGT DIR DIE ÜBUNG?

- dehnt Beine, Rücken und Arme und regt damit den Energiefluss im gesamten Körper an
- beruhigt Körper, Geist und Sympathikus und vermittelt damit ein Gefühl der inneren Ruhe und des Selbstvertrauens
- bekämpft Müdigkeit
- wirkt gegen Bluthochdruck
- hilft dabei, sich zu erden
- regt die Verdauung an
- lockert Hüft- und Schultergelenke

SCHRITT FÜR SCHRITT

1. Stelle dich vor die Stuhllehne. Die Beine sind gegrätscht und gestreckt, die Füße stehen parallel zueinander. Die Oberschenkel sind angespannt und drücken die Kniescheiben nach oben.
2. Atme aus und beuge deinen Oberkörper aus der Hüfte nach vorn, halte dabei den Rücken gerade und drücke die Handflächen gegen die Stuhllehne. Die Finger sind gestreckt.
3. Zieh den Bauchnabel vom Brustbein weg und strecke die Gesäßknochen zur Decke.
4. Rücken, Arme, Wirbelsäule und Nacken bilden eine Linie. Die Ohren liegen zwischen deinen Armen.
5. Falls du deinen Oberkörper nicht so weit vorbeugen kannst, dass er parallel zum Boden ist, kannst du auf halbem Weg, einem 45-Grad-Winkel, haltmachen. Hauptsache, dein Rücken bleibt gerade. In diesem Fall bildest du mit deinen Armen und dem Oberkörper einen Winkel. Da der Nacken eine Linie mit der Wirbelsäule bilden muss, befindet sich dein Kopf dann nicht zwischen den Armen.
6. Halte diese Position 5 tiefe Atemzüge lang und löse die Haltung mit einer Ausatmung, wobei du dich mit geradem Rücken aufrichtest.

Für Fortgeschrittene

Wenn du deinen Rücken dabei gerade halten kannst, beuge dich noch weiter vor und lege deine Hände auf die Sitzfläche statt auf die Lehne (dreh dafür den Stuhl um).

DER KRIEGER I

VĪRABHADRĀSANA I

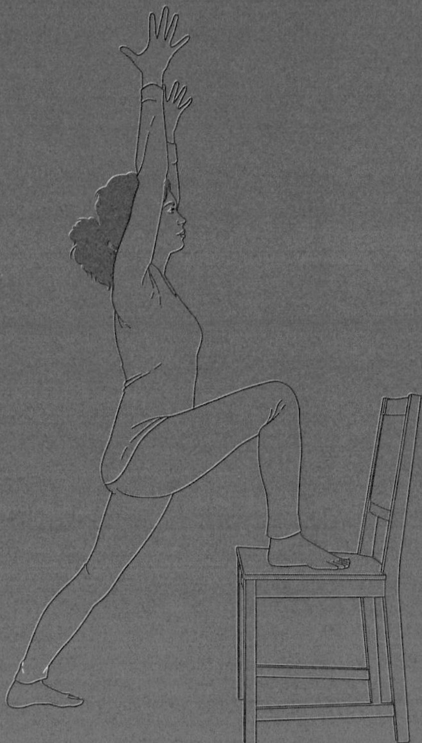

GIBT ES KONTRAINDIKATIONEN?

Bei Herz-Kreislauf-Problemen oder Bluthochdruck ist von dieser Übung abzuraten. Wenn du Schmerzen im unteren Rücken oder ein Hohlkreuz hast, rücke näher an den Stuhl heran, um die Dehnung sanfter zu gestalten: Winkle das vordere Bein weniger stark an und drücke das Steißbein durchgehend fest in Richtung Bauchnabel.

DARAUF SOLLTEST DU ACHTEN

- Spanne den Oberschenkel des hinteren Beins fest an, um die Kniescheibe im Gelenk hochzudrücken und so zu schützen.
- Die hintere Ferse hebst du nicht ab, sondern drückst sie in den Boden.
- Spanne die Bauchmuskulatur an, ziehe dein Steißbein zum Bauchnabel und deinen Bauchnabel Richtung der Wirbelsäule, um den unteren Rücken zu entlasten.
- Strecke die Arme nicht nach oben, solange du kein stabiles Gleichgewicht gefunden hast. Lass deine Handflächen stattdessen auf dem vorderen Knie ruhen.

WAS BRINGT DIR DIE ÜBUNG?

- dehnt die Arm- und Brustkorbmuskulatur und trainiert damit die Lungenkapazität
- stärkt die Wirbelsäule
- verbessert die Flexibilität von Hüft- und Kniegelenken sowie die Geschmeidigkeit der Oberschenkelmuskeln
- regt den Energiefluss im gesamten Körper an

SCHRITT FÜR SCHRITT

Vorsicht

Solange du die Übung noch nicht sicher beherrschst, schiebe den Stuhl zuerst mit der Lehne gegen eine Wand, damit er nicht verrutschen kann.

1. Stelle dich mit einem Abstand von etwa 30 oder 50 Zentimetern vor den Stuhl.
2. Stelle deinen rechten Fuß mittig auf die Sitzfläche. Lege beide Hände auf das rechte Knie, um dein Gleichgewicht zu halten.
3. Atme aus und spanne dabei die Bauchmuskeln an. Winkle das rechte Knie nach und nach immer mehr an, bis es senkrecht über dem Knöchel steht. Dadurch werden Oberschenkel und Wade des linken Beins gedehnt.
4. Bei der nächsten Ausatmung streckst du beide Arme über die Schultern zur Decke, dabei ziehst du auch die Schulterblätter hoch, sodass sie mit den Armen auf einer Linie sind. Die Schultern hängen entspannt nach unten.
5. Halte diese Position 3 bis 5 Atemzüge lang. Richte dabei deinen Blick auf einen Punkt an der Decke oder vor dir.
6. Atme aus und löse die Spannung in den Armen.
7. Atme ein und strecke das rechte Bein, um dein linkes Bein aufzurichten, bevor du den rechten Fuß vom Stuhl nimmst.
8. Wiederhole die Übung und stell dabei den linken Fuß auf den Stuhl.

DER KRIEGER III

VĪRABHADRĀSANA III

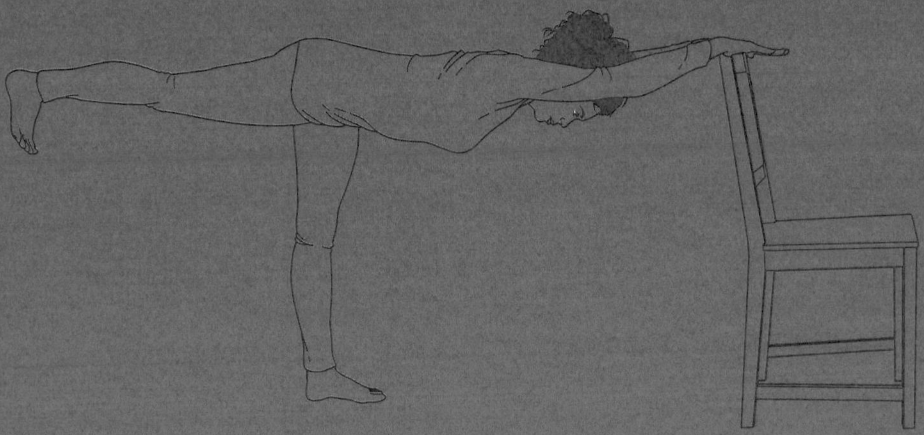

GIBT ES KONTRAINDIKATIONEN?

Bei Bluthochdruck ist von dieser Übung abzuraten. Wenn du Schmerzen im unteren Rückenbereich hast, solltest du das Bein nach hinten weniger weit hoch oder gar nicht anheben und stattdessen die Zehen auf dem Boden lassen.

DARAUF SOLLTEST DU ACHTEN

- Drücke die Handflächen gegen die Stuhllehne, um die Schultern zu aktivieren und damit den Nacken zu entlasten.
- Ziehe bei jeder Ausatmung dein Brustbein vom Bauchnabel weg und verlängere deine Wirbelsäule weiter in Richtung Kopf.
- Schaffe Raum in deinen Schulter- und Ellbogengelenken.
- Nimm den Kontakt der Fußsohle deines Standbeins mit dem Boden bewusst wahr.
- Stell dir vor, wie die Energie der Erde in deinem Standbein hochsteigt und sich in deinem Bauch sammelt.

WAS BRINGT DIR DIE ÜBUNG?

- fördert die Konzentration, die Erdung und das Selbstvertrauen durch die Verbesserung des Gleichgewichts und der Stabilität sowie gestärkte Knöchel und Beine
- trainiert die Koordination und die Wahrnehmung des eigenen Körpers im Raum (Propriozeption)
- stärkt und lockert die Schulter- und Rückenmuskulatur

SCHRITT FÜR SCHRITT

1. Stelle dich mit geschlossenen Beinen vor die Stuhllehne.
2. Atme aus und beuge dich dabei aus der Hüfte nach vorne. Rücken und Taille bleiben gerade.
3. Lege die Handflächen mit gestreckten Fingern auf die Stuhllehne. Die Arme sind schulterbreit auseinander. Rücken, Nacken und Arme bilden eine Linie, die parallel zum Boden verläuft.
4. Deine Beine bilden einen rechten Winkel zum Oberkörper und dem Boden.
5. Atme aus und spanne dabei die Bauchmuskeln nach innen an. Hebe das rechte Bein hoch und strecke es nach hinten, der Fuß ist geflext.
6. Halte diese Position 3 Atemzüge lang.
7. Atme aus und bringe dein rechtes Bein wieder auf den Boden.
8. Strecke bei der nächsten Ausatmung das linke Bein nach hinten.
9. Bleibe 3 Atemzüge lang in dieser Position.
10. Atme aus und stelle dabei das linke Bein wieder auf den Boden.
11. Atme ein und richte deinen Körper mit geradem Rücken wieder auf.

DAS KAMEL

USTRĀSANA

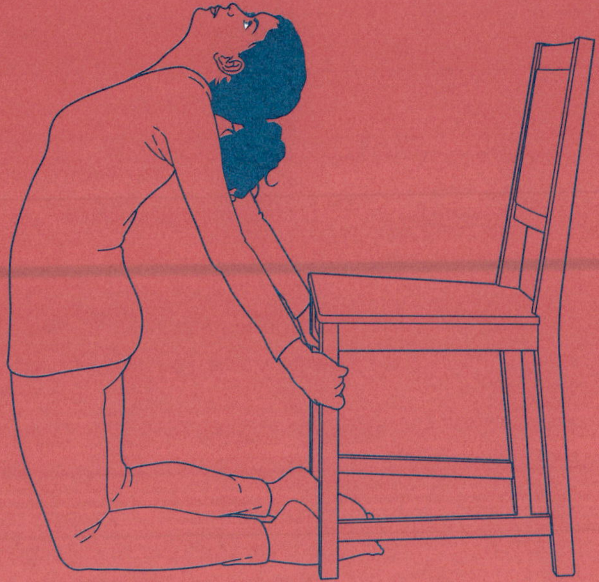

GIBT ES KONTRAINDIKATIONEN?

Verzichte auf diese Übung nach einer kürzlich erfolgten Bauchoperation, bei akuter Verstopfung, Durchfall, Migräne oder Bluthochdruck. Die Position belastet den Rücken und sollte daher auch bei starkem Hohlkreuz (Lordose), Ischiasschmerzen, einem Nabel- oder Leistenbruch sowie Arthrose/ Arthritis der Wirbelsäule nicht ausgeführt werden.

Bei empfindlichen Gelenken kannst du dir eine Matte, ein Kissen oder eine zusammengefaltete Decke unter die Knie legen. Hast du einen empfindlichen Nacken, solltest du das Kinn zum Brustbein ziehen und den Blick geradeaus richten.

DARAUF SOLLTEST DU ACHTEN

- Strecke die gesamte Körpervorderseite, ohne mit deinem Gewicht den unteren Rücken zusammenzudrücken.
- Spanne die Bauchmuskeln an, um den unteren Rücken zu entlasten und den Brustkorb zu öffnen.
- Halte die Oberschenkelmuskulatur durchgehend lang und gestreckt.
- Wenn du die Position beherrschst, kannst du dich auf die Öffnung deines Brustkorbs konzentrieren. Stell dir vor, wie du aus deinem Herzen atmest.

WAS BRINGT DIR DIE ÜBUNG?

- energetisch wirksame Haltung
- öffnet und entspannt den Brustkorb, trainiert die Lungenkapazität
- verbessert die Durchblutung der Organe
- stärkt die Rücken- und Wirbelsäulenmuskulatur
- lockert Schultern, Rücken, Knöchel, Oberschenkel und Hüften
- dehnt die Bauchorgane, regt die Verdauung an und lindert Bauchkrämpfe und Menstruationsschmerzen
- korrigiert einen Rundrücken und hängende Schultern
- öffnet das Herz und unterstützt die Fähigkeit, dem Leben mit Gelassenheit zu begegnen

SCHRITT FÜR SCHRITT

1. Knie dich mit dem Rücken zum Stuhl auf den Boden. Die Beine sind hüftbreit auseinander.
2. Führe deine Arme hinter den Rücken und umfasse mit den Händen die vorderen Stuhlbeine.
3. Atme aus und strecke dabei beide Arme. Rolle die Schultern nach hinten und zieh die Schulterblätter in Richtung Wirbelsäule und diese in den Körper. Runde den Rücken dabei nach und nach ins Hohlkreuz. Öffne deinen Brustkorb, während du die Brust weitest.
4. Strecke Oberschenkel und Brustbein sanft nach vorne und oben.
5. Richte deinen Blick zur Decke.
6. Halte diese Position 3 tiefe Atemzüge lang.
7. Um die Übung zu beenden, drücke die Knie in den Boden, atme ein und richte dabei den Oberkörper mithilfe der Bauchmuskeln wieder auf. Stütze dich mit Armen und Händen an den Stuhlbeinen ab.

Sanfte Variante

Lege die Ellbogen auf die Sitzfläche.

DER SCHULTERSTAND
(ODER AUCH »DIE KERZE«)

SARVĀNGĀSANA

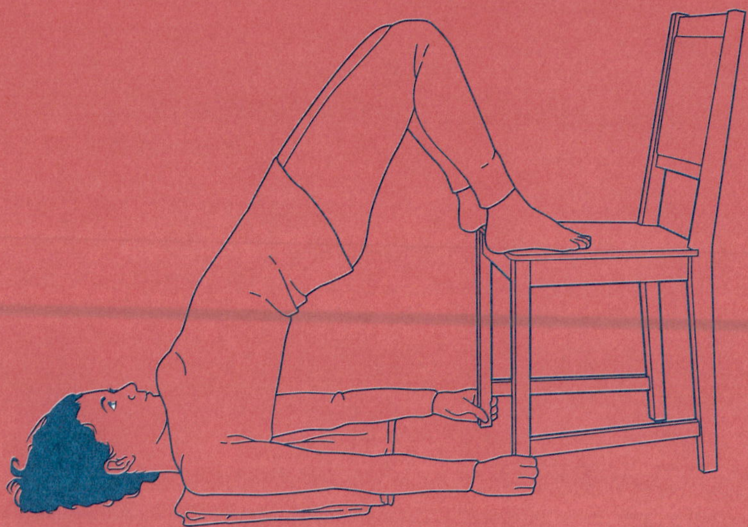

GIBT ES KONTRAINDIKATIONEN?

Diese Haltung ist ziemlich anspruchsvoll und sollte daher bei Herz-Kreislauf-Problemen, Migräne oder Nackenbeschwerden nicht ausgeführt werden. Bei Bluthochdruck sollte die Position anfangs nur kurz gehalten und die Dauer dann allmählich gesteigert werden. Du solltest diese Übung nicht während der Menstruation oder direkt nach einer Mahlzeit praktizieren (mindestens 3 Stunden warten).
Wenn du die Übung bereits beherrschst, aber schwanger bist, mach sie nicht wieder, sobald sich das Baby dreht. Wenn du die Übung vor der Schwangerschaft noch nie gemacht hast, warte damit lieber bis nach der Geburt.

DARAUF SOLLTEST DU ACHTEN

- Dein Nacken liegt in einer Linie mit der Wirbelsäule. Du darfst den Kopf weder drehen noch nach hinten kippen.
- Halte dich gut an den Stuhlbeinen fest.
- Achte darauf, dass sich dein Rücken nicht krümmt oder durchhängt.
- Wenn du die Übung beherrschst, konzentriere dich auf deine Halsmitte: Stell dir vor, du atmest direkt in deine Schilddrüse (die mittig im Hals liegt, unterhalb des Kehlkopfs). Atme lange und tief aus.

WAS BRINGT DIR DIE ÜBUNG?

- beruhigt das Nervensystem und wirkt positiv auf das endokrine System sowie die Funktion der Schilddrüse und der Nebenschilddrüsen ein, wovon Nervensystem, Kreislauf, Atemwege, Verdauung, Geschlechtsorgane und Harnwege profitieren
- lindert Herzklopfen, Kurzatmigkeit und wirkt gegen Asthma durch eine effektive Stärkung und Entleerung der Lunge
- beruhigt den Geist, reduziert Stress und hilft gegen Schlaflosigkeit
- fördert die Beweglichkeit der Wirbelsäule, dehnt Schultern und Nacken
- stärkt Oberschenkel- und Gesäßmuskeln

SCHRITT FÜR SCHRITT

1. Bereite deinen Nacken vor: Setze dich mit geradem Rücken auf den Stuhl. Ziehe das Kinn zum Brustbein, die Schultern sind entspannt. Atme langsam aus: Das Gewicht deines Kopfs sorgt für eine Dehnung des Nackens. Bleibe für 20 Sekunden in der Dehnung.

2. Lege dich nun auf den Rücken und schieb dir eine zusammengefaltete Decke unter die Schultern. Der Kopf liegt auf dem Boden (nicht auf der Decke). Ziehe das Kinn so weit wie möglich zum Brustbein, um den Nacken zu dehnen. Lege deine Beine mit den Waden auf die Sitzfläche des Stuhls.

3. Halte dich mit den Händen gut an den vorderen Stuhlbeinen fest. Stelle nun die Fußsohlen hüftbreit auseinander auf die Sitzfläche.

4. Atme ein, hebe dabei die Knie an und drücke sie in Richtung der Stuhllehne, sodass dein Becken hochkommt. Hebe nun das Becken möglichst weit in die Höhe und ziehe den Bauchnabel zum Kopf. Der Rücken ist in einer senkrechten Position und stützt damit deine Schultern.

5. Das Brustbein nähert sich dem Kinn. Der Rücken sollte möglichst gerade sein.

6. Halte diese Position 3 bis 8 Atemzüge lang.

7. Löse die Position mit einer Ausatmung, indem du dein Becken wieder auf den Boden bringst und zum Schluss die Stuhlbeine loslässt. Richte dich nicht abrupt auf, da dir sonst schnell schwindlig werden könnte: Schiebe erst den Stuhl mit deinen Füßen weg und streck dich lang aus. Drehe dich auf die linke Seite und zieh die Decke unter dir weg. Warte erst darauf, dass deine Beine langsam wieder mit Blut versorgt werden, bevor du aufstehst.

DAS KIND
(UMGEKEHRTE VARIANTE)

BALĀSANA

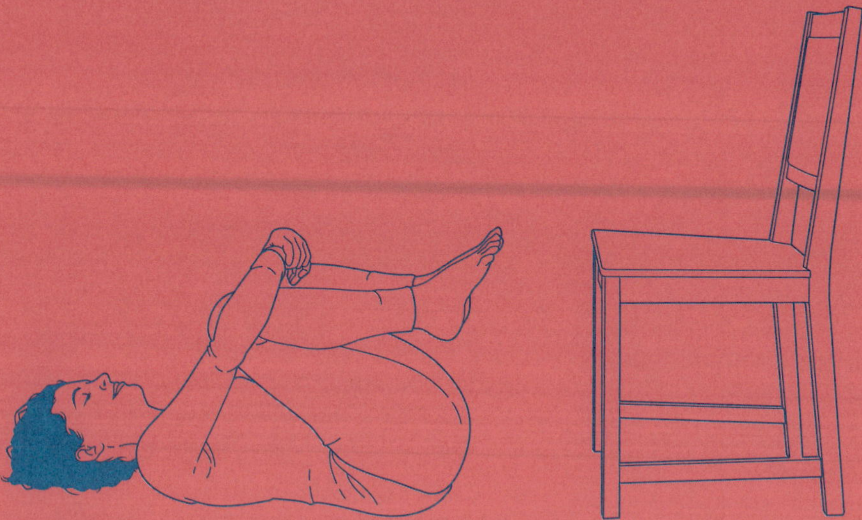

GIBT ES KONTRAINDIKATIONEN?

Wenn du einen Leistenbruch hast, solltest du die Oberschenkel nicht zur Brust hochziehen und andrücken.
In der Schwangerschaft solltest du bei der Übung die Knie öffnen, um zwischen den Oberschenkeln Platz für deinen Bauch zu schaffen, um ihn nicht einzuquetschen. Zum Ende der Schwangerschaft solltest du die Position nicht allzu lange halten, um den Blutrückfluss in der unteren Hohlvene nicht zu stören.

DARAUF SOLLTEST DU ACHTEN

- Wenn du die Position eingenommen hast und darin zur Ruhe gekommen bist, richte deine Atembewegung auf den unteren Rückenbereich, als würdest du mit den Lendenwirbeln atmen. Spüre vor allem, wie dein unterer Rücken beim Einatmen in den Boden drückt.
- Konzentriere dich anschließend auf deinen Schwerpunkt, der im Körperinneren zwischen Schambein und Bauchnabel liegt.

WAS BRINGT DIR DIE ÜBUNG?

- fördert den Erholungsprozess, indem sie die Energie zurück in die Körpermitte lenkt
- die Position der Introspektion, die Herz, Körper und Geist beruhigt, indem sie die Rückkehr zu sich selbst unterstützt
- lindert nervöse Anspannung und löst Muskelverspannungen
- reduziert Müdigkeit und Stress
- entspannt die Bauchorgane
- lindert Kopfschmerzen und Menstruationsbeschwerden

SCHRITT FÜR SCHRITT

1. Lege dich auf den Rücken und ziehe die Knie zur Brust. Umarme die Beine oder umfasse deine Knie mit den Händen.
2. Drücke die Oberschenkel sanft gegen deine Brust.
3. Wippe langsam von links nach rechts, um deine Wirbelsäule zu massieren und den unteren Rücken zu entspannen.
4. Komme dann zum Stillstand. Entspanne Stirn, Kiefer, Nacken, Schultern und Schulterblätter. Lass die gesamte Wirbelsäule in den Boden einsinken.
5. Halte diese Position 5 Atemzüge lang.
6. Löse die Haltung, indem du dich für mehrere Minuten im Liegen ausstreckst.

EINFACHE SITZHALTUNG

SUKHĀSANA

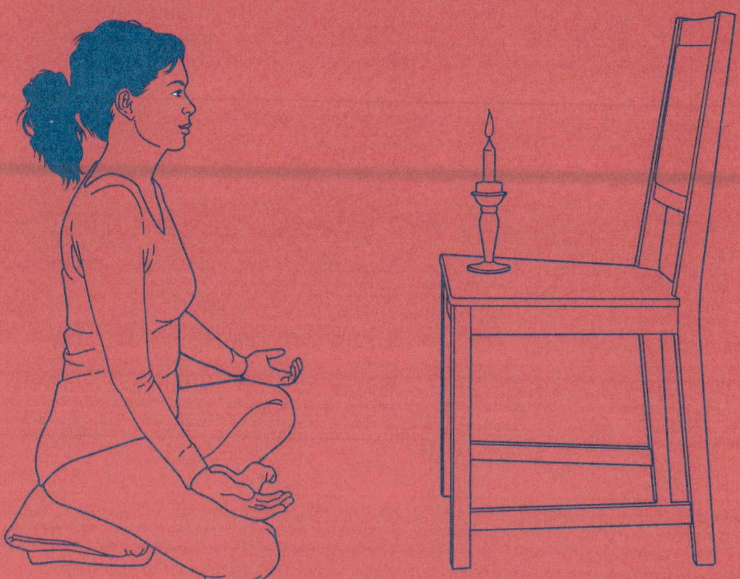

GIBT ES KONTRAINDIKATIONEN?

Bei Hüftproblemen empfiehlt sich die sanfte Variante.

DARAUF SOLLTEST DU ACHTEN

- Konzentriere dich auf deine ausgewählte Meditationsmethode.

WAS BRINGT DIR DIE ÜBUNG?

- öffnet die Hüften, dehnt den Rücken in die Länge, wodurch der Brustkorb geöffnet bleibt. Dies verschafft dem Zwerchfell mehr Bewegungsfreiheit, dir eine bessere Atemtechnik und damit auch eine höhere Wachsamkeit.
- vertreibt Müdigkeit
- fördert eine Rückbesinnung auf sich selbst sowie ein Gefühl der Erdung und inneren Ruhe

SCHRITT FÜR SCHRITT

1. Setz dich auf den Boden, auf eine zusammengefaltete Decke oder auf ein dickes, festes Kissen. Winkle ein Bein an, zieh die Ferse möglichst nah an den Körper und leg das andere Bein davor. Die Fußsohlen zeigen nach oben, die Knie liegen auf dem Boden. Wenn du diese Position nicht einnehmen kannst, mach die Übung einfach im Schneidersitz.

2. Beuge dich leicht nach vorne und zieh deinen Po etwas nach oben, um die Gesäßknochen nach hinten zu strecken und den Rücken mit Becken und Oberkörper aufzurichten. Deine Sitzbeinhöcker ruhen auf der Decke bzw. auf dem Kissen – das Steißbein liegt höher.

3. Lege deine Hände mit den Handflächen nach oben auf deine Oberschenkel. Entspanne Stirn, Kiefer, Zunge, Nacken, Schultern, Arme und Handgelenke.

4. Spanne die Bauchmuskulatur leicht an, um den Rücken gerade zu halten. Zieh den Bauchnabel vom Brustbein weg und strecke deinen Scheitel zur Decke. Der Nacken ist lang.

5. Entspanne die Hüftgelenke und verankere dein Becken im Boden.

6. Atme mehrmals langsam und tief ein und aus. Meditiere dann in der Technik deiner Wahl (siehe S. 92).

Sanfte Variante

Setze dich auf den Boden oder auf eine zusammengefaltete Decke, den Rücken an die Wand gelehnt. Deine Beine stehen im rechten Winkel unter dem Stuhl, die Arme sind entspannt. Die Hände ruhen mit den Handflächen nach oben auf den Oberschenkeln.

DER NACKEN

PAWANMUKTĀSAN

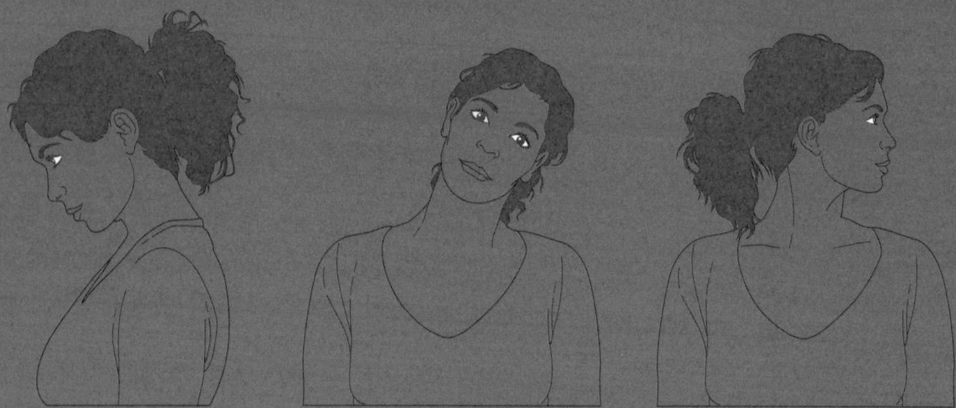

GIBT ES KONTRAINDIKATIONEN?

Bei einer Verletzung oder einem Bandscheibenvorfall an der Halswirbelsäule ist von dieser Übung abzuraten.

DARAUF SOLLTEST DU ACHTEN

- Ziehe das Kinn auf Brustbeinhöhe und spüre die Dehnung deines Nackens, die sich mit zunehmender Entspannung deines Körpers immer weiter bis in deine Rückenmitte ausbreitet und den Trapezmuskel dehnt. Durch die Halbkreisbewegungen werden Schultern, Nacken und Hals gedehnt.
- Wenn du den Kopf während der Halbkreisbewegungen aufrichtest, sollten die Schultern vollkommen entspannt herabhängen.

WAS BRINGT DIR DIE ÜBUNG?

- löst blockierte Energie im Nackengelenk und damit Verspannungen in Kopf, Nacken und Schultern
- entspannt das Nervensystem, da acht Paare von Halsnerven durch den Nacken verlaufen, bevor sie sich im Körper ausbreiten

SCHRITT FÜR SCHRITT

1. Setze dich mit hüftbreit auseinander stehenden Knien und senkrecht darunter ausgerichteten Knöcheln auf die Stuhlkante.
2. Lege deine Hände mit den Handflächen nach oben auf die Oberschenkel und entspanne Schultern, Arme und Handgelenke.
3. Schließe die Augen. Atme aus und lass dabei das Kinn Richtung Brustbein sinken. Bleibe für mehrere Sekunden in dieser Position und atme dabei tief ein und aus. Die Dehnung ist nicht forciert, sondern kommt ganz natürlich durch das Gewicht deines herabhängenden Kopfes zustande.
4. Atme aus und hebe dabei langsam dein Kinn in Richtung deiner rechten Schulter, bis dein Gesicht im Profil ist.
5. Atme in dieser Position ein.
6. Atme aus und lass dabei dein Kinn wieder zum Brustbein sinken und führe es in einer Halbkreisbewegung weiter zur linken Schulter.
7. Dein Kopf ist gerade und du blickst nach links. Atme in dieser Position ein.
8. Atme aus und lass dabei dein Kinn wieder zum Brustbein sinken und führe es in einer Halbkreisbewegung weiter zur rechten Schulter.
9. Wiederhole den Ablauf 3 Mal auf jeder Seite.
10. Beende die Übung, indem du dein Kinn zum Brustbein zurückführst und dabei ausatmest. Atme dann ein und hebe dabei den Kopf.

DAS KAMEL
(IM SITZEN)

USTRĀSANA

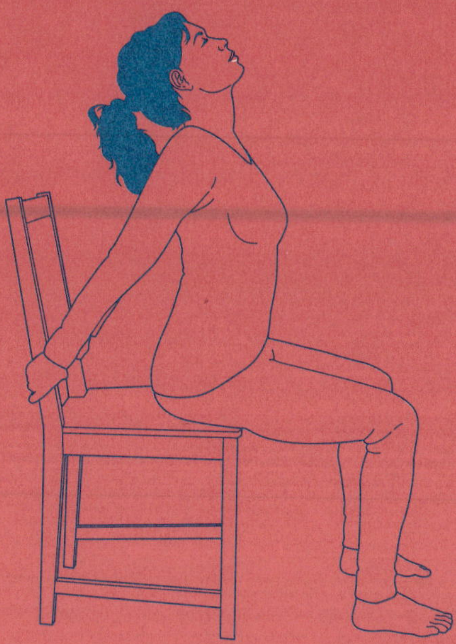

GIBT ES KONTRAINDIKATIONEN?

Bei einer Verletzung oder einem Bandscheibenvorfall im unteren Rücken ist von dieser Übung abzuraten. Wenn dein Rücken im unteren Bereich (Lendenwirbelsäule) empfindlich ist, spanne die Bauchmuskeln an, um die Lendenwirbel während der gesamten Übung zu stützen. Ist dein Nacken schwach oder empfindlich, richte den Blick nach vorne oder ziehe das Kinn leicht in Richtung Brustbein.

DARAUF SOLLTEST DU ACHTEN

- Spüre, wie dein Brustkorb sich weitet. Konzentriere dich dann auf dein Herz: Stell dir vor, wie der Atem in die Mitte der Brust strömt und Herz und Lungen direkt mit Sauerstoff versorgt.
- Spanne die Schultern nicht an. Lass sie locker herabhängen, damit der Nacken geschont und nicht belastet wird.
- Dein Rücken sollte sich im Bereich der Brustwirbelsäule stärker wölben und nicht im Bereich der Lendenwirbelsäule.
- Entspanne deine Kiefer.

SCHRITT FÜR SCHRITT

1. Setz dich mit hüftbreit auseinander stehenden Knien und senkrecht darunter ausgerichteten Knöcheln auf die Stuhlkante.
2. Führe deine Arme hinter den Rücken und halte dich mit den Händen unten an der Stuhllehne fest.
3. Atme aus, strecke deine Arme und ziehe die Schulterblätter in Richtung Wirbelsäule.
4. Öffne deinen Brustkorb nach vorne und nach oben, sodass sich dein Rücken wölbt und die Schultern nach hinten fallen (Hohlkreuz).
5. Ziehe den Bauchnabel vom Brustbein weg und richte deinen Blick zur Decke.
6. Spanne deine Bauchmuskeln bei jeder Ausatmung an, das stärkt sie – und deinen Rücken.
7. Atme aus und beende die Übung, indem du deine Finger löst und gleichzeitig deine Schultern lockerst.

Für eine intensivere Dehnung

1. Bringe die Hände mit verschränkten Fingern hinter deinen Rücken. Die Handflächen zeigen zum Körper.
2. Atme aus, strecke dabei die Arme und ziehe die Schulterblätter in Richtung Wirbelsäule. Atme wieder aus und bewege deine Hände Stück für Stück weg von deinem Po, um die Dehnung allmählich zu intensivieren.

WAS BRINGT DIR DIE ÜBUNG?

- öffnet den Brustkorb, richtet die Schultern auf und verbessert die Körperhaltung, indem sie den Auswirkungen von Stress und Schwerfälligkeit entgegensteuert, die den Körper nach vorn und unten »abschließen«

DER ADLER

GARUDĀSANA

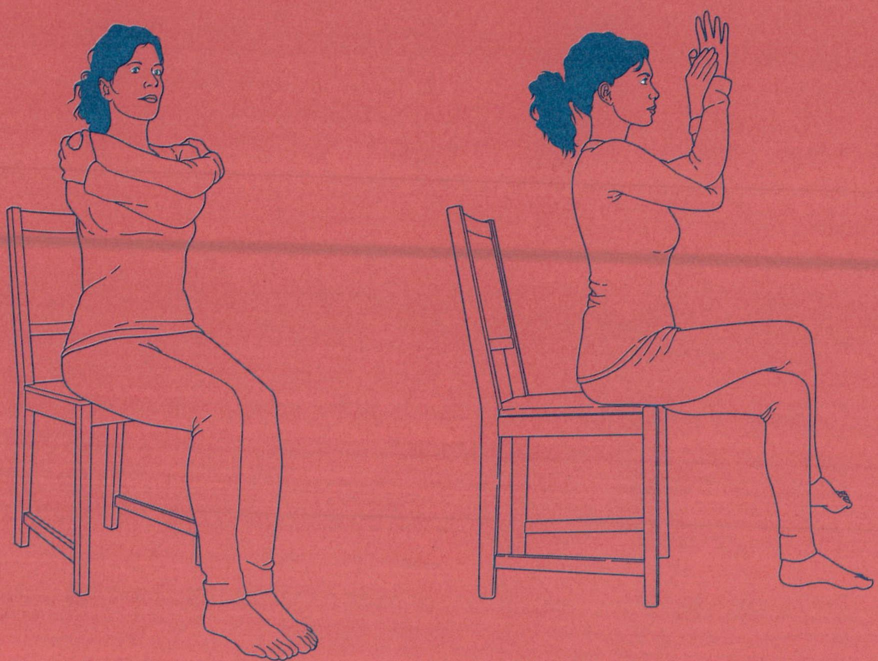

GIBT ES KONTRAINDIKATIONEN?

Wenn du eine Schulterverletzung hast, lass diese Übung lieber weg.

DARAUF SOLLTEST DU ACHTEN

- Konzentriere dich auf deinen oberen Rücken und die Schultern, begleite die Dehnung mit langem Ausatmen.
- Bei Bedarf kannst du die Bauchmuskeln anspannen, um ein zu starkes Hohlkreuz im unteren Rücken zu vermeiden. Verspanne Schultern und Nacken nicht und halte den Kopf gerade.

WAS BRINGT DIR DIE ÜBUNG?

- lindert stressbedingte Verspannungen und Schmerzen, die sich vermehrt in diesem Bereich »stauen«
- dehnt Schultergürtel, Achselhöhlen, Brust und Trizeps

SCHRITT FÜR SCHRITT

1. Setze dich mit geschlossenen Beinen auf die Stuhlkante. Die Knie stehen senkrecht über den Knöcheln.
2. Halte den Rücken gerade und drücke die Gesäßknochen (Sitzbeinhöcker) in den Stuhl, um ein zu starkes Durchbiegen des Rückens zu vermeiden.
3. Winkle die Arme ab und kreuze den rechten über den linken Arm, sodass die Ellbogen übereinanderliegen. Umfasse mit den Händen die jeweils entgegengesetzten Schultern.
4. Atme aus und hebe dabei die Ellbogen an.
5. Halte diese Position 4 tiefe Atemzüge lang – oder so lange du es schaffst.
6. Atme aus und löse die Position.
7. Wiederhole die Übung, indem du die Arme andersherum kreuzt (links über rechts).

Für Fortgeschrittene

Winkle beide Arme an, bringe den rechten Ellbogen in die Beuge des linken Ellbogens und setze die Bewegung mit gestreckten Händen nach oben fort: Die Unterarme stehen senkrecht. Die Fingerspitzen zeigen zur Decke. Lege die Handrücken aneinander oder kreuze die Arme ein zweites Mal, sodass sich die Handflächen berühren. Atme aus und drücke die Ellbogen nach oben. Um die Dehnung zu intensivieren, halte die Ellbogen hoch und drücke beim Ausatmen sanft die Hände nach oben und vorne. Zusätzlich kannst du die Beine übereinanderschlagen.

DAS KIND

BALĀSANA

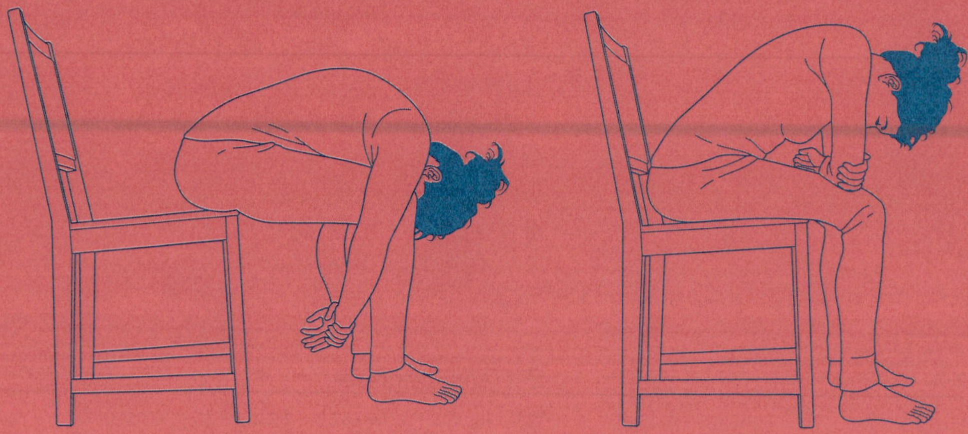

GIBT ES KONTRAINDIKATIONEN?

Hast du einen Leistenbruch, Migräne oder eine Nasennebenhöhlenentzündung lass diese Übung weg. Schwangere sollten ihre Beine weit genug spreizen, um Platz für ihren Bauch zu schaffen, der keinem Druck ausgesetzt werden darf.

DARAUF SOLLTEST DU ACHTEN

- Konzentriere dich beim Einatmen auf die Dehnung von Rücken, Schultern und Nacken.
- Spüre, wie du beim Ausatmen immer weiter loslässt und dein Körper sich immer tiefer entspannt.
- Halte die Knöchel durchgehend in einer Linie mit den Knien, damit dein Po immer fest auf dem Stuhl aufliegt.

WAS BRINGT DIR DIE ÜBUNG?

- entspannt Schultergürtel und Rücken. Die Wirbelsäule dehnt und entspannt sich im Rhythmus der Atmung. Gleichzeitig werden die Organe im Bauchraum massiert.
- entspannt den Oberkörper
- beruhigt das Nervensystem
- leitet das Blut in den Oberkörper, wo es Hals, Gesicht, Augäpfel, Sehnerven, Gehirn und Kopfhaut mit Sauerstoff versorgt

SCHRITT FÜR SCHRITT

1. Setze dich auf die Stuhlkante und atme ein, während du die Arme zur Decke streckst. Dein Blick ist zwischen die Arme gerichtet. Strecke deine Wirbelsäule nach oben.
2. Atme aus, beuge dich dabei mit gestreckten Armen nach vorne und strecke dabei auch deinen Oberkörper. Spanne die Muskulatur im Bereich von Bauch und Lendenwirbelsäule an, damit dein Rücken gerade bleibt. Dehne den Bereich zwischen Bauchnabel und Brustbein, bis du es nicht mehr als angenehm empfindest. Leg nun deinen Oberkörper auf den Oberschenkeln ab.
3. Entspanne die Arme. Die Achselhöhlen liegen über den Knien und werden gedehnt. Lass den Kopf herabhängen. Dein Nacken ist vollkommen entspannt.
4. Atme tief ein, sodass sich Bauch und Brustkorb vorwölben und gegen die Oberschenkel pressen. Atme langsam und tief wieder aus und entspanne dabei den gesamten Oberkörper.
5. Halte diese Position 5 tiefe Atemzüge lang – oder solange du kannst.
6. Um die Übung zu beenden, entspanne deine Arme, atme ein und richte dich auf, indem du deine Wirbelsäule mit rundem Rücken bis zum Nacken wieder aufrollst.

Sanfte Variante

Setze dich nach ganz hinten auf den Stuhl. Umfasse deine Ellbogen und lege sie auf deine Oberschenkel. Runde deinen Rücken. Lass Kopf und Schultern herabhängen.

DER HALBE DREHSITZ

ARDHA MATSYENDRĀSANA

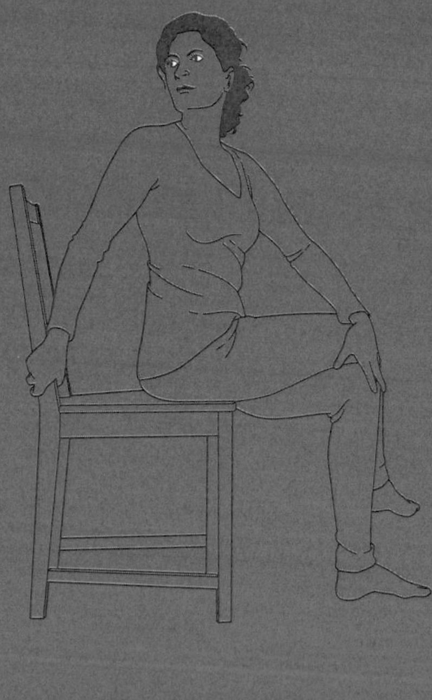

GIBT ES KONTRAINDIKATIONEN?

Wenn du einen Leistenbruch hast, verzichte auf diese Übung.

DARAUF SOLLTEST DU ACHTEN

- Konzentriere dich auf deinen unteren Rücken, als würdest du mit deinen Lendenwirbeln atmen.
- Drehe dich auf Höhe deiner Brustwirbelsäule und nicht auf Höhe der Lendenwirbel.
- Verspanne Schultern und Nacken nicht. Halte die Wirbelsäule und den Nacken gerade und lass sie eine Linie bilden.
- Die Schultern liegen über dem Becken.

SCHRITT FÜR SCHRITT

1. Setz dich auf die Stuhlkante. Stelle den linken Fuß mittig (auf Höhe des Bauchnabels) auf den Boden. Schlage das rechte Bein über das linke Bein. Knöchel und Knie des linken Beins bilden eine Linie.
2. Atme ein und strecke dabei deine Wirbelsäule nach oben.
3. Atme aus, lege dabei die linke Handfläche auf die Außenseite deines rechten Knies oder Oberschenkels. Drehe deine Schultern nach rechts. Greife mit dem rechten Arm hinter dich und halte dich mit der Hand unten an der Stuhllehne fest.
4. Ziehe dein Kinn zur rechten Schulter, ohne den Kopf zu neigen.
5. Zieh den Bauchnabel so weit wie möglich vom Brustbein weg und dehne den Bereich.
6. Strecke mit jeder Einatmung die Wirbelsäule ein bisschen mehr nach oben.
7. Halte diese Position für 5 tiefe Atemzüge – oder solang du kannst.
8. Beende die Übung mit einem Ausatmen.
9. Wiederhole die Übung auf der anderen Seite.

WAS BRINGT DIR DIE ÜBUNG?

- löst Verspannungen, verbessert die Beweglichkeit und entspannt die Wirbelsäule und den oberen Rücken
- dehnt und reinigt die Lungen
- regt die Verdauung an

ZEHEN UND KNÖCHEL LOCKERN

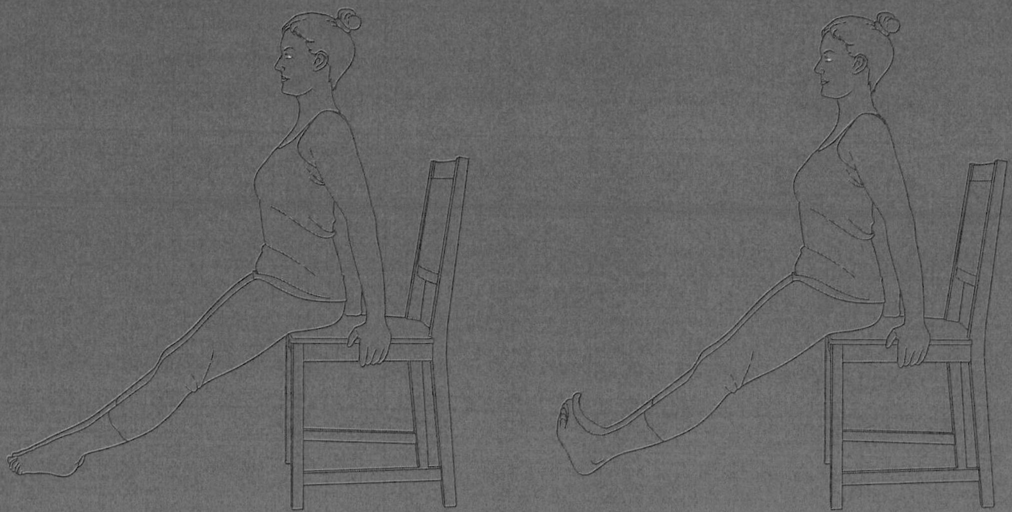

GIBT ES KONTRAINDIKATIONEN?

Nein, diese Übung kannst du jederzeit und bedenkenlos ausführen.

DARAUF SOLLTEST DU ACHTEN

- Bewege nicht nur die Knöchel, sondern trainiere auch die Zehen!
- Beim Einatmen werden die Waden, die Rückseite der Knöchel und die Fußsohlen gedehnt, ziehe dafür die Zehen möglichst weit zum Schienbein.
- Beim Ausatmen werden die Waden angespannt und die Fußrücken gedehnt. Mit etwas Übung wird es dir gelingen, die Fußsohlen mit gestreckten Beinen auf den Boden zu bringen.
- Achte aufmerksam auf deine Zehen- und Knöchelgelenke: Wie bewegen sie sich? Sind die Bewegungen leicht und fließend? Haben Knöchel und Zehen beider Füße denselben Bewegungsspielraum oder gibt es Unterschiede? Empfindest du die Übung als schwierig, einfach oder als neutral?

SCHRITT FÜR SCHRITT

1. Setz dich auf die Stuhlkante und halte dich mit beiden Händen seitlich an der Sitzfläche fest oder stütze dich auf deine Oberschenkel. Halte den Rücken gerade, die Beine geschlossen und gestreckt. Die Füße stehen direkt nebeneinander, sind geflext und ruhen auf den Fersen.
2. Atme ein und ziehe dabei deine Zehen und Knöchel zu dir heran. Atme aus und strecke dabei Füße und Zehen zum Boden.
3. Wiederhole den Bewegungsablauf 5 tiefe Atemzüge lang.

WAS BRINGT DIR DIE ÜBUNG?

- Bewegliche und lockere Füße, Knöchel und Zehen sorgen für mehr Stabilität und verbessern die Körperhaltung

DIE KNÖCHEL KREISEN

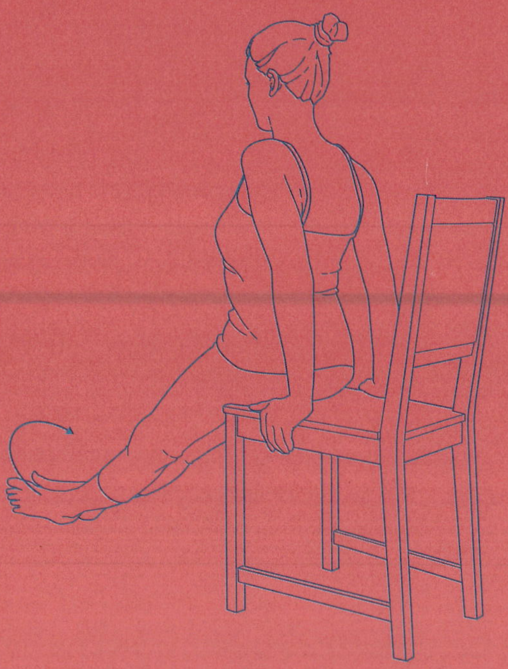

GIBT ES KONTRAINDIKATIONEN?

Nein.

DARAUF SOLLTEST DU ACHTEN

- Beobachte die Bewegungen deiner Knöchel. Beschreiben sie runde und gleichmäßige Kreise? Sind diese links und rechts gleich groß? Entstehen Unterschiede, wenn du die Richtung änderst?

SCHRITT FÜR SCHRITT

1. Setze dich auf die Stuhlkante und halte dich mit beiden Händen seitlich an der Sitzfläche fest oder stütze dich auf deine Oberschenkel. Halte den Rücken gerade, die Beine geschlossen und gestreckt. Die Füße stehen direkt nebeneinander, sind geflext und ruhen auf den Fersen.
2. Mache mit deinen Knöcheln große Kreisbewegungen im Uhrzeigersinn und halte dabei die Füße zusammen.
3. Atme ein, wenn du die Füße anhebst und bringe sie dabei so weit wie möglich zu deinem Schienbein, um die Rückseite der Knöchel und die Waden zu dehnen. Atme wieder aus, wenn du die Füße senkst und strecke sie möglichst weit zum Boden, um den Fußrücken zu dehnen.
4. Führe 5 große Kreisbewegungen aus und folge dabei aufmerksam deinem Atem.
5. Beende die Übung mit einer Ausatmung und wiederhole sie gegen den Uhrzeigersinn.

WAS BRINGT DIR DIE ÜBUNG?

- Stärkt und lockert das Sprunggelenk, was Stabilität, Gleichgewicht und Körperhaltung verbessert.

KNIE UND HÜFTEN LOCKERN

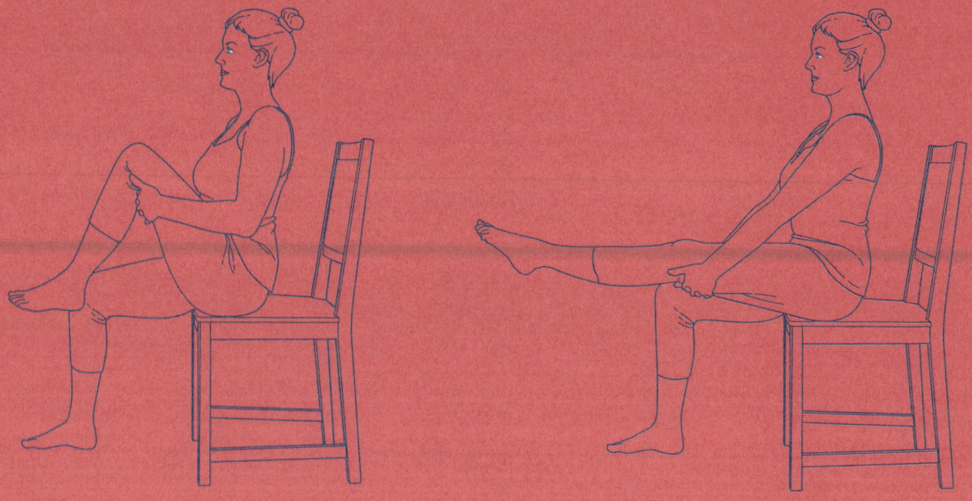

GIBT ES KONTRAINDIKATIONEN?

Bei akuten Problemen im unteren Rückenbereich oder einer schwachen Bauchmuskulatur, die keine gerade Rückenhaltung ermöglicht, wird von der Variante für Fortgeschrittene abgeraten. Wiederhole die Bewegung zu Beginn nur 1 oder 2 Mal und erhöhe die Anzahl an Wiederholungen nach und nach, während dein Körper gestärkt wird.

DARAUF SOLLTEST DU ACHTEN

- Achte auf die Bewegung deiner Knie- und Hüftgelenke. Kannst du zwischen deinen Beinen Unterschiede wahrnehmen?

SCHRITT FÜR SCHRITT

1. Setze dich mit hüftbreit auseinander stehenden Beinen auf die Stuhlkante, die Knie sind senkrecht zu den Knöcheln ausgerichtet.
2. Ziehe das rechte Bein zur Brust und verschränke die Finger in der rechten Kniebeuge, um dein Bein während der Übung zu stützen.
3. Atme ein und drücke dabei den Oberschenkel mit den Händen gegen deine Brust. Der Rücken bleibt dabei gerade. Atme aus und strecke das Bein parallel zum Boden aus, der Fuß ist gepointed. Oberschenkel- und Wadenmuskeln sind angespannt. Der Rücken ist gerade.
4. Wiederhole den Bewegungsablauf 5 tiefe Atemzüge lang.
5. Beende die Übung mit einer Ausatmung und spanne dann das andere Bein an.

WAS BRINGT DIR DIE ÜBUNG?

- stärkt die Beinmuskulatur und verbessert dadurch Stabilität und Erdung
- Lockert die Knöchel, Knie sowie Hüften und setzt Energie frei, was Schmerzen lindert.
- Täglich ausgeführt hilft die Übung gegen müde und schwere Beine, Krampfadern und Cellulite, da sie den Blut-, Lymph- und Energiefluss im gesamten Bein anregt.

Für Fortgeschrittene

Führe die Übung wie beschrieben aus, jedoch ohne das beanspruchte Bein mit den Händen zu stützen. Du kannst dich stattdessen seitlich am Stuhl festhalten. Diese Variante erfordert starke Bauch- und Oberschenkelmuskeln. Achte auch hier immer darauf, deinen Rücken gerade zu halten.

DIE FINGER LOCKERN

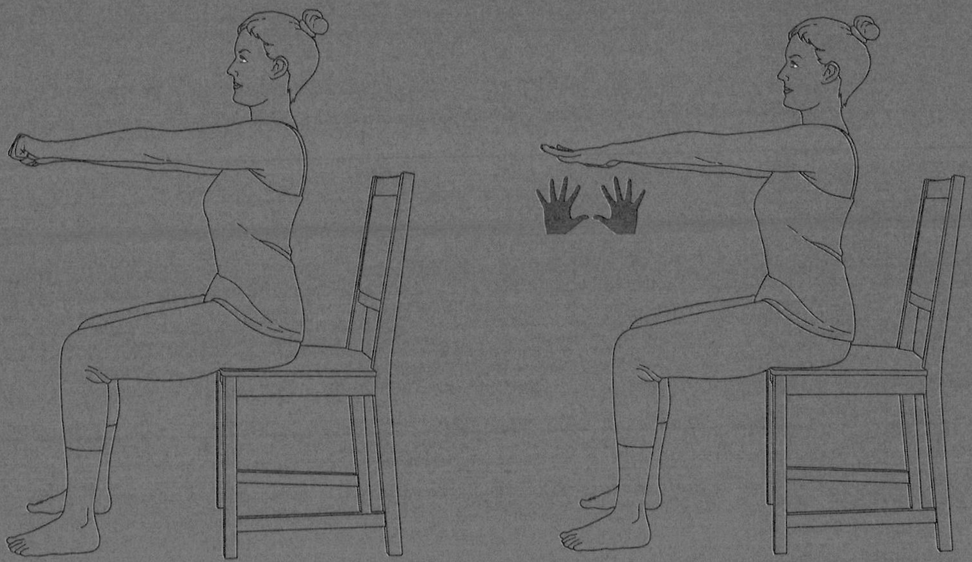

GIBT ES KONTRAINDIKATIONEN?

Täglich ausgeführt eignet sich die Übung hervorragend bei Arthritis oder anderen Gelenkproblemen. Du solltest sie jedoch immer entsprechend deinen Fähigkeiten und Fortschritten in deinem eigenen Tempo ausführen, ohne etwas zu erzwingen.

DARAUF SOLLTEST DU ACHTEN

- Beobachte die Bewegung deiner Fingergelenke: Kannst du deine Finger weit spreizen und vollständig ausstrecken? Öffnen sich beide Hände auf die gleiche Weise?

SCHRITT FÜR SCHRITT

1. Setze dich mit hüftbreit auseinander stehenden Beinen auf die Stuhlkante. Die Knie stehen senkrecht über den Knöcheln.
2. Strecke deine Arme auf Schulterhöhe aus.
3. Atme ein und balle die Hände zu Fäusten, wobei du deine Daumen fest umschließt.
4. Atme aus und öffne deine Hände mit den Handflächen parallel zum Boden. Spreize und strecke deine Finger so kräftig wie möglich, als wolltest du sie in alle vier Ecken des Raums schleudern.
5. Wiederhole den Bewegungsablauf 5 tiefe Atemzüge lang.
6. Beende die Übung mit einer Ausatmung. Lege nun deine Hände mit den Handflächen nach oben auf deine Oberschenkel. Nimm dir einen Moment Zeit, um Hände und Schultern zu entspannen.

WAS BRINGT DIR DIE ÜBUNG?

- hilft beim Karpaltunnelsyndrom
- stärkt und lockert die Hände
- verbessert die Beweglichkeit der Finger

DIE HANDGELENKE DEHNEN

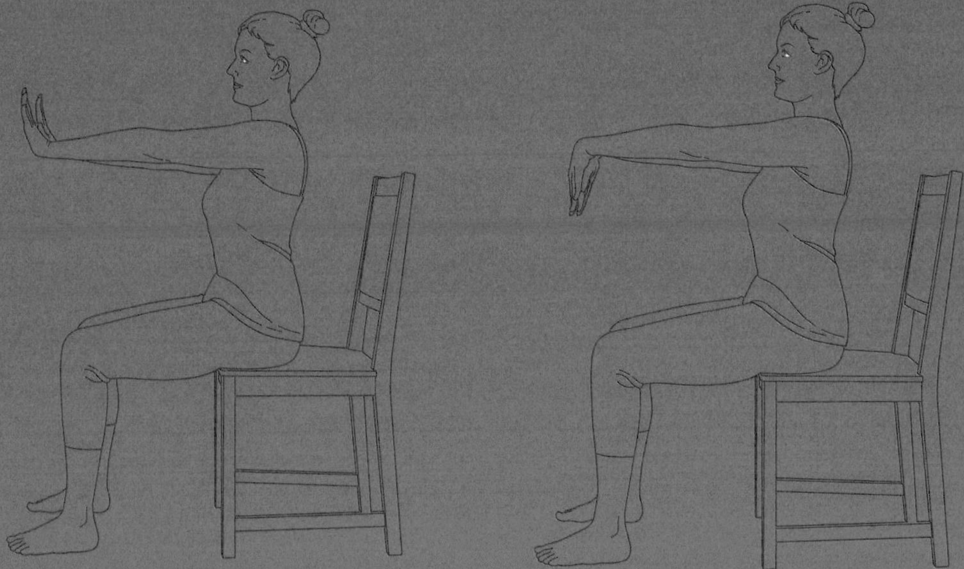

GIBT ES KONTRAINDIKATIONEN?

Nein. Wenn du unter einem Karpaltunnelsyndrom leidest, wende die Übung täglich an. Richte dich dabei nach deinen eigenen Möglichkeiten, gehe nicht bis an die Schmerzgrenze und erhöhe die Anzahl der Wiederholungen nur schrittweise.

DARAUF SOLLTEST DU ACHTEN

- Beobachte die Bewegung deiner Handgelenke: Sind sie locker, geschmeidig, weiträumig? Kannst du deine Hände im rechten Winkel zu den Armen stellen? Haben beide Handgelenke den gleichen Bewegungsspielraum?

SCHRITT FÜR SCHRITT

1. Setze dich mit hüftbreit auseinander stehenden Beinen auf die Stuhlkante. Deine Knie stehen senkrecht über den Knöcheln.
2. Strecke deine Arme auf Schulterhöhe vor dir aus.
3. Atme ein und ziehe dabei deine Hände zu dir, halte die Finger fest geschlossen und gestreckt, winkle deine Ellbogen nicht an. Die Handflächen zeigen nach vorne, die Handrücken zu dir. Mit dieser Übung werden Handgelenke, Handflächen, Finger und Arme gedehnt.
4. Atme aus und kippe dabei deine Hände nach unten. Nun zeigen die Handrücken nach vorne und die Handflächen zur Brust. Halte die Finger durchgehend fest geschlossen und gestreckt, dadurch werden die Handrücken, Handgelenke und sogar die Unterarme gedehnt.
5. Wiederhole den Bewegungsablauf 5 tiefe Atemzüge lang.
6. Beende die Übung mit einer Ausatmung und fahre direkt mit der nächsten Übung fort.

WAS BRINGT DIR DIE ÜBUNG?

- lindert das Karpaltunnelsyndrom
- stärkt und lockert die Handgelenke

MIT DEN HANDGELENKEN KREISEN

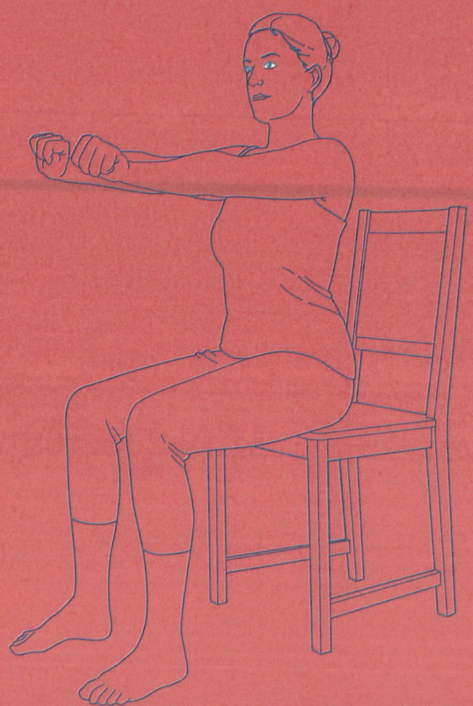

GIBT ES KONTRAINDIKATIONEN?

Nein. Wenn du unter einem Karpaltunnelsyndrom leidest, wende die Übung täglich an. Richte dich dabei nach deinen eigenen Möglichkeiten, gehe nicht bis an die Schmerzgrenze und erhöhe die Anzahl der Wiederholungen nur schrittweise.

DARAUF SOLLTEST DU ACHTEN

- Die Handrücken müssen immer parallel zur Decke ausgerichtet bleiben. Das schränkt den Bewegungsspielraum für die Kreisbewegungen ein und die Handgelenke werden in erster Linie seitlich gedehnt. Stell dir vor, du wischst einen Tisch mit Kreisbewegungen ab, ohne deine Arme oder Schultern zu bewegen.
- Lassen sich beide Handgelenke auf die gleiche Weise bewegen? Wie groß ist ihr Bewegungsspielraum?

SCHRITT FÜR SCHRITT

1. Setze dich mit hüftbreit auseinander stehenden Beinen auf die Stuhlkante. Die Knie stehen senkrecht über den Knöcheln.
2. Strecke deine Arme auf Schulterhöhe vor dir aus und balle die Hände zu Fäusten, wobei du deine Daumen fest umschließt.
3. Atme ein und lass dabei deine Handgelenke im Uhrzeigersinn kreisen.
4. Atme ein, während deine Handgelenke die obere Kreispartie beschreiben.
5. Atme aus, wenn deine Handgelenke in der unteren Kreispartie sind.
6. Führe 5 Kreisbewegungen im Einklang mit deiner Atmung aus.
7. Beende die Übung mit einer Ausatmung und wiederhole sie mit Kreisbewegungen gegen den Uhrzeigersinn.

WAS BRINGT DIR DIE ÜBUNG?

- lindert das Karpaltunnelsyndrom
- stärkt und lockert die Handgelenke

ELLBOGEN LOCKERN, SCHULTERN ÖFFNEN

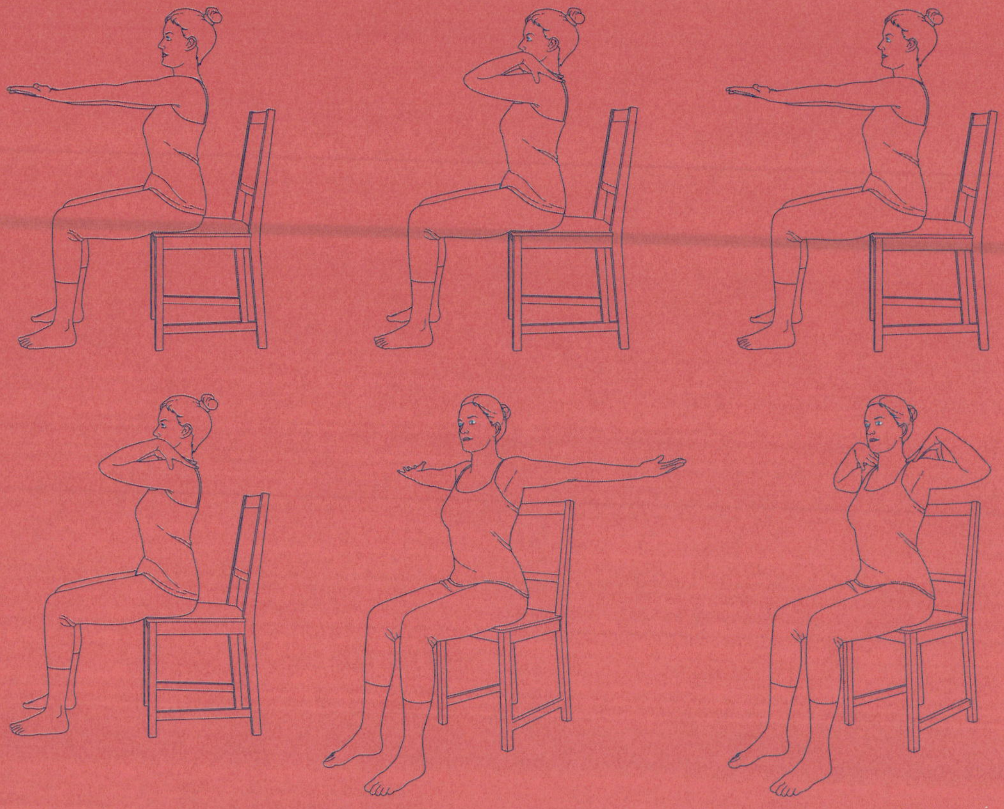

GIBT ES KONTRAINDIKATIONEN?

Nein. Wenn du Nacken-, Schulter- und Rückenschmerzen hast oder eine schwache Bauchmuskulatur, wiederhole den Ablauf weniger oft oder lege zwischen den zwei Übungsteilen eine Pause ein.

DARAUF SOLLTEST DU ACHTEN

- Deine Ellbogen sollten während der gesamten Übung auf Schulterhöhe bleiben. Und halte den Rücken gerade.
- Achte im ersten Übungsteil auf die Bewegung der Ellbogengelenke.
- Im zweiten Übungsteil sind die Arme seitlich ausgestreckt. Spüre, wie sich deine Schultern und der Brustkorb öffnen. Deine Atmung wird tiefer und dehnt sich stärker aus.

SCHRITT FÜR SCHRITT

1. Setze dich mit hüftbreit auseinander stehenden Beinen auf die Stuhlkante. Die Knie stehen senkrecht über den Knöcheln.
2. Strecke deine Arme auf Schulterhöhe vor dir aus, die Handflächen zeigen nach oben, die Finger sind geschlossen und gestreckt. Atme ein.
3. Atme aus, beuge dabei deine Ellbogen und lege dir die Handflächen oder Finger auf die Schultern.
4. Atme ein und strecke dabei die Arme wieder aus. Atme aus und beuge die Ellbogen wieder.
5. Wiederhole den Bewegungsablauf 4 Mal im Einklang mit deiner Atmung. Führe dann beim Ausatmen die Hände wieder zu den Schultern und öffne die Ellbogen seitlich (rechts und links), immer noch auf Schulterhöhe.
6. Atme ein und strecke dabei die Arme nach den Seiten aus, sodass du eine Art Kreuz bildest. Die Handflächen zeigen nach oben.
7. Atme aus und bringe dabei die Hände wieder auf die Schultern.
8. Wiederhole den Bewegungsablauf 4 Mal im Einklang mit deiner Atmung und beende die Übung mit einer Ausatmung.

WAS BRINGT DIR DIE ÜBUNG?

- lockert die Ellbogen, stärkt die Schultern, öffnet den Brustkorb und trainiert deine Wahrnehmung der eigenen Atembewegungen

DIE SCHULTERN KREISEN

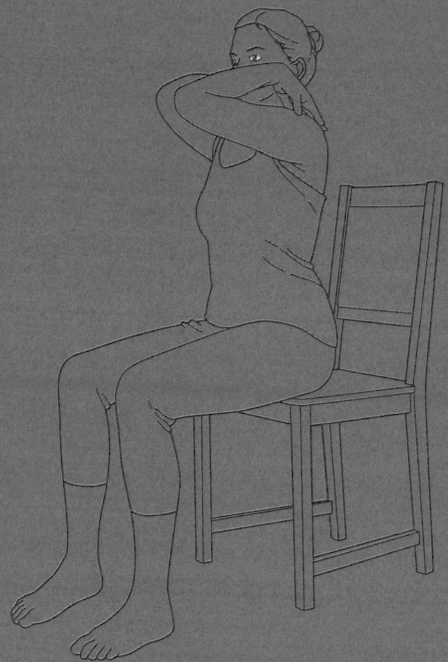

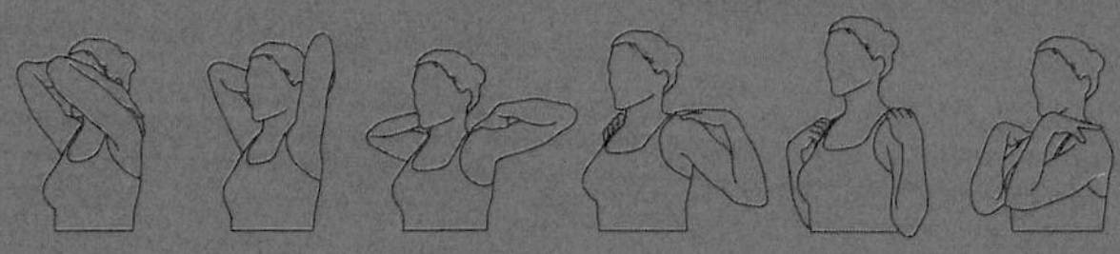

GIBT ES KONTRAINDIKATIONEN?

Bei Verletzungen an Schultern oder Nacken ist von dieser Übung abzuraten.

DARAUF SOLLTEST DU ACHTEN

- Halte den Rücken durchgehend gerade.
- Achte aufmerksam auf die Bewegung deiner Schultergelenke, die Öffnung des Brustkorbs, wie sich die Schulterblätter heben und senken, in die Wirbelsäule drücken und sich dann wieder entspannen.
- Achte auf eine tiefe und ausgedehnte Atmung.

SCHRITT FÜR SCHRITT

1. Setze dich mit hüftbreit auseinander stehenden Beinen auf die Stuhlkante. Die Knie stehen senkrecht über den Knöcheln.
2. Strecke deine Arme auf Schulterhöhe vor dir aus, die Handflächen zeigen nach oben. Beuge deine Ellbogen und lege die Finger auf deine Schultern. Bringe die Ellbogen vor dir zusammen, sodass sie sich berühren.
3. Atme ein und ziehe dabei die Ellbogen nach oben Richtung Decke, die Hände bleiben auf den Schultern. Deine Unterarme berühren die Wangen.
4. Atme aus und öffne dabei die Ellbogen weit nach außen. Ziehe sie dann hinunter und zugleich möglichst weit nach hinten. Die Schulterblätter sinken in die Wirbelsäule. Der obere Brustbereich öffnet und dehnt sich.
5. Atme ein und bringe die Ellbogen wieder vor deinem Gesicht zusammen. Ziehe sie anschließend wieder nach oben und zeichne einen großen Kreis mit ihnen.
6. Wiederhole den Bewegungsablauf 4 Mal im Einklang mit deiner Atmung. Atme dabei in der oberen Kreispartie ein und in der unteren wieder aus.
7. Wiederhole die Übung mit Kreisbewegungen in der entgegengesetzten Richtung.

WAS BRINGT DIR DIE ÜBUNG?

- löst Energieblockaden und Verspannungen in Schultern und Nacken
- öffnet den Brustkorb, trainiert die Wahrnehmung der Atembewegung, entspannt und lockert den gesamten oberen Rücken

DER DELFIN

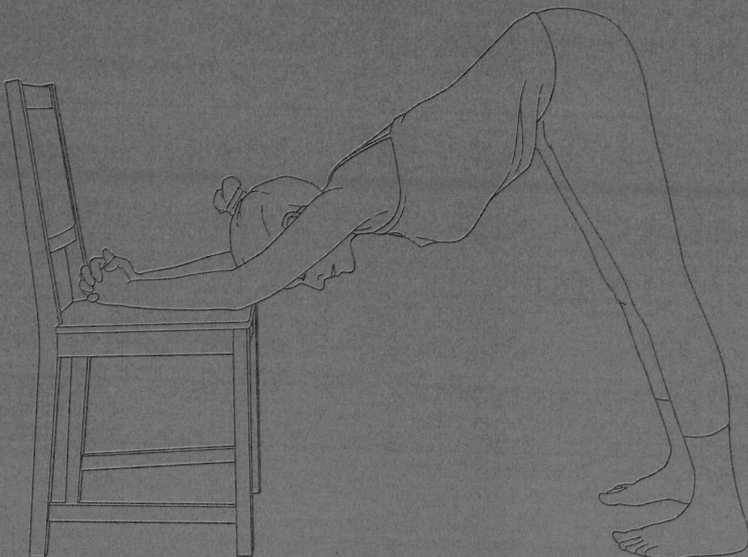

GIBT ES KONTRAINDIKATIONEN?

Bei Schmerzen oder Verletzungen an Schultern, Nacken oder Rücken solltest du deine Knie leicht anwinkeln, um die Dehnung etwas abzuschwächen. Denk daran: Deine Atmung ist fließend und sollte dich bei deinen Bewegungen leiten. Wird deine Atmung schwerfällig oder stockend, ist das ein Anzeichen dafür, dass du übertreibst.

DARAUF SOLLTEST DU ACHTEN

- Konzentriere dich auf die Ausatmung, bei der die Haltung gestreckt und das Verdauungssystem angeregt wird. Die Ausatmung sollte daher länger sein als die Einatmung.
- Wenn du bei der Ausatmung das Gefühl hast, deine Lungen komplett geleert zu haben, versuche, sie noch 1 bis 2 Sekunden länger zu halten.
- Am Ende der Ausatmung ziehe den Bauchnabel Richtung Wirbelsäule ein und spanne deine Bauchmuskeln an.

SCHRITT FÜR SCHRITT

1. Stelle dich in etwa 1 Meter Abstand vor den Stuhl, die Füße stehen parallel und hüftbreit auseinander.
2. Lege deine Unterarme auf die Sitzfläche und verschränke die Finger ineinander.
3. Strecke die Sitzbeinhöcker (Gesäßknochen) nach oben, damit dein Rücken sich nicht krümmt.
4. Halte die Beine gerade, aber ohne dabei die Knie zu überstrecken. Spanne dafür die Oberschenkelmuskulatur während der gesamten Übung an.
5. Ziehe das Kinn sanft zur Brust, um den Nacken zu dehnen, dieser soll dabei in einer Linie mit der Wirbelsäule bleiben.
6. Lass die Schultern herabhängen.
7. Konzentriere dich auf deine Atmung und hole 5 Mal tief Atem. Strecke mit jeder Ausatmung deinen Rücken und die Oberschenkelmuskeln, um die Dehnung zu verstärken.

WAS BRINGT DIR DIE ÜBUNG?

- stärkt und lockert den Oberkörper (Arme, Schultern, oberer Rücken)
- regt die Verdauung an, lindert Kopf- und Rückenschmerzen
- Die Umkehrhaltung kopfüber hilft, den Geist zu beruhigen, bremst das Gedankenkarussel und reduziert Stress.
- sorgt für einen Energieschub bei Müdigkeit und lindert Wechseljahresbeschwerden

DER KRIEGER II UND DER UMGEKEHRTE KRIEGER II

VĪRABHADRĀSANA II

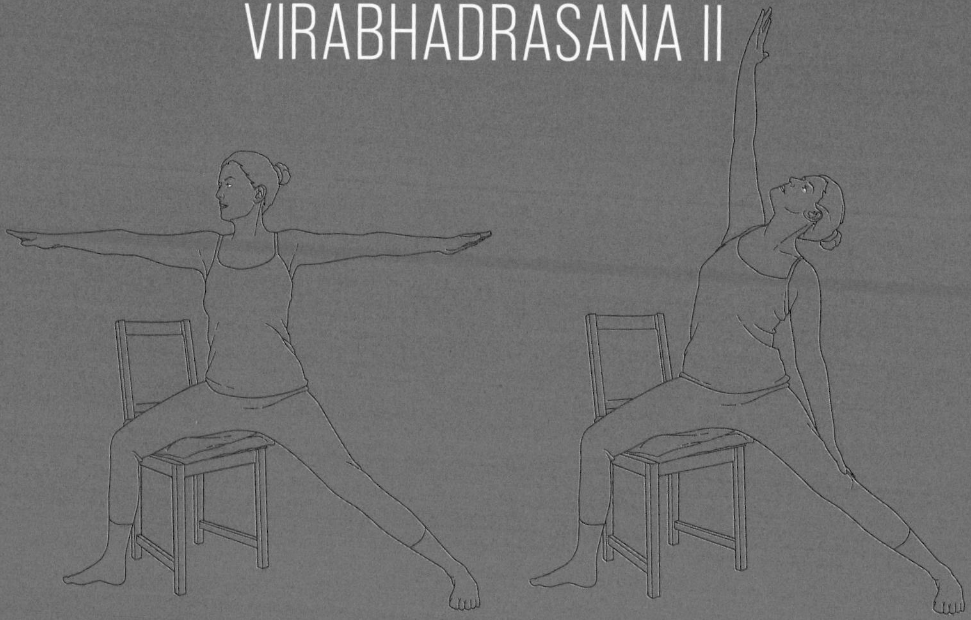

GIBT ES KONTRAINDIKATIONEN?

Bei Nackenschmerzen richte deinen Blick geradeaus und nicht zur Hand, damit Kopf und Wirbelsäule in einer Linie bleiben.
Bei Durchfall ist von dieser Übung abzuraten. Hast du Bluthochdruck, achte darauf, sehr langsam zu atmen und deine Grenzen einzuhalten.
Löse die Haltung, wenn du irgendeine Art von Unwohlsein dabei empfindest.

DARAUF SOLLTEST DU ACHTEN

- Deine Beine sollten einen stabilen Stand haben und die Füße gut im Boden verankert sein.
- Spanne die Bauchmuskeln durchgehend an, um den Rücken zu entlasten und das Verdauungssystem anzuregen.
- Strecke deinen Oberkörper nach oben, als würdest du am Scheitel von einem Faden nach oben gezogen.
- Halte deine Arme aktiv angespannt und lang, so als zöge jemand von beiden Seiten an deinen Handgelenken.
- Deine Schultern sind locker.

WAS BRINGT DIR DIE ÜBUNG?

- stärkt Beine, Arme und Bauchmuskeln
- dehnt und öffnet die Hüfte, wodurch deren Durchblutung angeregt wird
- Die Dehnung des Rumpfs und der Übergang vom Krieger II zum umgekehrten Krieger II kommen den inneren Organen zugute, die mehr Raum erhalten, zugleich massiert werden und dadurch gekräftigt werden und so ihre Funktionen besser erfüllen können.
- fördert die Konzentration, da der Blick in jeder Position auf einen Punkt gerichtet bleibt

SCHRITT FÜR SCHRITT

TIPP

Lege ein Kissen auf den Stuhlsitz, um es dir besonders bequem zu machen oder an Höhe zu gewinnen, wenn du sehr lange Beine hast.

1. Stelle dich schräg vor den Stuhl und mache mit dem rechten Bein einen Schritt über die rechte Stuhlecke.

2. Mache einen Ausfallschritt: Bein und Fuß des rechten Beins sind vorne. Der linke Fuß steht senkrecht zum rechten, die Fersen stehen auf einer Linie. Die linke Fußsohle ist im Boden verankert und drückt mit der Außenseite in den Boden. Die Knöchel sollten senkrecht unter den Handgelenken sein.

3. Atme ein und strecke dabei die Arme auf Schulterhöhe aus. Richte deinen Blick über die rechte Hand in die Ferne.

4. Atme aus und winkle dabei das rechte Bein an, bis das Knie senkrecht über dem Knöchel steht. Lege den rechten Oberschenkel auf die Sitzfläche, um dich in dieser Haltung darauf abzustützen.

5. Strecke deine Wirbelsäule in die Länge und spanne die Bauchmuskeln an, um den unteren Rücken zu entlasten.

6. Gehe aus Haltung des Kriegers II in den umgekehrten Krieger II über, wobei du den Unterkörper nicht mit bewegst: Drehe dazu die rechte Hand, sodass die Handfläche nach oben zeigt. Atme ein und strecke dabei den rechten Arm nach oben. Senke gleichzeitig den linken Arm, sodass du deine linke Hand in die linke Kniekehle (oder auf die Oberschenkelrückseite) legen kannst.

7. Wiederhole diese Abfolge 3 Atemzüge lang. Atme ein, wenn du in den umgekehrten Krieger II wechselst (Arme sind senkrecht). Atme aus, wenn du wieder in die Position des Kriegers II zurückkehrst (Arme sind waagerecht). Wiederhole die Übung anschließend mit dem linken Bein nach vorne.

DIE GEDREHTE STUHLHALTUNG

PARIVRTTA UTKATĀSANA

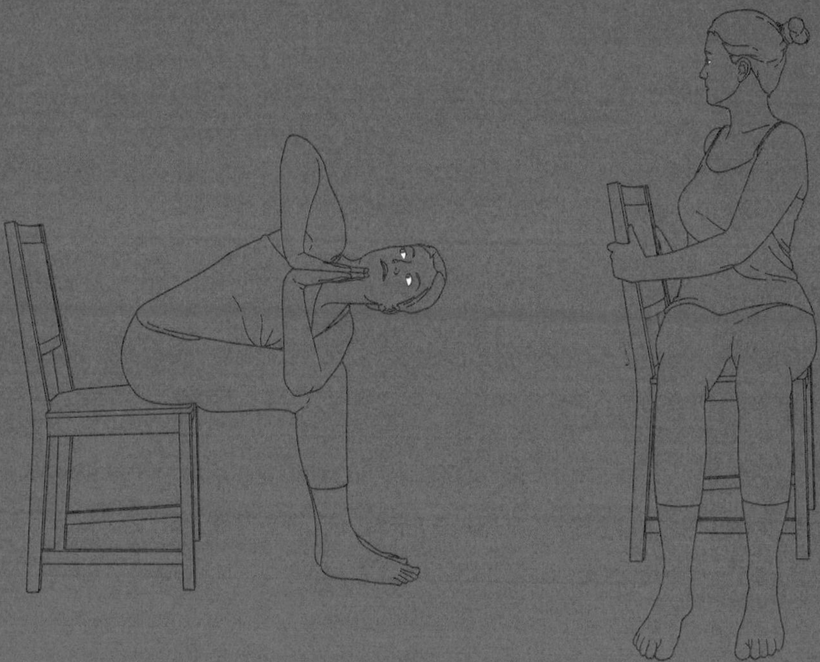

GIBT ES KONTRAINDIKATIONEN?

Bei Leisten- oder Nabelbruch sowie bei einem Bandscheibenvorfall wird von dieser Übung abgeraten.
Bei Rückenverletzungen, einem niedrigen Blutdruck oder Durchfall wird die sanfte Variante empfohlen.
Bei Migräne sollte der Kopf zum Boden ausgerichtet bleiben, um Verspannungen im Nacken zu vermeiden.
Während deiner Schwangerschaft solltest du auf diese Übung verzichten.

DARAUF SOLLTEST DU ACHTEN

- Versuche, deinen Körper von einem Atemzug zum nächsten immer weiter zu drehen, während du dabei gleichmäßig und ruhig weiteratmest.
- Deine Bauchmuskeln sind entspannt, um die Verdauungsorgane stärker zu massieren.

WAS BRINGT DIR DIE ÜBUNG?

- dehnt den oberen Rücken sowie Brust und Schultern ausgiebig
- fördert die Beweglichkeit der Wirbelsäule
- regt Verdauungsorgane sowie Herz und Zwerchfell (unser wichtigster Atemmuskel) an
- trainiert die Atemkapazität

SCHRITT FÜR SCHRITT

1. Setze dich auf die Stuhlkante, stelle dabei Füße und Knie dicht nebeneinander. Halte die Knie senkrecht über den Knöcheln und die Füße fest auf dem Boden.

2. Winkle die Arme an und lege die Handflächen vor deiner Brust zusammen, halte den Rücken gerade and lang. Atme aus und beuge dich dann nach vorn, indem du den Oberkörper an die Oberschenkel heranführst. Drehe dann die Schultern nach rechts.

3. Leg den linken Trizeps an die Außenseite des rechten Oberschenkels, ohne dabei den Rücken zu krümmen.

4. Drücke die Hände gegeneinander und versuche, sie in Brusthöhe zu halten, indem du den rechten Ellbogen nach oben richtest, um die Drehung des Körpers zu unterstützen.

5. Der Kopf bleibt in einer Linie mit der Wirbelsäule. Wenn es dein Nacken dir erlaubt, kannst du nun den Kopf so weit nach rechts drehen, dass dein Blick sich zur Decke richtet.

6. Halte diese Position 3 tiefe Atemzüge lang. Atme aus und löse die Haltung. Atme 1 bis 2 Mal tief ein und wieder aus, bevor du die Übung auf der anderen Seite wiederholst.

Sanfte Variante

1. Stelle den Stuhl so hin, dass sich die Lehne zu deiner Rechten befindet. Setze dich bequem auf den Stuhl. Die Beine sind hüftbreit auseinander, die Füße stehen parallel und fest auf dem Boden.

2. Atme ein und strecke dabei die Wirbelsäule in die Länge. Atme aus und drehe dabei die Schultern nach rechts, um die Rücklehne zu greifen. Halte dich auf beiden Seiten an der Lehne fest, um dich gut abzustützen, die Wirbelsäule zu strecken und die Schultern senkrecht über dem Becken zu auszurichten.

3. Lass den Kopf nach rechts sinken, das Kinn zur rechten Schulter gedreht, um die Dehnung zu intensivieren.

4. Halte diese Position 3 tiefe Atemzüge lang und wiederhole sie dann auf der anderen Seite.

DER HERABSCHAUENDE HUND

ADHO MUKHA SVĀNĀSANA

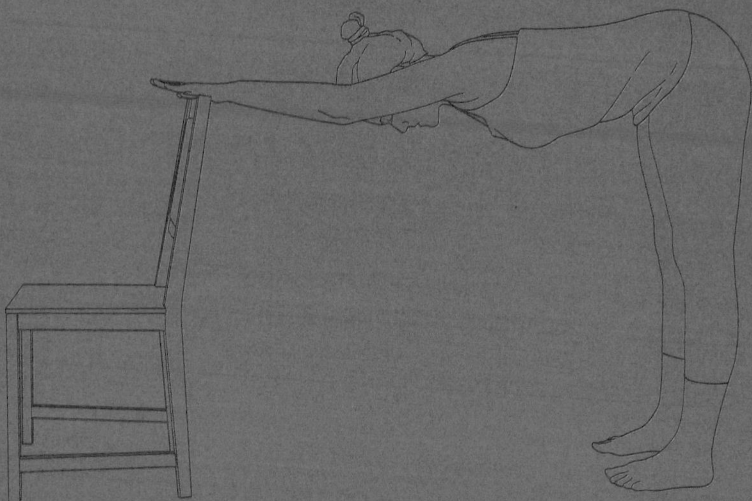

GIBT ES KONTRAINDIKATIONEN?

Bei akuten Rückenschmerzen beginnst du ganz langsam, senkst den Oberkörper leicht ab und steigerst dich erst allmählich. Bei Schulter- oder Nackenbeschwerden bleibe bei der sanften Variante. Bei niedrigem Blutdruck solltest du dich langsam aufrichten, damit dir nicht schwindelig wird. Zum Ende der Schwangerschaft solltest du auf diese Übung verzichten.

DARAUF SOLLTEST DU ACHTEN

- Drücke die Handflächen gegen die Stuhllehne, um deine Schultern zu aktivieren und den Nacken zu entlasten.
- Lass den Raum zwischen den Schulterblättern nicht herabhängen.
- Halte den Rücken durchgehend gerade.
- Lass »den Kopf nicht hängen«: Der Nacken sollte lang und auf einer Linie mit der Wirbelsäule sein.
- Die Knie werden nicht gebeugt: Wenn dir die Dehnung in den Beinen zu intensiv ist, richte den Oberkörper etwas auf, um die Spannung ein wenig zu lösen.
- Bewege mit jeder Ausatmung deine Schultern von den Hüften weg.
- Ziehe dein Brustbein vom Bauchnabel weg, während du dich nach vorne streckst – als zöge dich jemand an den Hüften nach hinten.

WAS BRINGT DIR DIE ÜBUNG?

- dehnt die Muskelketten der Rückenmuskulatur von den Fußsohlen bis zu den Schultern
- streckt die Wirbelsäule und schafft Raum zwischen den Wirbeln und Bandscheiben
- regt den Energiefluss im gesamten Körper an
- beruhigt Körper, Geist und das sympathische Nervensystem
- hilft bei einem überbeanspruchten und ermüdeten Rücken

SCHRITT FÜR SCHRITT

1. Stelle dich mit dem Rücken zur Stuhllehne, die Beine stehen hüftbreit auseinander, die Füße parallel zueinander.
2. Atme aus und beuge deinen Oberkörper aus der Hüfte nach vorne, während du den Rücken gerade lässt. Stütze die Handflächen auf die Lehne und halte die Arme schulterbreit auseinander. Die Finger bleiben gestreckt und greifen nicht nach der Stuhllehne.
3. In der Endposition sind Rücken, Nacken und Arme parallel zum Boden ausgerichtet, und der Kopf ist so positioniert, dass sich deine Ohren zwischen den Armen befinden.
4. Die Beine bilden einen rechten Winkel zu Oberkörper und Boden. Spanne die Oberschenkel an, um die Kniescheiben in die Knie zu ziehen. Strecke die Gesäßknochen nach oben und ziehe den Bauchnabel vom Brustbein weg.
5. Spanne bei jeder Ausatmung die Bauchmuskeln an und strecke die Wirbelsäule in die Länge.
6. Halte diese Position 3 bis 5 tiefe Atemzüge lang. Um die Position zu lösen, atme ein und richte dich mit geradem Rücken wieder auf.

Sanfte Variante

Wenn du dich nicht so weit vorbeugen kannst, dass der Oberkörper parallel zum Boden positioniert ist, oder du eine weniger intensive Dehnung an Rücken und Beinrückseiten bevorzugst, dann beuge dich nur zur Hälfte vor. Wichtig ist, dass dein Rücken dabei gerade bleibt. In diesem Fall bilden Arme und Oberkörper einen Winkel. Der Nacken bleibt in einer Linie mit der Wirbelsäule. Dein Kopf ist dann dementsprechend nicht mehr zwischen den Armen, sondern darüber.

INTENSIVE FLANKENDEHNUNG

PARSVOTTANĀSANA

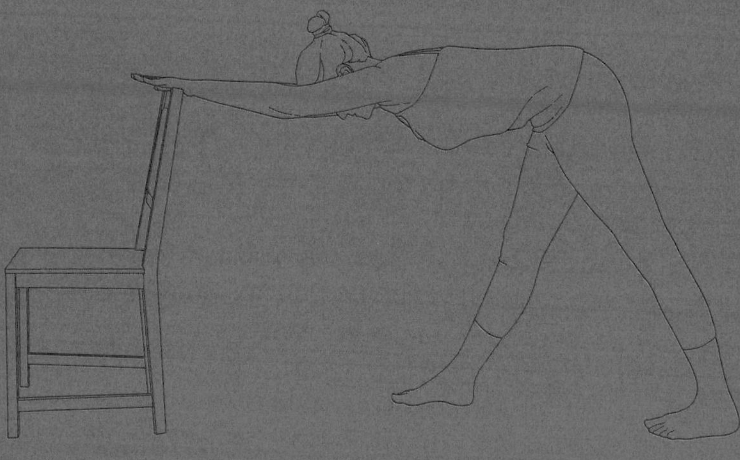

GIBT ES KONTRAINDIKATIONEN?

Bei einer Verletzung oder OP an der Wirbelsäule wird von dieser Übung abgeraten. Wenn du Rückenschmerzen hast, lindere sie schrittweise Woche für Woche, ohne die Beugung zu erzwingen oder bis an deine Schmerzgrenze zu gehen.

DARAUF SOLLTEST DU ACHTEN

- Bei dieser Übung gerät der Körper leicht mal ins Schwanken, weil er dazu tendiert, das Gewicht zu verlagern, die linke Hüfte bewegt sich nach hinten. Achte darauf, beide Hüften in einer Linie zu halten, bei Bedarf kannst du die rechte Hüfte nach hinten schieben.
- Mach den Rücken niemals krumm: Beuge dich lieber weniger stark vor, wenn dir die Dehnung in den Beinen zu intensiv ist.
- Drücke deine Handflächen gegen die Stuhllehne, um die Schultern zu festigen und so deinen Nacken zu stützen.
- Drücke mit jeder Ausatmung die Oberschenkel nach hinten und strecke den Oberkörper nach vorne, indem du das obere Ende deines Brustbeins in Richtung Hals ziehst und anhebst.

WAS BRINGT DIR DIE ÜBUNG?

- stärkt Rücken und Bauchorgane
- korrigiert einen Rundrücken und hängende Schultern
- stärkt, dehnt und lockert Schultern, Rumpf, Hüften, Beine, Knöchel und Füße
- verbessert die Körperhaltung, trainiert das Gleichgewicht und das Körperbewusstsein durch die Entwicklung der Propriozeption
- beruhigt und gleicht Geist und Nervensystem aus
- lindert Arthritis
- regt die Verdauung an

SCHRITT FÜR SCHRITT

1. Stelle dich mit dem Rücken zur Stuhllehne, die Füße parallel im Abstand von 5 Zentimetern. Mach mit dem linken Bein einen Ausfallschritt von etwa 60 bis 70 Zentimetern nach hinten. Beide Füße sind so weit wie möglich nach vorne ausgerichtet. Wenn es dir schwerfällt, die Balance zu halten, kannst du den hinteren Fuß leicht nach links drehen (aber nicht mehr als 45 Grad).
2. Atme ein, hebe die Arme zur Decke, strecke Flanken und Wirbelsäule. Atme aus und lege dabei die Handflächen mit gestreckten Fingern auf die Stuhllehne.
3. Beuge den Oberkörper aus der Hüfte mit geradem Rücken so weit wie möglich vor und höre auf, sobald sich der Rücken zu krümmen beginnt.
4. Richte Arme, Schultern, Rücken und Hüften aus. Bring die Ohren zwischen die Arme, sodass der Nacken eine Linie mit der Wirbelsäule bildet.
5. Spanne die Oberschenkel an, um die Kniescheiben hochzuziehen. Rolle das vordere Bein nach außen, damit die rechte Kniescheibe über dem rechten Knöchel steht. Drücke die hintere Ferse in den Boden.
6. Strecke das Steißbein zum Boden und beuge den Oberkörper leicht nach hinten.
7. Bleibe für 15 bis 30 Sekunden in dieser Position. Um aus der Haltung herauszukommen, atme ein, drücke die Hände gegen die Stuhllehne und richte deinen Rücken mithilfe der Bauchmuskeln auf, dann bringe das linke Bein wieder nach vorne. Wiederhole die Übung auf der anderen Seite.

Sanfte Variante

Beuge deinen Oberkörper nur zur Hälfte vor (z. B. im 45-Grad-Winkel).

DER GESTRECKTE SEITLICHE WINKEL

UTTHITA PARSVAKONĀSANA

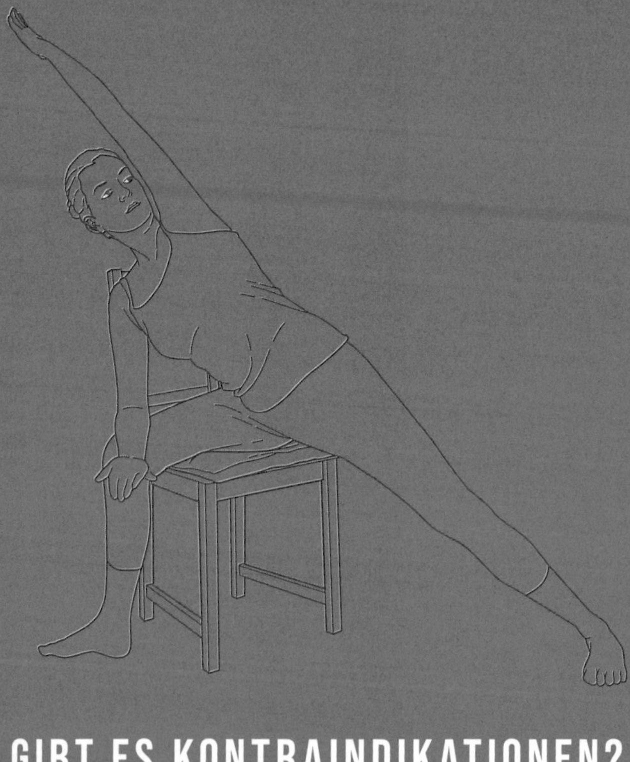

GIBT ES KONTRAINDIKATIONEN?

Bei Kopfschmerzen ist von dieser Übung abzuraten. Bei Schulterbeschwerden stütze deine linke Hand auf der Hüfte ab, mit dem Daumen nach hinten, und öffne die linke Schulter nach oben. Bei Nackenschmerzen richte deinen Blick auf den rechten Fuß.

DARAUF SOLLTEST DU ACHTEN

- Ziehe die Schultern von den Ohren weg, halte den Nacken lang und lass den Kopf nicht hängen. Das linke Bein hältst du durchgehend gestreckt und die Außenkante des linken Fußes bleibt auf dem Boden.
- Strecke deinen gesamten Körper – insbesondere den unteren Rücken – nach oben und öffne deinen Brustkorb zum Himmel. Spüre die Dehnung entlang der gesamten Körperseite, von der linken Ferse bis zu den Fingerspitzen der linken Hand. Dehne anschließend die rechte Flanke, ohne sie einzuengen. Und vergiss das Atmen nicht!

WAS BRINGT DIR DIE ÜBUNG?

- dehnt Wirbelsäule, Schultern, Nacken, Leisten und Knöchel
- öffnet Hüftgelenke und Brustkorb
- stärkt Beine, Knie und Knöchel
- regt die Bauchorgane und Lungen an
- trainiert das Gleichgewicht, die Ausdauer und das Selbstvertrauen

SCHRITT FÜR SCHRITT

1. Stelle dich schräg vor den Stuhl. Mache mit dem rechten Bein einen Schritt über die Ecke der Sitzfläche, sodass dein rechter Oberschenkel quer über dem Stuhl liegt. Die Stuhllehne ist hinter deinem Rücken. Wenn du lange Beine hast, kannst du die Sitzfläche mit einem Kissen oder einer zusammengefalteten Decke erhöhen.
2. Der rechte Knöchel liegt senkrecht unter dem rechten Knie. Drehe deinen rechten Fuß um 90 Grad nach rechts.
3. Strecke das linke Bein nach hinten. Rechte und linke Ferse bilden eine Linie. Der linke Fuß ist nach vorne gerichtet und leicht nach innen (also nach rechts) gedreht. Das linke Bein ist stabil, der Oberschenkel ist angespannt und der Knöchel so positioniert, dass die Außenkante des linken Fußes fest auf dem Boden steht und nicht abhebt.
4. Lege den rechten Ellbogen auf dein rechtes Knie, wobei der Unterarm parallel zum Boden und senkrecht zum Oberschenkel ausgerichtet ist. Die rechte Handfläche zeigt zur Decke.
5. Öffne die linke Schulter, um sie auf dieselbe Höhe mit der rechten Schulter zu bringen, indem du den Brustkorb nach oben öffnest. Halte den Oberkörper über dem rechten Oberschenkel.
6. Atme ein und strecke dabei den linken Arm nach oben. Atme aus und strecke ihn nach rechts (zur Kopfseite), sodass er quasi die Verlängerung des Oberkörpers bildet. Die Handfläche zeigt nach unten.
7. Die gesamte linke Körperseite (Knöchel, Bein, Flanke und Arm) bildet eine Diagonale, die im Boden verankert ist und nach oben gestreckt wird. Der Nacken liegt in einer Linie mit der Wirbelsäule.
8. Spanne bei jeder Ausatmung die Bauchmuskeln nach innen an, um den unteren Rücken zu stützen und zu strecken. Schau nach links. Bleibe 10 bis 30 Sekunden lang in dieser Position.
9. Um die Übung zu beenden, atme ein und richte dabei deinen Oberkörper mit angespannten Bauchmuskeln wieder auf, während die rechte Ferse in den Boden drückt. Nutze außerdem die Kraft deines rechten Oberschenkels, indem du mit dem linken Arm Schwung holst. Bringe die Beine zurück in die Ausgangsposition. Wiederhole die Übung auf der anderen Seite.

DER STUHL
(IM SITZEN)

ARDHA UTKATĀSANA

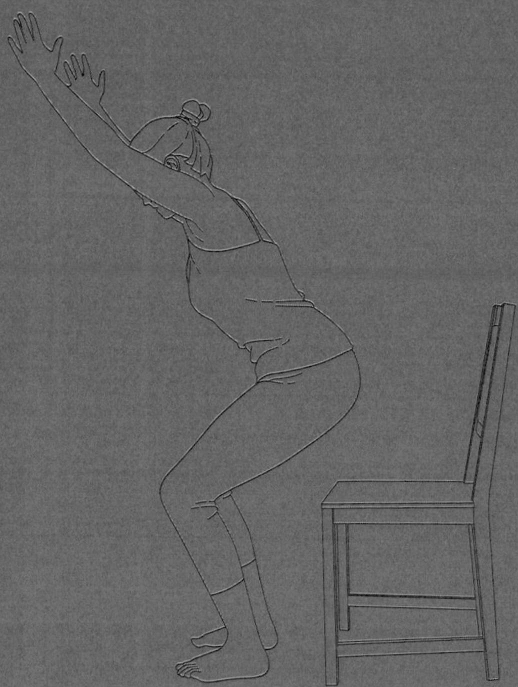

GIBT ES KONTRAINDIKATIONEN?

Bei Herz-Kreislauf-Beschwerden und niedrigem Blutdruck sowie bei Schlaflosigkeit oder Migräne ist von dieser Übung abzuraten. Diese Übung beansprucht das Herz-Kreislauf-System. Achte auf deinen Puls und löse die Position, wenn dieser hochschnellt.

DARAUF SOLLTEST DU ACHTEN

- Achte besonders darauf, deinen Rücken gerade zu halten und deine Bauchmuskeln anzuspannen. Wenn du den Bauch bei jeder Ausatmung anspannst, stählst du die Muskeln und stärkst und entlastet gleichzeitig den Rücken. Krümme deinen unteren Rücken nicht.
- Ziehe das Steißbein in Richtung Bauchnabel, während du gleichzeitig deinen Brustkorb öffnest.
- Halte deine Arme gerade und gestreckt, lass sie eine Linie mit den Flanken bilden und nicht durchhängen.
- Entspanne deine Schultern.
- Vergiss das Atmen nicht!

WAS BRINGT DIR DIE ÜBUNG?

- stärkt den Rückenstrecker, was bei regelmäßiger Ausführung hilft, viele Rückenprobleme zu vermeiden
- stärkt zudem die rückseitige Oberschenkelmuskulatur sowie Waden, Oberschenkel und die Gesäßmuskeln und fördert so Kraft, Gleichgewicht und Stabilität
- regt das Zwerchfell und die Bauchorgane an
- stärkt Herz und Lungen

SCHRITT FÜR SCHRITT

1. Setze dich auf die Stuhlkante, die Beine stehen hüftbreit auseinander, die Knie senkrecht über den Knöcheln, die Füße parallel zueinander.
2. Atme aus, spanne dabei die Bauchmuskulatur stark nach innen an und hebe die Arme senkrecht über die Schultern nach oben.
3. Bei der nächsten Ausatmung bleiben die Bauchmuskeln angespannt, du drückst die Fersen in den Boden, spannst die Oberschenkel- und Gesäßmuskeln an. Dann beuge dich leicht nach vorne, um deinen Po vom Stuhl abzuheben.
4. Richte deinen Blick auf deine Zehen, ohne den Kopf herabhängen zu lassen. Ziehe die Knie nach hinten, wenn du die Zehen nicht sehen kannst. Das Körpergewicht liegt auf den Fersen.
5. Halte diese Position 2 bis 5 tiefe Atemzüge lang. Beende die Übung, indem du ausatmest, dich entspannst und wieder auf den Stuhl setzt.

DER BERG

TADĀSANA

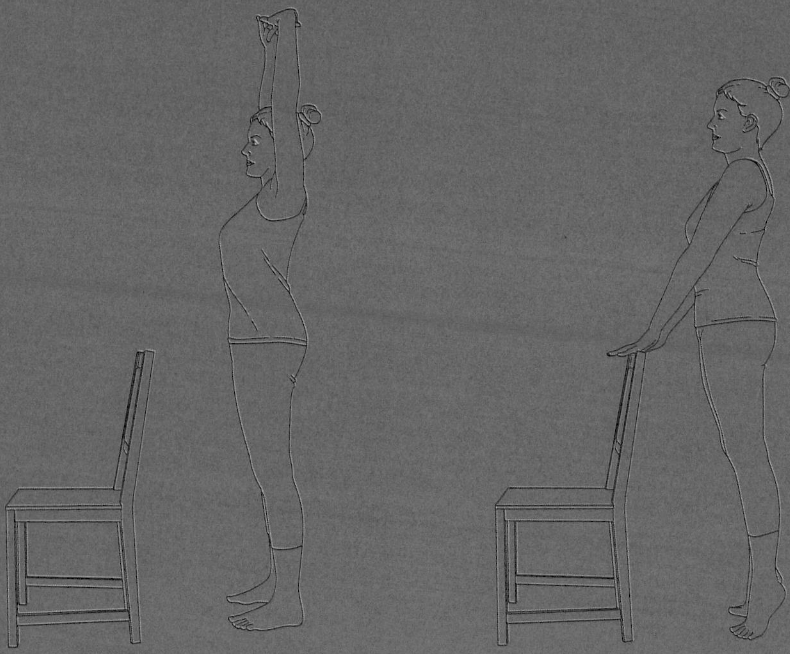

GIBT ES KONTRAINDIKATIONEN?

Bei niedrigem Blutdruck solltest du diese Übung nur praktizieren, wenn du dich dabei auch wohlfühlst.

DARAUF SOLLTEST DU ACHTEN

- Spüre beim Einatmen, wie sich deine Wirbelsäule streckt, während die Füße sich gleichzeitig im Boden verwurzeln.
- Konzentriere dich beim Ausatmen darauf, mit deinen Zehen möglichst viel Raum auf dem Boden einzunehmen. Nutze den Stuhl, um dein Gleichgewicht zu halten.
- Stell dich hoch auf die Zehenspitzen, um die Zehengelenke zu lockern.
- Diese Übung mag zu Beginn sehr einfach erscheinen, wird aber sehr wirksam, wenn du in der Bewegung die Arbeit und Kraft jedes Körperteils ganz bewusst wahrnimmst.

WAS BRINGT DIR DIE ÜBUNG?

- verbessert die allgemeine Körperhaltung
- stärkt Oberschenkel, Knie, Knöchel und darüber hinaus auch noch Bauch und Po
- lindert Ischiasschmerzen und fördert die Erdung bei Plattfüßen
- schafft Raum im Bereich der Plantarfaszie, was die Durchblutung der inneren Organe insgesamt anregt

SCHRITT FÜR SCHRITT

1. Stelle dich hin, die Füße hüftbreit auseinander, und achte darauf, dass sie auch parallel zueinander stehen. Stell dir vor, wie sich deine Füße im Boden verwurzeln.

2. Nimm den Scheitelpunkt auf deinem Kopf bewusst wahr und stell dir vor, ein daran befestigter Faden zöge dich nach oben.

3. Schließe die Augen und konzentriere dich auf folgende Punkte: die Ausrichtung der Knöchel, Knie, Hüften und Schultern, die leicht nach hinten und unten gezogen werden, um den Brustkorb und das Herz zu öffnen. Senke das Kinn leicht auf die Brust, um deinen Nacken zu dehnen.

4. Die Arme hängen zunächst seitlich neben deinem Körper, strecke sie beim Einatmen zum Himmel, oben verschränkst du die Finger ineinander, die Handflächen zeigen nach oben. Halte die Füße fest auf dem Boden.

5. Atme aus und senke dabei die immer noch gestreckten Arme. Drücke die Handflächen gegen die Stuhllehne und heb gleichzeitig die Fersen möglichst hoch vom Boden ab. Verlagere dein Gewicht auf die Zehen.

6. Wiederhole diese Abfolge 5 Mal. Strecke beim Einatmen die Arme mit verschränkten Fingern und nach oben gedrehten Handflächen zur Decke, während die Füße auf dem Boden bleiben. Bringe beim Ausatmen die Arme herunter und stütze dich dabei auf der Stuhllehne ab, während du die Fersen vom Boden abhebst.

DER GESTRECKTE WELPE

UTTANA SHISHOSANA

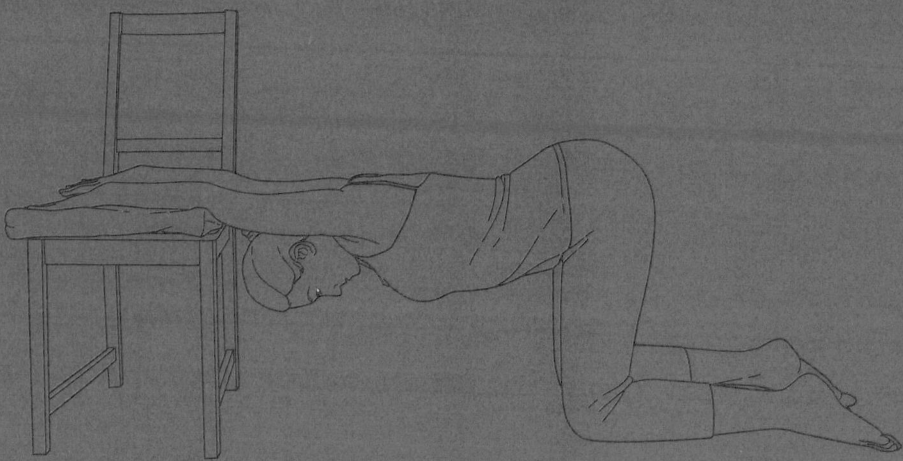

GIBT ES KONTRAINDIKATIONEN?

Bei Verletzungen an Schultern und Nacken wird von dieser Übung abgeraten. Achte darauf, dass der Druck auf Knie und Unterarme in der Position angenehm ist (daher der Tipp mit den Kissen). Respektiere deine Grenze und löse die Haltung, wenn du dich dabei unwohl fühlst. In der Mitte und am Ende der Schwangerschaft solltest du auf diese Übung verzichten.

DARAUF SOLLTEST DU ACHTEN

- Diese Übung bewirkt eine intensive Dehnung der Schultern und des oberen Rückens. Nutze deine Atmung, um die Dehnung noch weiter zu intensivieren. Ziehe die Brust mit jeder Ausatmung weiter zum Boden. Achte darauf, dass sich der Rücken dabei nicht krümmt. Spanne während der gesamten Übung deine Bauchmuskulatur an, um deinen Rücken zu stützen und zu entlasten.

SCHRITT FÜR **SCHRITT**

1. Stelle den Stuhl so auf, dass du die Lehne rechts von dir hast. Lege für mehr Bequemlichkeit ein Kissen auf die Sitzfläche.
2. Knie dich hin, die Beine sind hüftbreit auseinander. Oberschenkel und Oberkörper bilden einen 90-Grad-Winkel. Die Hüften stehen über den Knien. Für mehr Komfort kannst du dir ein Kissen unter die Knie legen.
3. Lege beide Unterarme auf die Sitzfläche. Achte darauf, die Arme dabei gut zu strecken. Drücke mit den Händen und Unterarmen nach unten oder in das Kissen.
4. Steck den Kopf zwischen den Armen hindurch und spüre, wie der obere Rücken und die Schultern sich nach unten bewegen.
5. Die Wirbelsäule ist lang.
6. Halte diese Position für 5 tiefe Atemzüge.

WAS BRINGT DIR DIE ÜBUNG?

- löst Verspannungen im Nacken, in den Schultern, Schulterblättern und im oberen Rücken
- dehnt die Wirbelsäule

DAS KUHGESICHT

GOMUKHĀSANA

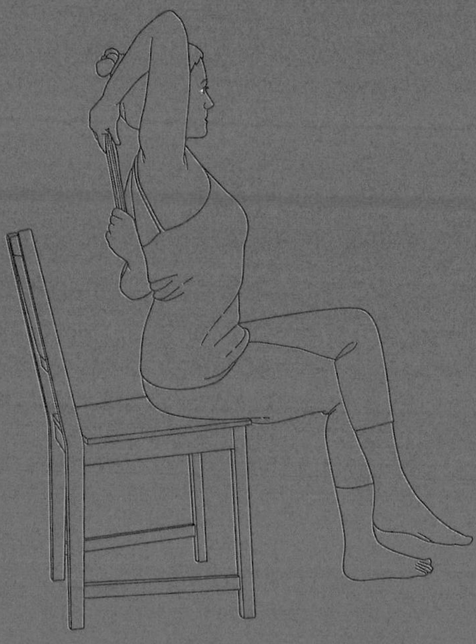

GIBT ES KONTRAINDIKATIONEN?

Wenn du unter Verletzungen oder akuten Schmerzen im Nacken- oder Schulterbereich leidest, lass diese Haltung weg.

DARAUF SOLLTEST DU ACHTEN

- Achte darauf, dass Kopf und Rücken durchgehend lang bleiben und der untere Rücken nicht durchhängt. Spanne die Bauchmuskeln an und ziehe den Bauchnabel in Richtung Wirbelsäule, um zu vermeiden, dass die Wirbel in diesem Bereich zusammengedrückt werden.

WAS BRINGT DIR DIE ÜBUNG?

- dehnt Schultern, Arme, oberen Rücken, Brust, Hüften und Oberschenkel
- verbessert die Beweglichkeit der Schultern und fördert die Atmung durch Dehnen des Brustkorbs

SCHRITT FÜR SCHRITT

TIPP

Für diese Übung wird ein Gurt benötigt. Du kannst auch andere passende Gegenstände aus deiner Umgebung benutzen (Gürtel, Halstuch, Schal, flaches Lineal, falls du im Büro übst usw.).

1. Setze dich auf die Stuhlkante, stelle die Knie und Füße zusammen und halte den Rücken lang und gerade.
2. Schlage das linke Bein über das rechte und presse die übereinanderliegenden Oberschenkel möglichst fest zusammen.
3. Winkle deinen linken Arm an, bringe ihn von unten hinter deinen Rücken und führe die linke Hand zum Nacken oder – so weit du kommst – in den Bereich des oberen Rückens
4. Fasse den Gurt (oder Gürtel) mit der rechten Hand und strecke den rechten Arm zur Decke. Winkle dann den Arm an, um den Unterarm hinter den Kopf zu bringen und den Ellbogen aufwärts gen Himmel zu richten.
5. Lass den Gurt entlang deiner Wirbelsäule herabhängen und fass mit der unteren Hand (der linken Hand) nach dem anderen Ende des Gurts.
6. Je nach deiner Beweglichkeit können sich deine Hände sogar berühren. In diesem Fall benötigst du keinen Gurt.
7. Halte diese Position 3 tiefe Atemzüge lang und wiederhole die Übung auf der anderen Seite.

ZU EHREN DES WEISEN MARICHI III

MARICHYĀSANA III

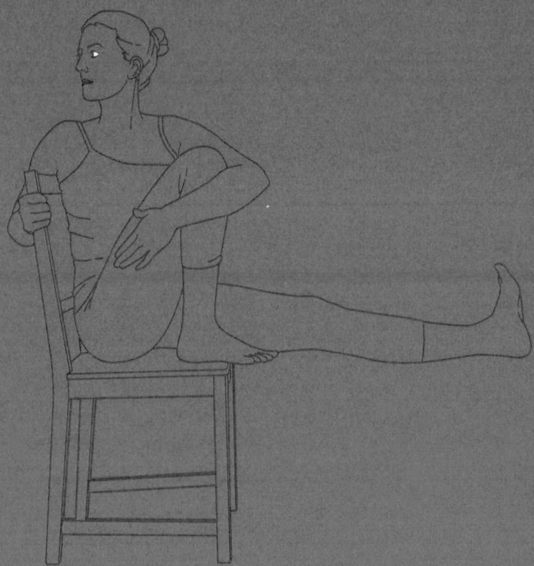

GIBT ES KONTRAINDIKATIONEN?

Wenn du Durchfall hast oder Verletzungen und/oder Schmerzen im Rückenbereich, ist von dieser Übung abzuraten.
Wenn du zu Kopfschmerzen oder Migräne neigst, solltest du auf deine Kopfhaltung achten: Drehe den Nacken nicht zu weit – es darf nicht das Gefühl einer zusätzlichen Verspannung auftreten. Halte den Kopf gegebenenfalls nach vorne gerichtet.
Neigst du zur Schlaflosigkeit, dann solltest du die Übung lieber nicht am späten Abend ausführen.
Respektiere immer deine Grenzen, insbesondere bei niedrigem oder hohem Blutdruck.
In der Schwangerschaft solltest du diese Übung überhaupt nicht machen.

DARAUF SOLLTEST DU ACHTEN

- Wie bei den meisten Übungen gilt auch hier: Nutze deine Atmung, um die Bewegung zu intensivieren.
- Strecke bei jeder Einatmung deinen Rücken und Kopf in der Rotation. Drehe dich beim Ausatmen noch ein Stück weiter. Spüre, wie dabei der Bauch immer mehr eingedrückt wird.
- Lass dir die Zeit, um bei jeder Ausatmung deine Lungen vollständig zu leeren.

SCHRITT FÜR SCHRITT

1. Setze dich nach ganz hinten auf den Stuhl, lehne dich mit dem Rücken an dessen Lehne. Winkle das rechte Bein an und zieh es so hoch, dass der Fuß oder die Ferse auf der Sitzfläche zu stehen kommt. Dadurch wird normalerweise der Bauch zusammengedrückt.

2. Atme ein und strecke dabei deinen Rücken. Atme aus und drehe deine Schultern nach rechts, umschlinge dein rechtes Knie mit dem linken Arm und drücke das Bein gegen deinen Körper.

3. Fasse dann mit der rechten Hand von außen an die Stuhllehne und halte dich daran fest.

4. Drehe den Kopf nach hinten, um der Rotation zu folgen, jedoch ohne dabei Verspannungen im Nacken hervorzurufen. Blicke möglichst weit nach hinten, um die Sehnerven im hinteren Teil der Augen zu dehnen.

5. Strecke das linke Bein und hebe es auf Höhe der Hüfte (oder der Sitzfläche) an. Der Oberschenkel ist angespannt, der Fuß geflext. Die Ferse drückt nach vorne, die Zehen zeigen nach oben.

6. Drehe dich mit jeder Ausatmung mithilfe des rechten Arms sachte ein Stück weiter.

7. Halte diese Position 3 tiefe Atemzüge lang. Wiederhole die Übung auf der anderen Seite.

WAS BRINGT DIR DIE ÜBUNG?

- regeneriert und massiert die Verdauungsorgane
- stimuliert das Gehirn
- dehnt und kräftigt Schultern, Wirbelsäule und Beine
- hilft dabei, Verspannungen im Rücken und in den Hüften zu lösen

NACHWORT VON **CLAIRE** UND **JULIE**

WIR WISSEN AUS EIGENER ERFAHRUNG, DASS ES JEDEN TAG AUFS NEUE EINE HERAUSFORDERUNG DARSTELLT, SICH ZEIT ZU NEHMEN, UM SEIN INNERES GLEICHGEWICHT (WIEDER) HERZUSTELLEN. AUS DIESEM GEDANKEN IST DIESES BUCH ENTSTANDEN. IN EINER ZEIT VOLLER HERAUSFORDERUNGEN MÖCHTEN WIR DIR UND DEINEN NÄCHSTEN MIT DIESEM BUCH HELFEN, WOHLBEFINDEN UND WOHLWOLLEN ZU ÜBEN. SEI BIEGSAM WIE EIN SCHILFROHR, TIEF IN DER ERDE VERWURZELT WIE EINE EICHE UND SO RUHIG, WIE ES IM AUGE DES STURMS IST.

ANHANG

DIE AUTORINNEN

CLAIRE ARMANGE ist zertifizierte Yogalehrerin und Ausbilderin für Stuhl-Yoga. Sie wurde in Hatha Yoga, Yoga-Therapie, Yin Yoga, Restorative Yoga, Hormon-Yoga, Pranayamas (Übungen zur Atemkontrolle) und in der Tibetisch-Buddhistischen Meditation ausgebildet. Seit 2007 übt Claire ihre Tätigkeit in Vollzeit aus, bietet Kurse an, leitet Workshops und Konferenzen, veröffentlicht Artikel und teilt in Radiosendungen ihr Wissen zu den Yogalehren und zur Idee der Selbsterkenntnis.

Seit 2008 beschäftigt sie sich mit Stuhl-Yoga und zählt damit zu den Pionierinnen auf diesem Gebiet. Im Rahmen des Internationalen Symposiums von Montréal hat sie Konferenzen zur Yoga-Therapie gehalten. Außerdem arbeitet sie eng mit Ärzten, Osteopathen und Orthotherapeuten in Kliniken zusammen. So war sie auch an der Forschung über die Integration der Herzkohärenz in die Yoga-Praktik von Dr. David O'Hare beteiligt.

Als ehemalige Redaktionsleiterin eines internationalen Konzerns hat Claire die negativen Auswirkungen von beruflichem Stress zu spüren bekommen: Sie hatte sich selbst viel zu weit hintangestellt und das beinahe mit dem Verlust ihrer Gesundheit bezahlt, sie musste sich sogar einer größeren Operation unterziehen. Da sie von Geburt an mit einem Rückenleiden zu kämpfen hat, sind ihr auch chronische Schmerzen vertraut. Dank Yoga (mit seinen Haltungen und Pranayamas – Atemübungen – sowie Entspannung und Meditation) gelang es ihr, der stressbedingten Abwärtsspirale zu entkommen, ihre Schmerzen zu lindern und ihr Leben neu auszurichten.

Die Vorteile von Yoga teilt Claire mit leidenden und auch älteren Menschen in ihren Einzel- und Gruppenkursen sowie in Firmen (ihre älteste Schülerin ist 96 Jahre alt!). Claire begleitet sie auf dem Weg zu ihrem körperlichen, geistigen und seelischen Wohlbefinden und schwört dabei auf gute Laune und eine einfache Umsetzung ohne Wertung. Wichtig ist ihr dabei, dass jeder Mensch selbstständig seinen Weg geht und die Übungen findet, die ihr oder ihm persönlich zu einer besseren und nachhaltigen Gesundheit verhelfen.

In ihren weiteren Studien der Yoga-Lehren hat sie den spirituellen Namen »Mati« erhalten (Sanskrit für »Einsicht, spirituelle Denkweise«). Sie wurde im Karma Sannyāsa initiiert (einer persönlichen spirituellen Reise, unabhängig von Religion oder Glaubensbekenntnissen, die Liebes-, Familien- und Sozialleben vereint), wo sie bei ihresgleichen unter dem Namen Svāmī Matiji Ānandamayī Saraswatī bekannt war. Um ihre Kenntnisse der Yoga-Lehren und ihrer Ursprünge noch weiter zu vertiefen, hat sie sich in 200 Unterrichtsstunden mit Lamrim und der tibetisch-buddhistischen Philosophie auseinandergesetzt.

Claire wurde in Frankreich geboren. Heute lebt sie in Québec. Du kannst sie per Mail kontaktieren: claire.armange@gmail.com

JULIE BANVILLE ist seit 2006 als Yogalehrerin tätig und seit 2013 als Yogatherapeutin zertifiziert. Während sie gleichzeitig ein Studium an der Universität absolvierte und zugleich eine Führungsposition im Familienunternehmen innehatte, erlebte sie hautnah die Auswirkungen eines eng getakteten Alltags auf die körperliche und psychische Gesundheit – so auch das Gefühl immer im »Überlebensmodus« zu sein und sich für nichts Zeit nehmen zu können. Während eines Auslandsjahrs, in dem sie ihre Karriere voranbringen wollte, hat sie sich dann mit Methoden und Techniken gegen Stress und Angstzustände auseinandergesetzt, womit sie sich täglich konfrontiert sah. In dieser Zeit ist sie mit dem Yoga in Berührung gekommen. Und das hat sie von Grund auf verändert, denn sie konnte schon nach der ersten Kurseinheit positive Effekte wahrnehmen.

Mit der Zeit ist Yoga für Julie zum Lebensstil geworden. Yoga hat diesen unglaublichen Vorteil, dass es sich dem Menschen anpasst und nicht das Umgekehrte verlangt. Auch mit vollem Terminkalender kann Julie Yoga-Einheiten einplanen, je nach Bedarf können das dann Übungen oder Meditationen sein. Sie hat zwar schon schwere Zeiten bewältigen müssen, doch mit Yoga fühlte sie sich besser gewappnet, diese zu meistern. Yoga hat es ihr ermöglicht, eine gewisse Lebensqualität zurückzugewinnen und ihr Leben zu genießen. Ihre jahrelange Erfahrung als Lehrerin haben ihre Überzeugungen nur verstärkt: Mit diesen Techniken hat jeder Mensch das nötige Werkzeug an der Hand, um im Alltag gesund und ausgeglichen leben zu können.

Heute ist Julie in Unternehmen unterwegs, die ihren Mitarbeitern zu einer besseren Gesundheit verhelfen wollen. Sie ist Mitglied im Verband der geprüften Personalberater von Québec (CRHA) und hat ein Diplom in Betriebswirtschaft mit Schwerpunkt Ausbildungsmanagement und Kompetenzentwicklung. Julie ist für ihre innovativen und nachhaltigen Lösungsansätze bekannt, in deren Mittelpunkt die Selbstkenntnis, die gute Zusammenarbeit, die gesunde Kommunikation und das Wohlbefinden der Menschen am Arbeitsplatz stehen.

Außerdem begleitet sie Menschen auf der Suche nach einem ausgewogenen Lebensstil. In der Yoga-Therapie wird der Mensch ganzheitlich betrachtet, und die Yoga-Übungen werden den Symptomen entsprechend gewählt, sodass sich jeder Mensch seinen eigenen Werkzeugkasten zur Selbstregulation zusammenstellen und bei Bedarf darauf zurückgreifen kann. Julie setzt dabei auf ebenso einfache wie effektive Werkzeuge, die das Etablieren neuer Gewohnheiten erleichtern.

Körperlich und seelisch gesund zu sein und das Hier und Jetzt in seiner Einfachheit wertschätzen zu können, ist für Julie das schönste Geschenk.

Du kannst sie per Mail kontaktieren: juliebanville@me.com

DANKSAGUNG

Die Autorinnen danken Murielle Renaud und Caroline Banville.

Claire Armange dankt Gilles, Xavier und Cyril für ihr wertvolles Feedback und ihre hilfreichen Ratschläge. Sie widmet dieses Buch all den Menschen, die ihre Kurse besuchen und sie im Laufe der Jahre mit den unterschiedlichsten Herausforderungen konfrontiert haben. Dadurch konnte sie ihre Unterrichtsmethode weiterentwickeln und sah ihre unerschütterliche Überzeugung hinsichtlich der Vorzüge, Kraft und Wirksamkeit des Yoga bestätigt.

Julie Banville dankt all den Menschen, die ihr nahestehen, für die wunderbaren Lektionen, die ihr helfen, jeden Tag ein bisschen weiterzuwachsen Sie widmet dieses Buch den Menschen, die sie unterrichtet, vor allem am Arbeitsplatz, und die sie zu diesem Buch inspiriert haben. Julie verfolgt in ihren Kursen das Ziel, diese so simplen und doch so stark transformierend wirkenden Techniken in den Alltag zu integrieren – und sei es nur für ein paar Minuten am Tag. Und wie könnte das besser gelingen als mithilfe eines praktischen Leitfadens!

Die Autorinnen danken außerdem dem Fotografen Jean-Pierre Robert, mit dem sie für die Aufnahmen der Haltungen zusammengearbeitet haben, auf deren Basis die Illustrationen angefertigt werden konnten. Kontakt: jeanpierrerobert@me.com.

Notizen

IMPRESSUM

2. Auflage © 2025 by Südwest Verlag, einem Unternehmen der Penguin Random House Verlagsgruppe GmbH, Neumarkter Straße 28, 81637 München

produktsicherheit@penguinrandomhouse.de
(Vorstehende Angaben sind zugleich Pflichtinformationen nach GPSR.)

Die Originalausgabe erschien 2024 unter dem Titel:
Yoga sur Chaise
© Hachette Livre (Hachette Pratique)

Der Verlag behält sich die Verwertung der urheberrechtlich geschützten Inhalte dieses Werkes für Zwecke des Text- und Data-Minings nach § 44b UrhG ausdrücklich vor. Jegliche unbefugte Nutzung ist hiermit ausgeschlossen.

Hinweis: Die Ratschläge/Informationen in diesem Buch sind von Autor*innen und Verlag sorgfältig erwogen und geprüft, dennoch kann eine Garantie nicht übernommen werden. Eine Haftung der Autor*innen beziehungsweise des Verlags und seiner Beauftragten für Personen-, Sach- und Vermögensschäden ist ausgeschlossen.

Gender-Hinweis: Aus Gründen der besseren Lesbarkeit wird in diesem Werk an manchen Stellen auf die gleichzeitige Verwendung der Sprachformen männlich, weiblich und divers (m/w/d) verzichtet. Sämtliche Personenbezeichnungen und personenbezogenen Hauptwörter gelten gleichermaßen für alle Geschlechter. Die verkürzte Sprachform beinhaltet keine Wertung, sondern hat lediglich redaktionelle Gründe.

Projektleitung: Philipp Christ
Textredaktion und Korrektorat: Claudia Fritzsche
Übersetzung: Sophie Gamel
Texte: © Claire Armange und Julie Banville
Projektleitung der Originalausgabe: Catherine Saunier-Talec
Illustrationen: Laurent Rullier
Layout der Originalausgabe: Florence Cailly
Umschlaggestaltung der deutschen Ausgabe: OH, JA!, München
Satz: Dr. Alex Klubertanz, Haßfurt, www.semiserif.de
Herstellung: Pia Schwarzmann

Reproduktion: Mohn Media Mohndruck GmbH, Gütersloh
Druck und Bindung: Pixartprinting, Lavis
Printed in Italy

ISBN 978-3-517-10428-7

www.suedwest-verlag.de